1969   1985   2017

Howard S. Friedman
Leslie R. Martin
DIE LONG-LIFE FORMEL

Gewidmet Dr. Terman,
den Teilnehmern an seiner Studie und
allen anderen Terman-Anhängern

HOWARD S. FRIEDMAN
LESLIE R. MARTIN

DIE LONG-LIFE FORMEL

DIE WAHREN GRÜNDE FÜR EIN LANGES UND GLÜCKLICHES LEBEN

Aus dem Amerikanischen von Andreas Nohl

BELTZ

Titel der amerikanischen Originalausgabe: The Longevity Project –
Surprising Discoveries for Health and Long Life from the Landmark
Eight-Decade Study
© 2011 by Howard S. Friedman and Leslie R. Martin

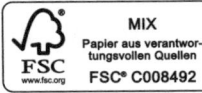

www.beltz.de

1. Auflage 2012

Alle Rechte der deutschsprachigen Ausgabe
© 2012 Beltz Verlag, Weinheim und Basel
Umschlaggestaltung: www.stefanielevers.de (Gestaltung),
www.stephanengelke.de (Beratung)
Vorsatzabbildung: © GettyImages/Fox Photos, Kollektion Hulton Archive
Lektorat: Ana Granadillo Markl
Satz und Herstellung: Nancy Püschel
Druck: Beltz Druckpartner GmbH & Co. KG, Hemsbach
Bindung: Beltz Bad Langensalza GmbH, Bad Langensalza
Printed in Germany

ISBN 978-3-407-85939-6

Inhalt

Die ersten bahnbrechenden Studien, die eine ganze Lebensspanne umfassen

Im September 1921 wurden die begabte junge Schülerin Patricia und ihr frühreifer Mitschüler John von Lewis Terman, einem Psychologen der Stanford University, aus dem Unterricht in einer Schule in San Francisco geholt. Dr. Terman war auf der Suche nach begabten Kindern und hatte Lehrer gebeten, die intelligentesten Kinder in ihren Klassen auszusuchen. Er wollte herausfinden, was die Ursachen intellektueller Begabung sind und welche frühen Anzeichen sich für ein hohes intellektuelles Potenzial erkennen ließen.

Achtzig Jahre später waren Patricia und John einundneunzig Jahre alt. Sie hatten alle Widrigkeiten überstanden und ein sehr langes und gesundes Leben gelebt. Was war ihr Geheimnis?

Um dies herauszufinden, haben wir uns während der letzten zwanzig Jahre mit den Teilnehmern von Dr. Termans Studie beschäftigt und untersucht, warum manche Menschen fröhlich alt werden, während andere erkranken und vorzeitig sterben. Dabei haben wir festgestellt, dass viele der verbreiteten Gesundheitsempfehlungen unklug oder schlicht falsch sind. Wir haben sie durch bessere Wegweiser zu einem längeren, gesünderen Leben ersetzt.

Die etwa 1.500 intelligenten Jungen und Mädchen, die Dr. Terman ausgesucht hatte, waren um 1910 geboren. Beinahe alle von ihnen sind heute tot. Wir haben dokumentiert, wann und wie sie starben, und wir haben ihr Leben bis ins kleinste Detail erforscht. Zwar starben viele in ihren Sechzigern, aber viele andere blieben lange gesund und erreichten ein hohes Alter. Doch fanden diese »Langlebigen« das Geheimnis ihrer Gesundheit keineswegs in Brokkoli, medizinischen Tests, Vitaminen oder Joggen. Vielmehr waren es Menschen mit bestimmten Verhaltensstrukturen und Lebensmustern. Für ihre langzeitige Gesundheit erwiesen sich ihr Charakter, ihr Berufsleben und soziales Umfeld als sehr wichtig, häufig auf eine Weise, die wir nicht erwartet hatten.

Die üblichen Ratschläge für eine verbesserte Gesundheit (»Entspannung«, »Gemüse essen«, »abnehmen«, »heiraten«) sind für manche Menschen lebensrettend, aber für viele sind sie weder sinnvoll noch gewinnbringend. Tatsächlich gehen die medizinischen Standardvorschläge oft nach hinten los und lassen uns übergewichtig und stressüberladen zurück, während wir uns abmühen, die Vorschriften einzuhalten. Unsere Gesellschaft gibt für das Gesundheitswesen ein Vermögen aus, für Modediäten, Medikamente und eine Vielzahl einzelner Maßnahmen, die kurzfristig helfen; aber diese haben meist nur einen geringen Effekt auf unsere langfristige Gesundheit und Lebensdauer.

Die verstorbene Schauspielerin Lucille Ball hatte ihr eigenes Geheimnis, um jung zu bleiben: Lebe ehrlich, iss langsam und sage nie die Wahrheit über dein Alter.[1] Lucy hatte sowohl recht wie unrecht. Ehrlich leben, so zeigen unsere Daten, kann wirklich wichtig sein, aber langsam essen spielt keine sonderliche Rolle. Über das eigene Alter und die Gesundheit zu lügen stellt für Gesundheitsforscher in der Tat eine Herausforderung dar, aber wir haben Methoden entwickelt, wie wir die Lucys dieser Welt überlisten und diese verbreitete Quelle für Forschungsungenauigkeit abstellen können.

In unseren Studien geht es in allererster Linie um die Lebensdauer – das Erreichen eines hohen Alters. Viele Studien über gesundheitliches Wohlbefinden sind fehlerhaft, weil sie sich zu sehr auf die Antworten von Teilnehmern stützen, die sich zu diesbezüglichen Fragen äußern – auch »Selbstbeurteilung« genannt. Ihre Selbstbeurteilung ist subjektiv und häufig unrichtig. Die Lebensdauer lässt sich durch Selbstbeurteilung nicht verzerren. Zwar gibt es ein Studiengebiet, das sich mit der Verlässlichkeit von Sterbeurkunden befasst, aber in der Regel können wir davon ausgehen, dass ein Totenschein, der Ihren Tod am 26. April 1989 dokumentiert, einen hinreichend sicheren Rückschluss auf die Länge Ihres Lebens und Ihren Gesundheitszustand zu diesem Datum zulässt. Lucille Ball hat nicht an Dr. Termans Studien teilgenommen, aber – wie wir noch sehen werden – gehörte einer ihrer engsten Mitarbeiter zu den Teilnehmern.

Viele verbreitete Ansichten über Gesundheit und langes Leben stammen aus tendenziösen Quellen und enthalten Verzerrungen, die über die subjektive Befangenheit von Selbstbeurteilungen hinausgehen. Neben der Forschungsbeeinflussung aus Eigennutz, von der wir so viel hören (wenn jemand ein wirtschaftliches Interesse an den Ergebnissen hat), gibt es auch viele Quellen ungewollter Verzerrungen und Irrtümer. Wenn man darüber nachdenkt – so wie wir es täglich in unserem Labor tun –, kommt man schnell zu dem Schluss, dass die Zuverlässigkeit vieler Gesundheitsstudien durchaus zweifelhaft ist.

Natürlich können wir Personen untersuchen, die gesund bleiben, aber mit wem vergleichen wir sie? Wenn wir wüssten, dass zwei Menschen exakt die gleichen Bedingungen bei ihrer Geburt vorgefunden haben, der eine aber ausschließlich Brokkoli gegessen hat, während der andere Steaks aus der Pfanne vorzog, könnten wir einen sinnvollen Vergleich ziehen. Aber fast alle epidemiologischen Studien – selbst diejenigen, die täglich für Schlagzeilen sorgen – vergleichen Menschen, die sich in vielfältigster Hinsicht unterscheiden. Und über die Mehrzahl der Unterschiede können wir nichts wissen. Die meisten Vergleiche von Vegetariern und Steakliebhabern oder von Pillenschluckern und Pillenfeinden sind daher notwendigerweise etwas fehlerhaft. Die Forscher tun im Allgemeinen ihr Bestes, um so exakt wie möglich zu sein, aber in einer komplexen Studie über menschliche Gesundheit gibt es immer Grenzen. Zudem lassen sich die Statistiken, die den Studien entstammen, unterschiedlich interpretieren.

Eine der besten Methoden, Verzerrungen bei Forschungsergebnissen zu vermeiden, ist es, die Personen ihr ganzes Leben lang zu begleiten und zu sehen, was genau Eigenschaften, nachgeordnete Verhaltensweisen und dann die Ergebnisse beeinflusst. Was ist die Ursache dafür, dass Menschen mit ähnlichem Hintergrund sich hinsichtlich ihrer Gesundheit und Lebensdauer unterscheiden? Genau dieses Schritt-für-Schritt-Vorgehen haben wir verfolgt, und dieses Buch ist der erste umfassende Bericht über das Resultat.

Bei der wissenschaftlichen Aufarbeitung des Lebens von Hunderten von Einzelpersonen haben wir ganz neue Wendungen üblicher Gesundheitsideologien aufgedeckt, so zum Beispiel, dass Singledasein und Scheidung für Frauen gesund sein können. Unsere Studien haben eine ganze Reihe von Gesundheitsmythen widerlegt – Ratschläge, die von keiner Wissenschaft gestützt werden und in mehrerlei Hinsicht in Sackgassen führen können. In diesem Buch erklären wir exakt, warum die folgenden Behauptungen *falsch* sind:

* Auch die besten Menschen können ihrem Schicksal nicht entrinnen: Die Guten sterben früh, und die Schlechten leben lange. (*Mythos!*)

- Wer heiratet, lebt länger. (*Mythos!*)
- Nimm's leicht, arbeite nicht so hart, und du bleibst länger gesund. (*Mythos!*)
- Positive Gedanken verringern Stress und führen zu langem Leben. (*Mythos!*)
- Religiöse Menschen leben länger, gehen Sie also in den Gottesdienst. (*Mythos!*)
- Wenn Sie Hobbys wie Gärtnern, Spazierengehen und Kochen haben, sollten Sie sich nach etwas Sportlicherem umsehen. (*Mythos!*)
- Sorgen sind sehr schlecht für Ihre Gesundheit. (*Mythos!*)
- Wenn Sie sich geliebt und umsorgt fühlen, dann sind Sie auf einem guten Weg, gesund zu bleiben. (*Mythos!*)
- Gehen Sie so früh wie möglich in Rente, und spielen Sie mehr Golf, um gesund zu bleiben und länger zu leben. (*Mythos!*)
- Wenn Ihr Kind sehr ernst ist, animieren Sie es, spontaner zu sein und mehr Spaß zu haben. (*Mythos!*)
- Bereiten Sie Ihre Kinder intensiv auf die Schule vor, sodass sie einen Vorsprung haben, dann werden sie im Leben Erfolg haben. (*Mythos!*)
- Du kannst nur dann hundert Jahre alt werden, wenn du alles aufgibst, wofür es sich lohnt, hundert Jahre alt zu werden (soll Woody Allen gescherzt haben). (*Mythos!*)

Die meisten Bücher über Gesundheit und langes Leben sind Kochbücher – wortwörtlich oder im übertragenen Sinne. Wenn sie Ihnen keine Rezepte geben (beginnen Sie die erste Woche mit gedünstetem Spinat, mit Knoblauch in Olivenöl gegart) und Speiselisten (einen Apfel pro Tag), bieten sie Ihnen eine Liste mit zehn oder zwanzig Verhaltensregeln (treiben Sie viermal die Woche Sport; geben Sie acht, dass Ihr Gewicht ein bestimmtes Verhältnis zu Ihrer Größe nicht übersteigt).

Fitness, Diät, Stress und Gewicht sind tatsächlich wichtig für die Gesundheit, aber das variiert von Person zu Person. Verhaltensregeln lassen sich für die meisten von uns kaum über Tage, Monate oder Jahre einhalten. Zum Glück haben uns die Teilnehmer der Terman-Studie gezeigt, dass der Kampf mit bestimmten Gesundheitsregeln unnötig ist. Die Männer und Frauen, die Terman ausgewählt hatte, waren Jahrzehnte vor der Erfindung von Joggingschuhen, Fitnesscentern und modischen Medizintests geboren worden, aber viele lebten ein langes, gesundes Leben. Wir werden zeigen, warum.

Wir beschreiben unsere Ergebnisse nicht, um Faktoren vor Ihnen auszubreiten, die Ihnen ein längeres Leben als allen anderen bescheren. Schließlich wollen die wenigsten von uns viele Extrajahre leben, wenn diese Jahre mit stetem Verfall und Schmerz verbunden sind. Doch trifft es zu, dass diejenigen, die länger leben, in der Regel während ihres gesamten Lebens gesünder sind. Die meisten Menschen werden nicht deshalb alt, weil sie Krebs, Diabetes, Herz- oder Lungenkrankheiten überstanden haben, vielmehr haben die Langlebigen schwere Krankheiten zumeist vermieden.

Da Dr. Terman seine Teilnehmer in sehr jungen Jahren auswählte, sind viele der gewonnenen Einsichten nicht nur für Erwachsene nützlich, die nach einer gesünderen Lebensweise suchen, sondern auch für diejenigen, die ihre Kinder auf einen guten Weg bringen wollen. Viele unserer Ergebnisse können helfen, die langfristigen Folgen von Erziehungsentscheidungen zu hinterfragen und die zukünftige Gesundheit der ganzen Familie, ihr Lebensglück und Wohlbefinden zu fördern.

Wir haben festgestellt, dass gesündere Menschen auch glücklicher sind, und wer glücklicher ist, ist oft auch gesünder – aber nicht aus den Gründen, die Ihnen vielleicht zuerst einfallen! Das Leben der Terman-Teilnehmer öffnet ein neues Fenster für das Verständnis des Zusammenhangs von Gesundheit und Glück. Unsere Forschung erbrachte deutliche Argumente dafür, nicht nur ein langes Leben, sondern zugleich ein erfolgreiches, sinnvolles und produktives Leben zu erstreben.

Die erstaunliche Studie

Als Terman mit seiner Studie über Patricia und John und Hunderte von anderen begabten Jungen und Mädchen in Kalifornien begann, sammelte er alle möglichen wertvollen Informationen über die Familien, das Schulleben und die Aktivitäten der Kinder. Er hielt fest, wie viele Bücher es bei den Kindern zu Hause gab, wie aktiv sie ihre Freizeit verbrachten und wie glücklich die Ehen ihrer Eltern waren. Er evaluierte ihre Persönlichkeiten – waren sie zurückhaltend, extrovertiert, fröhlich? Dann beobachtete er, wie seine Teilnehmer erwachsen wurden, ins Berufsleben eintraten und eigene Familien gründeten.

Als er im Jahre 1921 mit seiner Studie begann, war Terman Mitte vierzig. Er starb 1956, doch das Projekt wurde von anderen fortgeführt. Wir stießen 1990 dazu. Dass wir oft von »unserer Studie« oder »unserem Projekt« sprechen, wenn wir über Analysen, Ergebnisse und Auswertungen diskutieren, soll keineswegs davon ablenken, wie viel wir alle Terman, seinen Mitarbeitern und Studienteilnehmern sowie deren Familien schulden.

Als Schlüssel zum Erfolg für unsere Arbeit über Gesundheit und langes Leben erwies sich, dass wir die Sterbeurkunden von den Teilnehmern an Termans Langzeitstudie aus allen Teilen der Vereinigten Staaten sammelten. Dies stellte sich allerdings als eine sehr schwierige und zeitaufwendige Aufgabe heraus, da jeder Staat, jeder Landkreis und jede Stadt eigene Vorschriften und Anforderungen für die Herausgabe eines lebensstatistischen Dokuments wie einer Sterbeurkunde hat. (Hier ein Tipp: Wenn Sie je in eine Studie von Gesundheitsforschern kommen wollen, sterben Sie auf keinen Fall in New York City.) Aber wir ließen uns nicht entmutigen und heute haben wir diese unschätzbare Informationsquelle.

Nachdem wir festgestellt hatten, wie lange jeder von Termans Teilnehmern gelebt hatte und die genaue Todesursache kannten, waren wir in der Lage, eine Reihe von Studien zu entwerfen und durchzuführen, die so zuvor nie möglich gewesen waren. Wir benutzten sowohl ausgefeilte statistische Verfahren als auch eine Vielzahl von Untersuchungen bezüglich des Charakters, sozialer Beziehungen und Verhaltensweisen. Wir betrachteten Menschen mit gleichen Merkmalen – solche mit ähnlicher Persönlichkeitsstruktur oder einem Scheidungshintergrund –, um herauszufinden, ob diese Merkmale eine Aussage über ihre Gesundheitsentwicklung zuließen. Viele unserer Ergebnisse haben uns überrascht.

Sie mögen fragen, ob es gerechtfertigt ist, aufgrund der Teilnehmer an Termans Studie, die in einer anderen Zeit lebten und in der Mehrzahl intelligent, gebildet und Angehörige der Mittelschicht waren, allgemeine Schlussfolgerungen zu ziehen. Sind die Lehren aus ihrem Leben auf Menschen von heute anwendbar? Das hängt von den Umständen ab: ein Wanderarbeiter mit Migrationshintergrund, der keinen Zugang zu Bildung oder Gesundheitsvorsorge hat, oder ein auf der Straße lebender Jugendlicher mit HIV haben andere, signifikantere Gesundheitsgefährdungen. Doch die meisten Leser dieses Buches – intelligente, gebildete und an Gesundheit und Erfolg interessierte Menschen – unterscheiden sich in der Regel von den Terman-Teilnehmern nicht grundlegend.

Gleichwohl haben wir während unserer Arbeit besonders darauf geachtet, dass die Resultate unserer Studien vor allem dem allgemeinen Verständnis von Gesundheit und langem Leben dienen. Wir haben deshalb viel Zeit und Mühe darauf verwendet, zu überprüfen, ob unsere Ergebnisse sich in breitem Maßstab anwenden lassen. Die Antwort lautet: Ja. Wir haben das mit einer Reihe wissenschaftlicher Methoden untermauert. Um alte Skalen und Messwerte zu validieren, haben wir Vergleichsstudien mit aktuellen Messwerten von aktuellen Samples junger Menschen durchgeführt. Wir haben unterschiedliche statistische Tests und Vergleiche vorgenommen, um zu sehen, ob unsere spezifischen Teilnehmer-Samples signifikante Abweichungen aufwiesen. Und bevor wir verbindliche Schluss-folgerungen zogen, haben wir unsere Resultate immer mit dem verglichen, was aus anderen Forschungen bereits bekannt war.

Als sie in die mittleren Jahre kamen, gehörten die Teilneh-mer an Termans Studie zum produktiven, intelligenten Seg-ment der amerikanischen Mittelschicht des 20. Jahrhunderts. Sie durchlebten die Depression und den Krieg und kamen zu Wohlstand. Es waren Ingenieure, Geschäftsleute, Hausfrauen, Anwälte, Beamtinnen, Schriftsteller/innen, Lehrer/innen und alle Arten von Arbeiter/innen und Angestellten. Die meisten ragten auf nationaler Ebene nicht heraus, obgleich man viel-leicht ein paar Namen wiedererkennen würde. Keiner gewann den Nobelpreis, wurde ein führender Politiker oder Mitglied im Club der Superreichen, auch wenn sich manche in ihrem Bereich durchaus einen Namen erwarben. Einige starben früh, andere wurden hundert Jahre alt.

Einer der herausragenden Teilnehmer an unserer Studie war Jess Oppenheimer, der mit Lucille Ball zusammen die Show *I Love Lucy* entwickelt hatte. Zwar sind die persönlichen Daten des Archivs streng vertraulich, aber manche der Terman-Teil-nehmer haben sich selbst stolz zu ihrer Mitarbeit bekannt. Mr Oppenheimer war einer der bekanntesten von ihnen. Oppen-heimer, 1913 in San Francisco geboren, wurde 75 Jahre alt. Den größten Teil seines Erwachsenenlebens verbrachte er in der Unterhaltungsbranche in Los Angeles. In den 1960er-Jahren, nach *I Love Lucy*, arbeitete Jess bei der Comedyserie *Get Smart* mit. Er heiratete, bekam Kinder und schrieb später ein Buch über seine Karriere. Ein Indiz für seine breit angelegte Intel-ligenz war, dass er in den 1950er-Jahren ein Patent für seine Arbeit an einem teleprompterähnlichen Gerät erhielt, das Lucy benutzte, wenn sie Werbetexte ablas und dabei in die Kamera schaute.

Der Fall von Jess Oppenheimer ist ein gutes Beispiel für die Biografien der Menschen, die wir studiert haben. Sie wuchsen in Kalifornien auf und blieben oft dort. Die männlichen Teilnehmer tendierten zu Arbeitsbereichen, die im 20. Jahrhundert als interessant galten – Bildung, Maschinenbau, Medien, Jura, Finanzen, Luftfahrt und Handel. Vielen hatten finanziellen Erfolg, manche aber auch nicht. Es gab viele Büroangestellte, einige Künstler, Polizisten und Techniker. Einer wurde Fernfahrer.

Die Frauen dagegen waren in ihren beruflichen Aussichten durch die gesellschaftlichen Rollenmodelle der 1930er- und 1940er-Jahren eingeschränkt. Folglich wurden die meisten Lehrerinnen, Bibliothekarinnen oder Sekretärinnen. Nicht so Shelley Smith. Miss Smith (Stanfordabsolventin von 1936) arbeitete als Journalistin für das *Life*-Magazin, wo sie den Fotografen Carl Mydans kennenlernte, den sie später heiratete. In ihrer Zeit als Berichterstatterin aus Asien wurde sie während des Zweiten Weltkrieges von den Japanern in Manila gefangen genommen und verbrachte viele Monate in einem Kriegsgefangenenlager. Gleichwohl hatte sie ein langes Leben, sie starb 2002 im Alter von 86 Jahren – sie hinterließ ihren Mann, einen Sohn, eine Tochter, vier Enkelkinder und sogar einen Urenkel.[2]

Jess Oppenheimer und Shelley Smith Mydans waren, wie die meisten Terman-Teilnehmer, interessante Menschen, die, wenn sie nicht arbeiteten, ihre Zeit mit der Familie, Freunden und ihren Hobbys verbrachten. Die meisten waren verheiratet und blieben verheiratet, eine signifikante Zahl war oder blieb es aber nicht. Manche waren kontaktfreudig, andere eher scheu. Manche waren impulsiv, andere eher abwartend. Viele der Terman-Teilnehmer hatten große persönliche und soziale Probleme zu meistern und erreichten nicht das siebzigste oder achtzigste Lebensjahr. Bei manchen führte der Lebenspfad zu Gesundheit und einem langen Leben, während bei anderen das Risiko für Krankheit und vorzeitigen Tod dramatisch anstieg.

Welchem Profil entsprechen Sie?
Beurteilen Sie sich selbst

Wir finden es immer belustigend, wie die meisten der Objektivität verschworenen Gesundheitsforscher von unserer Arbeit eingeholt werden. Auf welchen wissenschaftlichen Konferenzen wir unsere Ergebnisse auch vortragen, immer versuchen unsere Kollegen sofort herauszufinden, ob sie selbst dem Profil der Langlebigen entsprechen. Zwar lassen sich individuelle Gesundheitsprognosen nur begrenzt erstellen, aber es ist möglich, Muster auszumachen, die zu bedeutsamen Veränderungen führen.

So werden wir in dem gesamten Buch wichtige Messinstrumente und Risikobewertungen vorstellen – Möglichkeiten zur Selbstüberprüfung, wenn Sie so wollen. Häufig sind damit die gleichen Fragen verbunden, die Terman den Teilnehmern an seiner Studie schon vor Jahrzehnten gestellt hat. Diese Bewertungen dienen zugleich einem tieferen Verständnis für die Probleme, die wir in diesem Buch diskutieren. Hier zum Beispiel ein typisches Item (von einer der Messskalen):

Ich führe meine Aufgabe/Arbeit immer konsequent zu Ende.
Trifft nicht zu ☐1 ☐2 ☐3 ☐4 ☐5 Trifft zu

In späteren Kapiteln präsentieren wir Befragungen und Messinstrumente (mit Punktbewertung), mit denen Sie sich selbst einschätzen können:

- Sind Sie gesundheitsbewusst?
- Sind Sie kontaktfreudig? Können Sie Ihre Gefühle gut kommunizieren?
- Sind Sie ein skeptischer Bedenkenträger?
- Sind Sie ein Pessimist, der gerne alles schwarzsieht und schwarzmalt?

- Haben Sie durch Ihre frühe Kindheit und Erziehung eine Disposition für ein langes Leben?
- Sind Sie mit Ihrem Leben in einer Weise zufrieden, dass Ihre Gesundheit davon beeinflusst wird?
- Wie körperlich aktiv sind Sie – nach wissenschaftlichem Maßstab?
- Wenn Sie verheiratet sind, wie glücklich ist Ihre Ehe?
- Wie gesund ist Ihr Beruf (für Sie)?
- Wie schneiden Sie auf den drei zentralen Bewertungsskalen für soziale Beziehungen ab, insbesondere auf der Skala, die für ein langes Leben am wichtigsten ist?
- Welchen Einfluss hat Ihr Glaube (oder Nichtglaube) auf Ihre Gesundheit?
- Wie männlich oder weiblich sind Sie?
- Leiden Sie unter chronischer Stressbelastung, die Ihre Gesundheit gefährdet?

Die »Termanatoren«

Als sie älter wurden, erkannten die Kinder aus Termans Studie, dass sie zu einer besonderen Gruppe gehörten, die an einer besonderen Studie teilnahm, auch wenn niemand dachte, die Studie würde länger als zehn oder zwanzig Jahre dauern, geschweige denn acht Jahrzehnte. Sie gaben sich einen speziellen Namen: »Termans Termiten«, oder einfach nur: »Termiten«.

Manchmal verwenden wir diesen Spitznamen, wenn wir uns auf die Teilnehmer an Termans Projekt beziehen. Aber es gibt Probleme damit: Für einen Kongress hatten wir eine technische Präsentation mit dem Titel »Die Lebensdauer der Termiten« vorbereitet, doch die Tagungsteilnehmer wollten nichts davon wissen. Sie glaubten offenbar, wir seien Entomologen, die Holz fressende und Staaten bildende Insekten studierten. Heute sind wir in unserer Wortwahl etwas vorsichtiger geworden.

In jedem Forschungsprojekt wird ein Großteil der Plackerei des Sammelns und Zuordnens von Daten Graduiertenstudenten übertragen, die bei etablierten Forschern in die Lehre gehen. Unser Projekt nun hat im Laufe der Jahre eine Reihe von begabten Studenten und Studentinnen angezogen, die es nach einer Weile leid waren, immer als Mitarbeiter von »Dr. Friedmans Projekt des langen Lebens unter Verwendung der Terman-Daten« bezeichnet zu werden. Wenn die Teilnehmer schon »Termiten« genannt werden durften, so entschieden unsere Studenten 2005, dann könnte man uns Forscher »Termanatoren« nennen. Und so befestigten sie ein Schild vor unserem Labor: *Das Termanator-Lab.*

Da wir an der University of California in Riverside arbeiteten, nur fünfzig Meilen östlich von Hollywood, schien uns der Name nicht unpassend. Trotz der gewaltlosen Natur unserer Arbeit ist das Ziel das gleiche – die Rettung menschlichen Lebens.

DAS PROJEKT DES LANGEN LEBENS

The Longevity Project

KAPITEL 1

Persönlichkeit und langes Leben

Wer hält sich gut?

Patricia und John, zwei der Terman-Teilnehmer, die am längsten lebten, führten ein interessantes, aber kein umwerfendes Leben.[3] Sie erlebten Abenteuer und Überraschungen, gewannen aber nie im Lotto, hatten keinen schweren Autounfall und wurden auch nie entführt. In dieser Hinsicht unterschieden sie sich grundlegend von Ann Hodges, einer normalen US-Amerikanerin, der etwas Außergewöhnliches zustieß. Am 30. November 1954, als sie in ihrem Haus auf dem Sofa schlummerte, krachte ein Meteorit durch das Dach und verletzte die Einunddreißigjährige.

Wenn ein Meteor aus heiterem Himmel geflogen kommt, dann gibt es wenig, was wir im Vorhinein dagegen tun können. Manche Gefahren sind zufällig und unvorhersehbar, zumindest nach wissenschaftlicher Beurteilung. Aber viele zufällig scheinende Ereignisse verdanken sich nicht nur dem Zufall. Golfspieler in Kansas City, die sich bei einem Gewitter unter einen Baum stellen, werden wahrscheinlich eher vom Blitz getroffen als eine Bibliothekarin in Los Angeles (wo es kaum je einmal auch nur donnert).

Erstaunlicherweise gilt das Gleiche für die Gesundheit. Es ist kein Zufall, wer sich eine Grippe zuzieht oder sich rasch davon erholt. Viele Gesundheitsgefahren sind nicht einfach nur Pech. Vielmehr gibt es systematische individuelle Unterschiede in der Empfänglichkeit für Verletzungen und Krankheit. Einige davon zeichnen sich im Persönlichkeitscharakter ab – stabile individuelle Unterschiede, einschließlich damit verbundener biologischer Unterschiede. Andere hängen mit sozialen Beziehungen zusammen wie Ehe, Familie, Freundschaft und religiösen Praktiken. Wiederum andere haben mit Stressbelastungen zu tun und mit den Mitteln, die einem zur Verfügung stehen, ihnen zu begegnen. Am wichtigsten ist unsere Erkenntnis, dass die Risikofaktoren und Schutzschilde nicht vereinzelt vorkommen, sondern sich zu Mustern zusammenschließen – zu den gesunden oder ungesunden Lebensweisen, die wir Lebenspfade nennen. Die Pfade zu einem langen Leben haben unvorhergesehene Abzweige, von denen uns viele überrascht haben.

Individuelle Lebenspfade

Als Patricia aus ihrem Klassenzimmer gebeten wurde, um an Dr. Termans Test teilzunehmen, waren ihre Eltern gerade erst geschieden worden. Scheidungskinder sind zwar vielen Risiken ausgesetzt, darunter auch Gesundheitsrisiken (unsere Studien haben dies bestätigt, wie wir später zeigen werden), aber Patricia konnte sie vermeiden, zum Teil auch, weil sie später selbst eine gute Ehe führte. Im Gegensatz dazu schwamm ihr Klassenkamerad John gegen den Strom und heiratete nie. Dennoch führte auch er ein langes und gesundes Leben. Unsere Studien zu Persönlichkeit, Ehe und Lebensdauer zeigten, warum. Die üblichen Weisheiten versagten hier, stattdessen führte der Blick auf individuelle Lebenspfade zum Verstehen – und erlaubte uns, irreführende Mythen zu erschüttern.

Es ist besonders wichtig, dass wir uns im Einklang mit dem eigenen Lebenspfad befinden, denn die moderne Medizin wird es nicht für uns tun. Die meisten Ärzte, von denen viele sehr gut ausgebildet sind, einen spezifischen Teil des Körpers zu heilen, fragen nicht nach unseren Charakterzügen, nach unserem kindlichen Aktivitätsradius, nach der Familiengeschichte ohne oder mit Scheidung und Stiefeltern. In der Tat: Wenn Sie verstehen wollen, wie Sie Ihren optimalen Lebenspfad zu Gesundheit und langem Leben finden können, hat die heutige Medizin wenig anzubieten. Da müssen wir uns schon an die zeitgenössischen Fächer der Gesundheitspsychologie, Medizinsoziologie, Lebensverlauf-Epidemiologie, Genetik und Lebenszeitentwicklung wenden.

Von diesen modernen Disziplinen haben wir die Konzepte, wissenschaftlichen Messinstrumente und statistischen Analysen übernommen, ohne die wir nicht verstehen können, warum manche der Terman-Teilnehmer munter ein hohes Alter erreichten, während andere früher starben. Wie haben herausgefunden, dass die Menschen zu viel Zeit damit zubringen, sich über Ereignisse wie Meteoreinschläge zu sorgen, statt sich über ihre eigenen Neigungen, Verhaltensmuster und Gesundheitsverläufe Gedanken zu machen.

Rückwärtsdenken?

Wenn ein Mann in mittleren Jahren herzkrank wird, dann wird sein Kardiologe nur in den seltensten Fällen danach fragen, ob er als Kind vorausschauend gewesen ist, ob er beruflichen Erfolg hat oder ob er geschieden ist und in zweiter Ehe lebt. Doch sind Persönlichkeit, Familie, Arbeit und soziale Beziehungen zusammen außerordentlich wichtig für den späteren – gesunden oder ungesunden – Lebenspfad. Ironischerweise hätte ein Philosoph aus dem Mittelalter die Bedeutung individueller Unterschiede besser verstanden als moderne Mediziner. Wie kam es dazu?

Im 19. Jahrhundert schockierte der junge ungarische Arzt Ignaz Semmelweis die medizinische Welt mit der Behauptung, dass das oft tödliche »Kindbettfieber« vermieden werden könnte, wenn Ärzte, Hebammen und Krankenschwestern ihre Hände und die medizinischen Utensilien waschen und desinfizieren würden. Seine brillante Erkenntnis stieß bei den Zeitgenossen zunächst auf Spott und Ablehnung. Semmelweis erlitt daraufhin einen Nervenzusammenbruch, aber im Grunde war es wenig überraschend, dass seine hart arbeitenden Kollegen die Vorstellung von sich wiesen, sie selbst seien an den Krankheiten ihrer Patientinnen mitschuldig.

Doch wenig später wiesen der französische Biochemiker Louis Pasteur und seine Mitarbeiter experimentell die Existenz infektiöser Mikroorganismen – Bakterien – nach. Die Desinfektion zur Kontrolle von Keimen und die Pasteurisierung der Milch waren die Folge. In den nächsten Jahrzehnten wurde die medizinische Behandlung revolutioniert, und für die Pflege wurden neue Standards eingeführt. Um 1890 hatten sich in der Chirurgie sterile Operationsmittel und Antisepsis durchgesetzt. Die moderne Medizin begann ihren Siegeszug, doch hier kommt der Haken: Der einzelne Mensch geriet aus dem Fokus. In früheren Zeiten suchte man die Ursache einer Erkrankung nicht bei bakteriellen Eindringlingen, sondern im betroffenen Individuum selbst. Über Generationen hatte die Kirche zum Beispiel sündhaftes Fehlverhalten als Ursache für Erkrankungen angesehen – es unterlag keinem Zweifel, dass nur bestimmte Menschen krankheitsanfällig waren –, und es gab nur die Möglichkeit der Reue oder des Exorzismus, um der Erkrankung Herr zu werden.

In der antiken Philosophie dominierte ebenfalls die Sicht auf den einzelnen Menschen. Haben Sie ein gesundes Temperament, sind Sie optimistisch und von rötlicher Gesichtsfarbe?

In der hippokratischen Begriffswelt sind Sie damit ein *Sanguiniker* – eine Person mit gesunder, ausgewogener Blutzufuhr. Beinahe zweitausend Jahre lang sahen die Nachfolger der antiken Ärzte Hippokrates und Galen in vier wesentlichen Körpersäften den Schlüssel zur Gesundheit. Exzessive schwarze Gallenflüssigkeit machte *melancholisch* – der Betroffene neigte zu Niedergeschlagenheit und Verdrießlichkeit; die Melancholie verursachte, so wurde angenommen, Depressionen, degenerative Erkrankungen oder Krebs. Exzessive gelbe Gallenflüssigkeit zeichnete den *Choleriker* aus – er war übellaunig, zornig, reizbar; diese Charaktereigenschaft führte zu einer bitteren, aggressiven Persönlichkeit und sollte für Fieberkrankheiten verantwortlich sein. Schließlich kennzeichnete schleimiger Auswurf den *Phlegmatiker* – er galt als träge, unemotional, kalt und apathisch; zum Beispiel wurde Rheumatismus damit in Verbindung gebracht. Wir haben herausgefunden, dass diese Temperamentenlehre – obgleich selbst im antiken Sinne nicht wissenschaftlich valide – sinnvolle Entsprechungen im heutigen Umgang mit Gesundheit hat, nämlich in Form wissenschaftlich gewonnener Persönlichkeitsmerkmale. Persönlichkeit ist eine hervorragende Basis, um Gesundheit und Lebensdauer zu prognostizieren, häufig auf eine Weise, die unserer Intuition und Erwartung widerspricht.

Zurück zum Anfang

Vor etwa zwanzig Jahren packte uns beide – einen jungen Professor und seine neue, ehrgeizige Doktorandin – eine große Unzufriedenheit mit dem gegenwärtigen Forschungsstand über individuelle Unterschiede, Stressbelastung, Gesundheit und Lebensdauer. Es war klar, dass manche Menschen öfter krank wurden und länger zur Genesung brauchten oder dass sie früher starben, während andere im gleichen Alter das blühende Leben waren. Es wurden alle möglichen Erklärungen dafür vorgebracht – Angst, Bewegungsmangel, nervenaufreibende Berufe, Risikobereitschaft, Atheismus, soziale Isolation, Auflösung sozialer Bindungen, Pessimismus, Armut, mangelnder Zugang zu medizinischer Vorsorge und Typ-A-Verhaltensweisen – die sogenannte Koronarpersönlichkeit, die konkurrenzbesessen zu viel in zu kurzer Zeit erreichen will. Doch gab es keine überzeugende Methode, wie man diese Erklärungen langfristig überprüfen konnte.

Solche Zusammenhänge könnte man am besten erforschen, indem man eine große Zahl von Personen ihr ganzes Leben lang begleitet. Es wäre eine Studie, die ihre Persönlichkeit, ihre Berufe, ihre Verhaltensmuster, ihre Stressbelastung sowie ihre Gesundheit und Lebensdauer berücksichtigt. War eine solche Studie denkbar? Sie würde viele Millionen Dollar kosten, und unglücklicherweise wären wir längst tot, bevor wir die Ergebnisse sähen (was nur einen geringen Spaßfaktor versprach).

Da hatten wir eines Tages eine Erleuchtung. Gleich am Ende des Flurs, wo sich unser Labor befand, untersuchte unsere Kollegin Dr. Carol Tomlinson-Keasey die Stressbelastung von Frauen, und dazu griff sie auf ein altes Archiv der Stanford University zurück. Es war die Terman-Studie. Wir fragten uns, ob diese Studie für unsere Zwecke nutzbar zu machen wäre. Ein Nachteil war, dass das Archiv wenige Informationen zu Gesundheit und Lebensdauer enthielt. Positiv aber schlug zu Buche, dass das Archiv jahrzehntelang über die ganze Lebensdauer der Testpersonen geführt worden war, und die Möglichkeiten waren enorm, wenn es uns gelang, alle noch nötigen Informationen zu sammeln und hinzuzufügen.

Nachdem wir mit Carol Tomlinson-Keasey die vorliegenden Daten besprochen hatten, entschieden wir, ein halbes oder ganzes Jahr die Prädikatoren für Gesundheit und ein langes Leben unter den Terman-Teilnehmern zu überprüfen. Zwanzig Jahre später sind wir immer noch damit beschäftigt. Je tiefer wir in das Leben dieser Menschen eindringen, desto mehr verstehen wir die Wege, die zu einem langen Leben führen. (Und doch meinen College-Studenten, die hin und wieder von unserer Obsession gehört haben, zu Recht:»Eine Studie über zwanzig Jahre? Macht euch doch lieber mal ein schönes Leben!«) Terman hatte kurz nach dem 1. Weltkrieg begonnen, seine Daten zu sammeln. Selbstverständlich konnte er nicht die gleichen Instrumente und Methoden anwenden, die uns heute zur Verfügung stehen. Doch war sein Forschungsentwurf bewundernswert klug und vorausschauend. Er sammelte alle möglichen Fakten und Daten, die wir in unsere modernen Bewertungssysteme übertragen konnten.

Die Persönlichkeit ist nicht in Stein gemeißelt

Wenn es mit den Worten des amerikanischen Dichters Wordsworth zutrifft, dass »das Kind der Vater des Mannes« ist, dann führen Kindheitsstrukturen möglicherweise zu lebenslangen Gesundheitsmustern. Zum Beispiel wird ein kontaktfreudiges Kind wahrscheinlich auch als Erwachsener sozial aufgeschlossen sein, und das könnte Einfluss auf die Gesundheit haben. Ist das der Fall? Ist die frühe Persönlichkeit für die Gesundheit im späteren Leben ausschlaggebend? Lässt sich aufgrund der kindlichen Persönlichkeit die Lebensdauer auf zukünftige Jahrzehnte prognostizieren? Können wir die Persönlichkeitsstrukturen ändern und damit unsere Gesundheit fördern?

Terman befragte 1922 Patricias Eltern und ihre Lehrerin. Wie vernünftig war die zwölfjährige Patricia? Wie ehrlich war sie? War sie fröhlich, hatte sie Humor? Spielte sie lieber im Haus, oder ging sie nach draußen? Ging sie gern auf Partys? Dutzende solcher Fragen wurden gestellt und die Antworten sorgfältig festgehalten. Doch die meisten Fragebögen setzten im Archiv Staub an und niemand interessierte sich dafür, ob sich aufgrund von Persönlichkeitsmerkmalen eine lebenslange Gesundheit und ein langes Leben vorhersagen ließen. Doch eines Tages befanden wir uns dann zur richtigen Zeit am richtigen Ort, denn plötzlich liefen die verschiedenen Gedankenlinien zusammen.

Da in Zweifel stand, wie stabil Persönlichkeit ist, haben Forscher die letzten 25 Jahre damit zugebracht, das zu beweisen, was die Befürworter der griechischen Theorie der Körperflüssigkeiten schon vor zweitausend Jahren wussten − manche Menschen sind tatsächlich umgänglicher, besorgter, vorsichtiger, kontaktfreudiger und kreativer als andere.[4] Zwar gibt es eine ungeheure Variabilität, aber zugleich auch ein hohes Maß an Übereinstimmung und Konstanz. Wenn wir viele Jahre nach dem Schulabschluss zur Abiturientenfeier fahren, sind es mit großer Wahrscheinlichkeit die beliebten und schnell sprechenden Extrovertierten von damals, die heute als erfolgreiche Geschäftsleute und Anwälte ihr Brot verdienen.

Dies vorausgeschickt, haben aufregende Forschungsrichtungen innerhalb der Psychologie aufgezeigt, wie sich Menschen ändern können − wenn auch langsam und mit beträchtlichem Aufwand. Wie wir sehen werden, kann die regelmäßige Teilnahme an Gruppen, wo man neue Menschen kennenlernt, eine schüchterne Person in eine eher kontaktfreudige Person verwandeln. Und wenn wir entschlossen sind, verlässlicher zu werden, dann können wir unser Verhalten so analysieren, als ob wir es bereits wären, und uns aufmerksam kontrollieren und korrigieren, sofern wir in alte Verhaltensweisen zurückfallen, die unserem neuen Anspruch nicht gerecht werden. Das heißt also, dass wir, wenn unsere Eigenschaften einem langen Leben nicht zuträglich sind, uns darum bemühen können, diejenigen zu entwickeln oder zu erweitern, die dafür günstig sind. Die Terman-Teilnehmer, die ein hohes Alter erreichten, haben das getan.

Persönlichkeitsdetektive bei der Arbeit

Wir vertieften uns in Termans Archive. Über jeden Teilnehmer waren über Jahrzehnte Tausende von Informationen gesammelt worden. Also fingen wir damit an, alle Daten zu überprüfen, die für die Persönlichkeit relevant waren. Kurz nach Forschungsbeginn, 1922, wurden die Eltern (gewöhnlich die Mutter oder beide Eltern zusammen) und die Lehrer/innen gebeten, das Kind in mehr als einem Dutzend Eigenschaftsbereichen zu beurteilen. Termans Interesse war weit gesteckt – er wollte die intellektuellen, volitionalen, moralischen, emotionalen, ästhetischen, körperlichen und sozialen Fähigkeiten jedes Kindes messen!

Zum Beispiel beurteilten Patricias Mutter und ihre Klassenlehrerin anhand einer 13-stufigen Skala, in welchem Grade sie beliebt, fröhlich und besonnen war – neben vielen anderen Eigenschaften und Kategorien. Das Bild, das auf diese Weise entstand, zeigte ein Mädchen, das zwar beliebt war, aber weder die Wortführerin noch die beliebteste Person in der Klasse war. Sie ging gern zur Schule und beteiligte sich eifrig am Unterricht – ihre Lehrerin berichtete, dass besonders Atlanten und Lexika es ihr angetan hatten. Obgleich Patricia sich also gern in Bücher vertiefte, war sie nicht übermäßig schüchtern, und sie verbrachte häufig ihre Zeit mit guten Freundinnen, die sich ebenso wie sie für Vögel und Wildtiere, Stricken und Filmstars interessierten. Gleichwohl, als wir ihr Leben über die Jahre verfolgten, wurde sie für uns mehr und mehr zur »besonnenen Patricia«.

Termans ursprüngliche Persönlichkeits-Messskalen, heute fast ein Jahrhundert alt, haben ein bemerkenswert modernes Design. Wir konnten sie unmittelbar mithilfe moderner statistischer Methoden analysieren, und so konnten wir eine gewisse Anzahl von zentralen persönlichen Eigenschaften herausdestillieren und bestätigen, um Patricia und ihre Peers zu verstehen. Eine davon war die »Kontaktfreudigkeit«, eine andere »Gewissenhaftigkeit und soziale Verlässlichkeit«.

Der Index zur Kontaktfreudigkeit spiegelt die Neigung, gerne mit anderen zusammen zu sein. Das heißt: War das Kind beliebt, häufig in führender Rolle, gern in großen Gruppen, spielte es bevorzugt mit anderen und war es regelmäßig an sozialen Aktivitäten beteiligt? Patricia war nicht in besonderer Weise beliebt oder sozial und schnitt auf dieser Skala durchschnittlich ab. Der Terman-Teilnehmer James auf der anderen Seite war ein Wortführer und erreichte auf diesem Index hohe Werte. James neigte dazu, für sich allein über Dinge nachzudenken, aber er legte großen Wert auf die Anerkennung seiner Schulkameraden. Charismatisch und außergewöhnlich taktvoll, erwarb sich James die Sympathie seiner Klassenkameraden und hatte viele Freunde – er war einer der allgemeinen Lieblinge der Schule.

Die Gewissenhaftigkeitsskala vereinigte vier weitere Eigenschaften, die Eltern und Lehrer/innen beurteilt hatten: Wie besonnen war ein Kind, wie gewissenhaft, wie ehrlich und wie frei von Eitelkeit und Eigenliebe? Manche Menschen sind zweifellos gewissenhafter und verlässlicher als andere.

Wir bewerteten auch andere zentrale Eigenschaften wie Fröhlichkeit, Launenhaftigkeit und so weiter – wir werden in späteren Kapiteln näher darauf eingehen.

Wenn man viele Jahre an einem Forschungsprojekt gearbeitet hat, nähert sich irgendwann die Stunde der Wahrheit. In unserem Fall haben wir sorgfältig die Ergebnisse zur kindlichen Persönlichkeit zusammengetragen und ausgewertet, und wir haben die Sterbeurkunden damit abgeglichen.

Ursprünglich waren wir davon ausgegangen, dass vier oder fünf spezifische Persönlichkeitsmerkmale besonderes Gewicht hätten. Es schien uns vernünftig, dass die kontaktfreudigsten Kinder sich später eines langen Lebens erfreuten. Schließlich ist es wissenschaftlich erwiesen, dass Personen, die in Gemeinschaften gut integriert sind, im Allgemeinen gesünder sind als einsame oder einsiedlerische Menschen. Ebenso dachten wir, dass fröhliche, optimistische Kinder wahrscheinlich länger lebten. Der Äther ist voll von Ratschlägen, sich einer guten Laune zu befleißigen, um gesund zu bleiben.

Sehr gewissenhafte Menschen, so lautete eine unserer Hypothesen, lebten gesünder und länger – denn vielleicht gaben Menschen, die besonders gründlich und achtsam waren, besser auf sich selbst acht. Schließlich hatten wir auch ein paar Vermutungen hinsichtlich der Personen, die sich ständig Sorgen machten, die sich leicht aufregten und provoziert fühlten, die rasch wütend und überfordert waren. Den Besorgten und den Übellaunigen sagten wir ein weniger gesundes Schicksal voraus. Aber es spielte eigentlich keine Rolle, was wir erwarteten; die Ergebnisse würden für sich selbst sprechen. Wir sollten nur allzu schnell entdecken, dass unsere Hypothesen – die auf dem konventionellen Wissen kurzfristiger Untersuchungen zu Persönlichkeit und Gesundheit basierten – nur manchmal richtig waren.

• KAPITEL 2 •

Lang leben die Klugen und die Beständigen

Als unsere Doktoranden die ersten statistischen Resultate zu Persönlichkeit und langem Leben durchsahen, mussten sie lachen:»Howard, das klingt nach dir!« Die Ergebnisse zeigten eindeutig, dass der beste kindliche Persönlichkeitsindikator für ein langes Leben die Gewissenhaftigkeit war – die Eigenschaften eines besonnenen, beharrlichen, gut organisierten Menschen, wie sie vielleicht einem wissenschaftlichen Professor nachgesagt werden –, ein wenig obsessiv und kein bisschen sorglos.

Es war nicht gute Laune und es war nicht Kontaktfreude, die für die vielen nachfolgenden Jahrzehnte ein langes Leben versprach. Bestimmte andere Faktoren waren ebenfalls wichtig, doch die besonnenen, verlässlichen Kinder lebten am längsten. Die Eindeutigkeit dieses Resultats überraschte uns, aber sie erwies sich als ebenso wichtig wie nachhaltig.

Manchmal hatten uns Zweifel befallen, ob es am Ende vielleicht gar nichts gab, das ein langes Leben prognostizieren konnte. Dieses erste Ergebnis zeigte uns, dass eine Eigenschaft aus der Kindheit viele Jahre später für die Gesundheit von großer Bedeutung sein konnte. Jetzt wussten wir, dass die Fragen, die Terman 1922 an Eltern und Lehrer/innen gerichtet hatte, tatsächlich eine Gesundheits- und Lebensdauerprognose für viele Jahrzehnte in die Zukunft erlaubte. Wir feierten und stießen auf Termans Teilnehmer an, die lebenden und die verstorbenen.

Lernen Sie sich selbst einschätzen

Wie wir in der Einleitung geschrieben haben, möchte fast jeder wissen, wie es um seine Lebenserwartung steht. Entsprechen wir dem Profil der Langlebigen? Wir müssen an dieser Stelle wiederholen, dass sich Gesundheit und langes Leben nicht mit 100%iger Sicherheit in jedem individuellen Fall vorhersagen lassen. Aber Menschen erkennen oft gesunde oder ungesunde Verhaltensmuster bei sich selbst, ihren Freunden, ihrer Familie. Um ein tieferes Verständnis für unsere Ideen und eine Bewegung hin zu gesünderen Lebenswegen zu ermöglichen, stellen wir signifikante Bewertungsskalen und Risikoeinschätzungen zur Verfügung.

Beginnen wir mit einer Persönlichkeitsskala, die wir sowohl aufgrund von Termans Fragebögen und Skalen als auch aufgrund unserer eigenen Forschung entwickelt haben. Sehr viel verdanken wir dabei auch der exzellenten Arbeit des Evaluierungsexperten Lew Goldberg vom Oregon Research Institute, der ein Persönlichkeitslaboratorium leitet. Manche der folgenden Aussagen sind nahezu identisch mit denen, die von den Terman-Teilnehmern beantwortet wurden, als sie junge Erwachsene waren.

SELBSTBEURTEILUNG: EINE ZENTRALE KOMPONENTE DER PERSÖNLICHKEIT

Um einen Kernaspekt Ihrer Persönlichkeit zu beurteilen, entscheiden Sie, wie gut Sie sich in den folgenden Selbstaussagen wiedergegeben finden. Seien Sie ehrlich, denken Sie daran, wie Sie normalerweise sind, im Vergleich zu anderen, die das gleiche Geschlecht und Alter haben wie Sie.

1 – trifft gar nicht zu   4 – trifft einigermaßen zu
2 – trifft kaum zu   5 – trifft vollkommen zu
3 – weder zutreffend noch unzutreffend

		1	2	3	4	5
1.	Ich bin immer gut vorbereitet	1	2	3	4	5
2.	Ich lasse meine Sachen gerne herumliegen	1	2	3	4	5
3.	Mir wird immer kalt, wenn ich an etwas Kaltes denke	1	2	3	4	5
4.	Ich plane meine Arbeit immer genau voraus	1	2	3	4	5
5.	Ich bringe viel durcheinander	1	2	3	4	5
6.	Ich erledige unangenehme Arbeiten immer sofort	1	2	3	4	5
7.	Manchmal musste ich schon lügen	1	2	3	4	5
8.	Ich vergesse häufig, Dinge wieder aufzuräumen	1	2	3	4	5
9.	Ich liebe Ordnung	1	2	3	4	5
10.	Ich drücke mich gern vor meinen Pflichten	1	2	3	4	5
11.	Ich folge einem festgelegten Plan	1	2	3	4	5
12.	Ich verfolge beharrlich meine Ziele und bringe meine Arbeit immer zu Ende	1	2	3	4	5

Zur Berechnung der Punkte:

Jede Aussage hat 1 bis 5 Punkte. Doch für die Aussagen 2, 5, 8 und 10 muss man die Punktezahl umdrehen. Wenn Sie z. B. meinen, dass »Ich lasse meine Sachen gerne herumliegen« auf Sie »gar nicht zutrifft«, dann ändern Sie die Punktezahl von 1 in 5 um. Wenn Sie sich eine 2 gegeben haben, ändern Sie sie in 4. Wenn Sie meinen, dass Sie damit weder zutreffend noch unzutreffend beschrieben sind, lassen Sie Ihren Punktewert 3 bestehen.

Dann müssen Sie Aussage 3 und Aussage 7 streichen. (»Mir wird immer kalt, wenn ich an etwas Kaltes denke«) ist eine unwichtige Füll-Aussage. Aussage 7 ist eine Lügen-Aussage, in mehr als nur einem Sinn. Bei den übrigen Ausagen zählen Sie einfach die Punkte zusammen.

Die Gesamtpunktzahl befindet sich irgendwo zwischen 10 und 50. Dieser Fragebogen ist ein gutes Instrument, um Gewissenhaftigkeit zu prüfen. Gesamtpunkte zwischen 10 und 24 zeigen eine sehr geringe Gewissenhaftigkeit (das geringste Quartil oder 25 Prozent in einer aktuellen Stichprobe von Erwachsenen). Punktzahlen zwischen 37 und 50 zeigen eine außerordentlich hohe Gewissenhaftigkeit an.

Eine weitere Möglichkeit, Ihre Gewissenhaftigkeit einzuschätzen und zu verlässlicheren Ergebnissen zu kommen, besteht darin, die Meinung von jemand anderem einzuholen, der Sie gut kennt. (Terman befragte 1921 und 1922 nicht die Kinder nach ihrer Persönlichkeit, sondern er fragte ihre Eltern und Lehrer/innen.) Personen, die Sie gut kennen, können Ihre Persönlichkeit in der Regel gut einschätzen, und manchmal ist die Perspektive von jemand anderem sehr erhellend, weil sie uns erlaubt, uns in einem objektiveren Licht zu sehen. Benutzen Sie also den gleichen Fragebogen noch einmal, aber diesmal soll ein Freund/eine Freundin Sie einschätzen.

Gewissenhafte Erwachsene: damals und heute

Wenn unsere Entdeckung bezüglich der kindlichen Gewissenhaftigkeit und ihrer Bedeutung für ein langes Leben kein Zufallstreffer ist, dann müssten wir in der Lage sein, diese Evidenz durch die Untersuchung gewissenhafter Erwachsener zu bestätigen.

Fast zwei Jahrzehnte nach dem Anfang seiner Untersuchungs-reihe, im Sommer 1940, beschäftigte sich Terman erneut mit Patricia und den anderen Mitgliedern seiner ausgewählten Stichprobe. Er gab ihnen umfassende Test- und Fragebögen in die Hand mit Fragen wie:»Sind Sie sparsam und machen Sie nur ungern Schulden?«, oder:»Wie beharrlich verfolgen Sie Ihre Ziele?« Auf der Basis dieser Ergebnisse arbeiteten wir meh-rere Monate lang, um eine neue Serie von Persönlichkeitsska-len zu konstruieren und zu validieren. Manchmal fügten wir auch ähnliche Fragen hinzu, die Terman seinen Teilnehmern 1950 gestellt hatte.

Gesundheitsstudien, die die ganze Lebensspanne umfas-sen, sehen sich einem gewissen Dilemma gegenüber. Um he-rauszufinden, ob Persönlichkeitsmerkmale in der Kindheit oder im jungen Erwachsenenalter eine Vorhersage über ein langes Leben zulassen – ein Ergebnis, das sich erst in vielen Jahrzehnten zeigen wird –, sind wir auf»alte« Daten angewie-sen. In unserem Fall wurden Daten vom Anfang und aus der Mitte des 20. Jahrhunderts benutzt, um eine Lebensdauer ins 21. Jahrhundert hinein zu prognostizieren. Doch Jahre später sind neue und verbesserte Messinstrumente vorhanden, und die verstaubten alten Fragebögen und Fragetechniken stehen unter kritischem Vorbehalt. Wie Dale Carnegie sagte:»Jeder Dummkopf kann kritisieren, verdammen und beanstanden, und die meisten Dummköpfe tun das auch.«[6]

Da wir keine Zeitreise unternehmen können, wie wollen wir uns da sicher sein, dass die Messergebnisse von 1920, 1940 und 1950 unserem heutigen Verständnis von Persönlichkeit gerecht werden? Was zunächst einfach schien, wurde schritt-weise immer komplizierter. Wir entschlossen uns daher, die Terman-Fragebögen einer Stichprobe zeitgenössischer Men-schen vorzulegen. Mehr als ein halbes Jahrhundert nachdem Terman die Persönlichkeit der dreißigjährigen Patricia ermit-telt hatte, stellten wir eine neue Gruppe junger Erwachsener in Kalifornien zusammen und gaben ihnen exakt die gleichen Fragen. Wir wählten auch Eltern aus, die ihre Kinder auf den Terman-Skalen bewerten sollten, genauso wie die Terman-Teilnehmer es in den 1920er-Jahren getan hatten.

Dann legten wir diesen neuen Teilnehmern einige moderne, wissenschaftlich überprüfte Persönlichkeitstests vor. Durch eine Reihe von statistischen Analysen konnten wir die alten Daten mit den neuen Daten abgleichen und damit verlässliche, moderne Messkriterien für Patricias Persönlichkeit und die ihrer Kollegen schaffen. Es war fast, als ob wir Jahrzehnte zurückgegangen wären und Jess Oppenheimers Persönlichkeitswerte mithilfe eines heutigen Doppelgängers gemessen hätten. Wir befolgten alle statistischen Regeln und prüften dann sicherheitshalber alle Fragebogen-Aussagen noch einmal auf rationale, vernunftgemäße Weise. Zu unserer großen Genugtuung fügten sich alle Datenanalysen widerspruchsfrei ineinander.[7] Termans Vorgehensweise zur Erfassung von Persönlichkeitswerten hat noch immer Bestand und kann uns daher helfen, unsere Zukunft zu prognostizieren.

Die Durchführung einer richtigen statistischen Analyse bei solchen Vorhersagen zur Lebensdauer ist sehr viel schwieriger, als man vielleicht glauben möchte. Gerade lange Langzeitstudien sind deshalb besonders heikel, weil die Teilnehmer kommen und gehen, zurückkehren oder abspringen, verschwinden oder wiedergefunden werden und leben oder sterben. Bei diesen und ähnlichen Problemen hatten wir zum Glück mit Professor Joseph Schwartz einen der führenden Wissenschaftler an unserer Seite. Joe ist einer der besten Analytiker auf diesem Gebiet.

Die Rache der Tugendhaften

Die Gewissenhaftigkeit, die der beste Kindheitsindikator für die Lebensdauer war, hat sich überdies als der beste Persönlichkeitsindikator für die Lebensdauer erwiesen, wenn sie im Erwachsenenalter gemessen wurde. Die jungen Erwachsenen, die sparsam, beharrlich, detailorientiert und verantwortungsvoll waren, lebten am längsten. Patricia gehörte zu ihnen, sie hatte Terman gesagt, dass sie »ihre Arbeit gern bis ins Detail vorbereite« und »einen gleichmäßigen Lebensstil bevorzuge«. Danach befragt, wie sie im Normalfall ihre Ziele verfolge, antwortete sie, dass sie beharrlich sei und genau wisse, was sie wolle. Auch erklärte Patricia, sie sei »sparsam und mache ungern Schulden«. Sie war nach ihrer Selbsteinschätzung in keiner Weise impulsiv. In der Tat hatte sie ihr College sehr gut abgeschlossen und erwartete eine erfolgreiche Karriere.

Gegen Ende des 20. Jahrhunderts waren 70 Prozent der Terman-Männer und 51 Prozent der Terman-Frauen verstorben. Es waren vor allem die Undisziplinierten, die in großer Zahl das Zeitliche gesegnet hatten. Diese Bestätigung im Erwachsenenalter war besonders eindrucksvoll, weil die Persönlichkeitsmerkmale auf verschiedene Weise erhoben worden waren. Die Gewissenhaftigkeit oder Diszipliniertheit der Kinder wurde von Eltern und Lehrern bewertet. Die Gewissenhaftigkeit der Erwachsenen wurde durch Fragebögen und Selbsteinschätzung ermittelt – unsere Analysen, wie die Teilnehmer sich selbst und ihre Handlungsweisen beurteilten. In beiden Fällen – Kindheit und Erwachsenenalter – war die Gewissenhaftigkeit bzw. Diszipliniertheit das entscheidende Persönlichkeitsmerkmal, das mit einem langen Leben korrelierte.[8]

Warum bleiben disziplinierte Menschen gesünder und leben länger?

Wir fanden drei mögliche Gründe, warum disziplinierte Menschen in der Regel gesünder bleiben und länger leben. Zu unserer eigenen großen Überraschung sind alle drei richtig. Der erste und vielleicht offensichtlichste Grund ist, dass disziplinierte Menschen mehr tun, um ihre Gesundheit zu schützen, und weniger Dinge unternehmen, die riskant sind. Sie neigen weniger zum Rauchen, zu exzessivem Alkoholgenuss, Drogenmissbrauch oder zu schnellem Fahren. Sie schnallen sich im Auto an und befolgen die Empfehlungen des Arztes. Sie weichen nicht unbedingt Risiken aus, aber sie überdenken gründlicher, wie weit sie gehen wollen.

Der zweite und weniger offensichtliche Grund für die Gesundheit disziplinierter Menschen ist, dass manche eine biologische Prädisposition haben, gleichzeitig gewissenhafter und gesünder zu sein. Nicht nur neigen sie dazu, einen gewaltsamen Tod und Krankheiten zu vermeiden, die mit Rauchen und Alkoholgenuss zusammenhängen, vielmehr sind sie wenig anfällig gegenüber einem ganzen Arsenal von Krankheiten, nicht nur solchen, die durch »gefahrvolle« Verhaltensweisen verursacht werden. Wir und andere machen immer wieder die gleiche erstaunliche Feststellung – für disziplinierte Menschen gibt es weit weniger Ursachen, an denen sie sterben. Wir kennen zwar die genauen körperlichen Gründe nicht, aber es scheint so zu sein, dass disziplinierte und undisziplinierte Menschen über unterschiedliche Levels an chemischen Stoffen in ihrem Hirn verfügen, darunter Serotonin. Serotonin ist ein Neurotransmitter (ein Botenstoff), der von Antidepressiva aktiviert wird. Personen mit geringen Serotonin-Levels neigen zu größerer Impulsivität. Wichtig ist, dass Serotonin außerdem notwendig ist, um viele gesundheitsrelevante Prozesse im Körper zu steuern, zum Beispiel, wie viel man isst und wie gut man schläft.

Das ist aber kein Grund, fatalistische Schlüsse zu ziehen. Das Niveau von Neurotransmittern kann sich im Lauf der Zeit verändern, und eine körperliche Veranlagung für gewisse Prozesse ist ebenso wenig ein Todesurteil, wie die Veranlagung zu Depressionen bedeutet, dass man nicht die geringste Chance hat, im Leben Erfolg, Glück und Erfüllung zu finden. Wie wir noch sehen werden, führten einige Terman-Teilnehmer, die mit geringen Diszipliniertheitswerten begannen (d. h. die als Kinder impulsiv und ungestüm waren), ein gesundes und langes Leben.

Das Beste haben wir uns für den Schluss aufgehoben. Die eindrucksvollste Ursache, warum disziplinierte Menschen länger leben, ist, dass sie aufgrund ihrer Persönlichkeit gesündere Lebenssituationen und Beziehungen aufsuchen. Mit anderen Worten: Gewissenhafte Menschen haben nicht nur gesündere Verhaltensweisen und gesündere Hirnstrukturen, sie finden auch zu glücklicheren Ehen, besseren Freundschaften und gesünderen Arbeitssituationen. Es trifft zu, dass gewissenhafte Menschen für sich gesunde, auf lange Dauer angelegte Lebenswege schaffen.

Diszipliniertheit erwerben oder ablegen

Manche Menschen verändern sich und gehen einen Lebensweg, der sie weit von den Gewohnheiten ihrer Jugend entfernt – positiv oder negativ. Während wir einen konsistenten Zusammenhang zwischen verlässlichen Kindern und ihrer Zukunft als Erwachsene gefunden haben, stellten wir ebenso fest, dass Menschen inkonsistente Wesen sein können. Ein paar wilde, ungebärdige Jungs gaben nach ihrem 40. Geburtstag den Alkoholkonsum auf. Andere wiederum, die schüchtern und vorsichtig waren, hängten in mittleren Jahren ihren vernünftigen Lebensstil an den Nagel und kauften sich ein rotes Sportcabrio. Inwiefern ist eine Veränderung in der langjährigen Diszipliniertheit für die Gesundheit von Belang?

Wir entschieden uns (aufgrund des Ratschlags von Joe Schwartz), vier Personengruppen zu vergleichen:

- Die erste gleicht Patricia, die sowohl in der Kindheit als auch im Erwachsenenalter sehr diszipliniert (im obersten Quartil) war.
- Die zweite besteht aus Personen, die in der Kindheit diszipliniert waren, im Erwachsenenalter aber undiszipliniert wurden.
- Die dritte besteht aus Personen wie dem taktvollen und charismatischen James, der als Kind sehr wenig diszipliniert war, als junger Erwachsener aber einer der diszipliniertesten Teilnehmer von allen.
- Die vierte Gruppe war in der Kindheit undiszipliniert und blieb es auch im Erwachsenenalter.

Wir fanden heraus, dass die Terman-Teilnehmer, die zu beiden Lebenszeitpunkten hohe Werte erreichten, am wenigsten gefährdet waren, in irgendeinem gegebenen Alter zu sterben. Diejenigen, die zu beiden Zeitpunkten geringe Werte erreichten, waren dagegen am gefährdetsten. Und die anderen, die ihren Diszipliniertheitslevel geändert hatten, lagen dazwischen.

Lässt sich das verallgemeinern?

Der aus dem 19. Jahrhundert stammende litauische Gelehrte Israel Libkin (bekannt unter dem Namen Rabbi Israel Salanter) sagte der Überlieferung nach, dass sich von einem Eisenbahnzug drei Dinge lernen ließen: (a) Wenn man eine Minute zu spät kommt, kann man ihn verpassen; (b) auch eine kleine Abweichung von den Gleisen verursacht eine Katastrophe; (c) wenn man ohne Fahrschein unterwegs ist, wird man bestraft.[9] Wir besitzen keine Disziplinskala für Libkin, aber mit einem gültigen Fahrschein auf den Gleisen zu bleiben scheint uns eine treffende Metapher für den disziplinierten Lebensstil.

Doch wie können wir uns sicher sein, dass Selbstdisziplin im 21. Jahrhundert ebenso wichtig ist, wie sie das für Termans Teilnehmer (oder für Rabbi Libkin) war? Margaret (Peggy) Kern, unsere enorm disziplinierte und talentierte Studentin, die heute einen Doktortitel trägt, warf diese Frage auf. Peggy wusste, dass in den letzten zehn Jahren mehrere Forscher/innen auf unseren Ergebnissen aufbauten und exzellente Studien über Persönlichkeit und Gesundheit durchführten. Warum diese Studien nicht zusammenfassen und ihre Resultate mit der sogenannten Metaanalyse kombinieren?

Zwar klingt das Wort Metaanalyse wie eine kantianische Denkfigur oder eine Therapie für gealterte Freudianer, doch in Wahrheit handelt es sich dabei um ein ziemlich geradliniges mathematisches Instrument, um die Resultate vieler Studien zusammenzufassen. Peggy suchte per Computer sämtliche je publizierten Studien, die mit der Selbstdisziplin zusammenhängende Beschreibungsmerkmale – Besonnenheit, Verantwortungsbewusstsein, Selbstkontrolle oder Impulsivität – und eine Kategorie der Lebensdauer aufwiesen. Sie fand zwanzig solcher Studien, an denen insgesamt etwa 9.000 Menschen teilgenommen hatten. Wir führten diese Studien zusammen, und die Ergebnisse bestätigten unsere Terman-Befunde – Personen, die in der Diszipliniertheit hohe Werte erreichten, waren in jedem gegebenen Alter am wenigsten vom Tod gefährdet.[10] Das galt für junge Menschen, und es galt ebenso für Menschen zwischen dem 65. und 100. Lebensjahr.

Persönlichkeit und chronische Krankheiten

Disziplin (im Sinne von Diszipliniertheit und Gewissenhaftigkeit) begünstigt die Prognose für ein langes Leben, aber was ist ihre Bedeutung für ernste chronische Krankheiten? Gewiss spielen auch andere Faktoren eine Rolle – sind sie möglicherweise doch wichtiger als die Diszipliniertheit? Was ist mit Krankheiten wie Diabetes, erhöhtem Blutdruck, Schlaganfall, Bandscheibenvorfall, Depression und Harnblasenerkrankung? Hätte Besonnenheit hier Relevanz?

Wir schlossen uns mit der Epidemiologin Renee Goodwin von der Columbia University zusammen und betrachteten eine USA-weite repräsentative Stichprobe von Tausenden von Amerikanern, um auf der Basis der Ergebnisse einer umfassenden modernen Untersuchung unsere Schlüsse zu ziehen. Wie wir bereits erwartet hatten, war die Wahrscheinlichkeit für eine der genannten chronischen Erkrankungen bei undisziplinierten Menschen höher. Personen, die geringe Disziplinwerte hatten, neigten nicht nur öfter zu klinischer Depression und zu Angst, rauchten Zigaretten, hatten überhöhten Blutdruck und litten eher an Ischias und Gelenkschmerzen, sondern sie erkrankten auch öfter an Tuberkulose, Diabetes und erlitten häufiger Schlaganfälle.[11]

Natürlich tragen viele unterschiedliche Dinge zu Gesundheit und Langlebigkeit bei: Regelmäßig die Zähne zu putzen und bei jeder Gelegenheit pünktlich zu sein ist nicht die Entdeckung des Jungbrunnens, aus dessen Quelle das heilende Wasser sprudelt. Wir wussten, dass wir damit nicht am Ende unserer Arbeit über Persönlichkeit und Gesundheit angelangt waren. Wir mussten noch sehr viel mehr darüber erfahren, wie die Diszipliniertheit sich mit anderen Eigenschaften und Lebensentwürfen verband, um zu besserer Gesundheit und längerem Leben zu führen. Die überraschenden und paradoxen Ergebnisse bezüglich Fröhlichkeit, Besorgtheit, Kontaktfreudigkeit und anderen Eigenschaften finden sich in den folgenden Kapiteln.

Was heißt das Ganze für Sie?
Wegweiser zu Gesundheit und einem langen Leben

Sind disziplinierte und verlässliche Menschen nicht auch langweilig und unbedeutend? Wir haben für dieses Vorurteil nicht die geringste Bestätigung gefunden. Potenzielle Astronauten und Manager, die sich als Faulpelze und Spinner erweisen, gehören in der Regel nicht zu denjenigen, die in den Weltraum geschossen oder an die Spitze eines Unternehmens berufen werden. Die Leichtsinnigen und Nachlässigen unter uns sind gewöhnlich nicht diejenigen, die es zum Richter, Chirurgen oder Leiter einer öffentlichen Institution bringen. Viele der diszipliniertesten Terman-Teilnehmer führten ein abwechslungsreiches, interessantes und sehr lohnendes Leben.

Disziplinierte, verlässliche Menschen bleiben länger gesund und leben länger. Das ist nicht immer der Fall – es gibt viele Ausnahmen –, aber Diszipliniertheit ist eine sehr gute Vorhersagevariable. Wenn Sie ein disziplinierter Mensch sind, gibt es eine gute Nachricht für Sie – machen Sie weiter so! Wenn Sie wie Patricia sind, besteht die Wahrscheinlichkeit, dass Ihre Verhaltensweisen, die Biochemie Ihres Hirns und Ihre soziale Umgebung zusammenwirken, um das Risiko von Krankheit und frühem Tod zu vermindern. Sie haben ein deutlich geringeres Risiko, ernst zu erkranken, und wahrscheinlich machen Sie sich schon genug Gedanken über gesundheitsrelevante Verhaltensweisen und Aktivitäten. Doch eine große Zahl von Menschen ist nicht so diszipliniert. Wenn Sie dazugehören, sind Sie dann zu einem frühen Tod verurteilt?

Nein, aber wahrscheinlich werden Sie Ihre Persönlichkeit oder Ihren Lebensstil nicht so schnell ändern. Es spielt keine Rolle, wie viele gute Vorsätze Sie zum neuen Jahr fassen. Rasche und tief greifende Veränderungen werden in der Regel schnell wieder aufgegeben. Nachhaltige Korrekturen des Lebenswandels finden eher Schritt für Schritt statt.

Menschen können ihre Verhaltensmuster und Gewohnheiten ändern – und tun es meistens auch –, wenn sie sich Situationen aussuchen, in denen ihre Verantwortung gefragt ist. Für James dauerte der Übergang fast zehn Jahre. Sein Diszipliniertheitswert lag 1922 im untersten Viertel der Teilnehmer. Seine Mutter und Lehrerin beschrieben ihn als einen selbstbezogenen Jungen, der nur in der Gegenwart lebe und kaum nach vorne sehe. Er war laut diesen wichtigen erwachsenen Bezugspersonen auch nicht immer verlässlich oder ehrlich. Intelligent – wie alle Teilnehmer – schloss er sein erstes Studienjahr am College bereits mit siebzehn Jahren ab, aber die Schule langweilte ihn, und er blieb in vielerlei Hinsicht unter seinen Fähigkeiten. Er nahm sich ein Jahr frei (in dem er wenig zuwege brachte), doch auf Drängen der Familie kehrte er aufs College zurück, wechselte zweimal das Hauptstudienfach und machte schließlich einen Abschluss in Kommunikationswissenschaften.

Als James 1936 für die Studie erneut eingeschätzt wurde, arbeitete er seit einiger Zeit in der Werbebranche und hatte kürzlich geheiratet. Wir haben Daten von seiner Familie über seine Eigenschaften im frühen Erwachsenenalter – seine Mutter sagte, er habe Geldschwierigkeiten, und seine Frau beschrieb ihn als unangepasst, aber nicht als impulsiv. Doch in der Einschätzung 1940 war sein Wert für Diszipliniertheit in das obere Viertel aufgestiegen. Er mochte seine Arbeit, war mehr detailorientiert und ausdauernder und hatte genaue Ziele. Er war immer noch etwas selbstbezogen, aber sein Persönlichkeitsprofil war im mittleren Lebensalter deutlich besonnener geworden als in seiner Jugend. Und er erreichte schließlich ein hohes Alter.

James war nicht über Nacht disziplinierter geworden. Auf der Basis der vorliegenden Daten lässt sich sagen, dass James, indem er Schritt für Schritt die Aufgaben eines reifen Erwachsenen übernahm, zugleich zu einer immer gesünderen Lebensweise überging. Gewiss, er behielt seine körperlichen Aktivitäten nicht nur bei, er weitete sie aus – aber das war nicht der Schlüssel zu seiner Langlebigkeit. Der wichtigste Grund dafür war, dass er ein gesünderes soziales Umfeld und gesündere Beziehungen gefunden hatte, die wiederum seiner Gesundheit förderlich waren. Wie wir in späteren Kapiteln sehen werden, war seine Ehe glücklich (seine Frau sah das ebenso), und obgleich seine Arbeit bei einer Werbeagentur technisch nicht anspruchsvoll oder exotisch war, hatte er den Ehrgeiz, sie besonders gut zu machen. Als Erwachsener beschrieb er sich als ehrlichen Menschen mit hoher Integrität. Diese neuen Verhaltensweisen und Beziehungen, die seinem langsamen Persönlichkeitswandel entsprachen, bildeten ein solides Fundament für James' Gesundheit und langes Leben. Als Nächstes mussten wir das Rätsel lösen, warum James diesen Weg erfolgreich beschritt, während andere eher destruktive Richtungen einschlugen.

KAPITEL 3

Freundlich und gesellig

Gesund oder banal?

A merikaner sehen in sozialer Aufgeschlossenheit und Kontaktfreudigkeit wünschenswerte Eigenschaften. Wir machen uns Sorgen um Kinder, die schüchtern sind. Doch sehr kontaktfreudig zu sein ist nicht unbedingt nur gut. Soziale Beziehungen können sich in zwei Richtungen entwickeln: manchmal gesund und manchmal schädlich. Zum Beispiel können sich Freunde, Bekannte und der Familienkreis in einer Krise als lebensrettend erweisen, aber die gleichen Menschen können zu einer lästigen Plage werden, wenn sie sich einmischen, obgleich ihre Hilfe nicht gefragt ist. (Der Komiker George Burns soll einmal gesagt haben, dass Glück darin bestehe, eine große, liebevolle, fürsorgliche, eng verbundene Familie zu haben – in einer anderen Stadt.) Auf der anderen Seite können Isolation und der Mangel an Freunden belastend und ungesund sein – sofern man nicht gerade Einsamkeit, Ruhe und Selbstreflexion sucht.

Es schien vernünftig, anzunehmen, dass kontaktfreudige Kinder überdurchschnittlich gesunde Erwachsene werden. Wir entwickelten einen Fragebogen für soziale Offenheit ähnlich wie den zur Diszipliniertheit – ein Bewertungssystem, mit dem sich kindliche Eigenschaften messen ließen, die sich darauf bezogen, ob die Person lieber mit anderen zusammen war als allein: War das Kind beliebt, dominant, gern in großen Gruppen? Spielte es lieber mit anderen zusammen und nahm es gern an sozialen Aktivitäten teil?

Nehmen wir beispielsweise Paul. Er entsprach all diesen Eigenschaften. Paul war ein allseits geschätzter, optimistischer und modebewusster Fünftklässler. Selbstbewusst, aber zugleich hellhörig für die Meinungen anderer, war er sowohl tatkräftig und lebhaft als auch beliebt. Pauls Noten waren gut, aber sein Lehrer meinte, er sei »mehr an sozialen Aktivitäten als am Unterricht interessiert«. Er fühlte sich bei Gruppenarbeit am wohlsten, er machte gern Scherze, und obgleich er überdurchschnittlich ichbezogen war, gehörte er in seiner Klasse zu den Beliebtesten.

Wenn wir uns die Entwicklung über die Jahrzehnte hinweg ansahen, kamen wir zu dem Ergebnis, dass kontaktfreudige Kinder *nicht* länger lebten. Einige, darunter Paul, starben früh, während andere ein hohes Alter erreichten, was bedeutet, dass im Durchschnitt kein Zusammenhang zwischen der sozialen Aufgeschlossenheit als Kind und einem langen Leben bestand. Nachdem wir sechs Monate über diese Tatsache nachgegrübelt hatten, fanden wir schließlich einen Weg, Licht in dieses Paradox zu bringen. Die zweischneidige Natur der Soziabilität half uns, unseren überraschenden Befund zu erklären.

Das Wissenschaftler-Geschäftsmann-Kontinuum

In einer seiner letzten Studien stellte Terman 1954 die Frage: »Sind Naturwissenschaftler anders?« Er wollte wissen, wie man mehr Gelehrte für die Naturwissenschaft gewinnen und auch das Verhältnis zwischen Naturwissenschaftlern und Anwälten verbessern könnte. (Wenig später prägte der Physiker und Romanautor C. P. Snow für die Kluft zwischen Geistes- und Naturwissenschaftlern den Begriff der »Zwei Kulturen«.)

Terman, durch und durch Empiriker, wollte herausfinden, welche Eigenschaften diejenigen Untersuchungsteilnehmer, die Naturwissenschaftler geworden waren, von denjenigen unterschieden, die Geschäftsleute, Anwälte und Manager geworden waren. Die Unterschiede waren so gewaltig, dass er zu dem Schluss kam, Naturwissenschaftler und Ingenieure seien, was ihre Fähigkeiten, Berufsinteressen und sozialen Verhaltensweisen angeht, den Geschäftsleuten und Anwälten diametral entgegengesetzt.

Insbesondere waren die Naturwissenschaftler sozial sehr viel weniger aufgeschlossen. Als Schüler waren die zukünftigen Naturwissenschaftler scheuer und nahmen weniger an sozialen Aktivitäten teil, und als Erwachsene hatten sie geringeres Interesse an sozialen Netzwerken. Diese Unterschiede waren exakt, was wir brauchten – ein wichtiger Schlüssel, um zu verstehen, warum Soziabilität keinen Rückschluss auf die Lebensdauer zuließ.

Wir rekonstruierten Termans Naturwissenschaftler- und Nichtnaturwissenschaftlergruppen und analysierten, wie lange sie lebten. Die Naturwissenschaftler lebten länger als die anderen. Nur zwei Drittel der Nichtnaturwissenschaftler, aber fast drei Viertel der Naturwissenschaftler erreichten das 70. Lebensjahr.[12]

John war ein schüchternes Kind und vermied es, in großen Gruppen zu spielen. Er zog Schach, Dame oder »Räuber und Gendarm« vor. Später wurde er Physiker. Es war ein verbreitetes Muster: Die Terman-Teilnehmer, die sich der Naturwissenschaft verschrieben, waren sozial viel weniger aufgeschlossen als diejenigen, die später Anwälte oder Geschäftsleute wurden. Die beiden Gruppen wiesen ein vergleichbares Maß an Diszipliniertheit auf. Terman stellte zweifelsfrei fest, dass Nichtwissenschaftler in sozialen Beziehungen höhere Werte erreichten. (Er berichtete stolz, er habe die neu entwickelten IBM-Computer benutzt – mit die ersten Computer, die in der Sozialwissenschaft zur Anwendung kamen, und eine große Hilfe für statistische Berechnungen.)

Warum also führte Soziabilität nicht notwendig auf den Weg eines langen Lebens? Zumal die sozial aufgeschlossenen Kinder zu ebenso aufgeschlossenen Erwachsenen heranwuchsen und gute soziale Beziehungen in der Regel ein Zeichen für gute Gesundheit sind.

Es stellte sich heraus, dass Naturwissenschaftler ein Ass im Ärmel hatten: Sie kamen in der Regel in stabile Arbeitsverhältnisse, führten dauerhafte Ehen und arbeiteten gewöhnlich verantwortungsvoll. Die Nichtwissenschaftler – also Geschäftsleute, Vertreter, Anwälte usw. – hatten turbulentere, weniger stabile und gesundheitsschädlichere Berufswege und Verhaltensweisen. Insgesamt spielte die Soziabilität keine Rolle. Weder nützt noch schadet sie der Lebenserwartung. Diese Erkenntnis erinnert uns daran, dass vieles, was vermeintlich der Gesundheit dient, nicht hält, was es anfangs verspricht. Um diese Zusammenhänge wirklich zu verstehen, müssen wir echte Lebensläufe in wirklichen Zusammenhängen über längere Zeiträume untersuchen.

Soziabilität und spezifische Verhaltensweisen

Welche frühen Persönlichkeitsaspekte ließen eine Voraussage über gesundheitsschädliche Verhaltensweisen im Erwachsenenalter zu? Unser ganzes Team unter der Leitung der Doktorandin Joan Tucker identifizierte gesundheitsrelevante Verhaltensweisen in mittleren Jahren, als die Terman-Teilnehmer zwischen vierzig und fünfzig waren. Die kontaktfreudigen

Kinder neigten im Erwachsenenalter mehr zum Trinken und Rauchen. Anders als die disziplinierten Kinder, die sich im Erwachsenenalter gesünder verhielten, neigten gesellige und sozial aufgeschlossene Personen dazu, sich an Trink- und Rauchgewohnheiten der sozialen Umgebung anzupassen.[13] Sie gerieten auch öfter in Situationen, in denen diese Aktivitäten »angesagt« waren. Interessanterweise gibt es auch zahlreiche wissenschaftliche Nachweise (von verschiedenen Forschern), dass kontaktfreudige, extrovertierte Menschen alkohol- und nikotinlastige Begegnungen attraktiver finden.[14]

Besonders interessant war, zu sehen, dass die Folgen der Soziabilität für gesundheitsrelevante Verhaltensweisen nicht nur in der Adoleszenz, sondern noch jahrzehntelang im Erwachsenenalter erhalten blieben.

SELBSTBEURTEILUNG: SOZIABILITÄT

Wählen Sie für jede der unten stehenden Fragen die Antwort, die Ihrem Empfinden nach am besten auf Sie zutrifft.

Neigung zu großen Gruppen
1️⃣ Ich mag große Gruppen; alleine fühle ich mich unglücklich.
2️⃣ Ich halte mich für kontaktfreudig.
3️⃣ Ich halte mich für einen Einzelgänger.
4️⃣ Ich bin am liebsten allein oder mit nur ein, zwei engen Freunden zusammen; Menschenmengen gehe ich aus dem Weg.

Beliebtheit
1️⃣ Ich habe nur wenige Freunde; ich werde sozial gemieden.
2️⃣ Ich bin weniger beliebt als der Durchschnitt.
3️⃣ Ich bin recht beliebt.
4️⃣ Ich werde gemocht; die Menschen suchen meine Nähe, und ich habe viele Freunde.

Freizeitverhalten
1️⃣ Wenn ich drei Stunden zur Verfügung hätte, würde ich am liebsten auf eine Party gehen.
2️⃣ Wenn ich drei Stunden zur Verfügung hätte, würde ich gern mit ein paar Freunden ausgehen.

3 Wenn ich drei Stunden zur Verfügung hätte, würde ich gern etwas mit einem Freund unternehmen oder vielleicht auch nicht.

4 Wenn ich drei Stunden zur Verfügung hätte, würde ich gern meine Einsamkeit genießen und etwas allein unternehmen.

Stimmung auf der Party

1 Wenn eine Festivität öde ist, dann käme ich nie auf die Idee, Stimmung reinzubringen.

2 Wenn ein Fest mehr Pep braucht, versuche ich manchmal, welchen reinzubringen.

3 Wenn ein Fest öde ist, versuche ich normalerweise, Stimmung zu machen.

4 Eine Einladung, an der ich teilnehme, ist nie langweilig. Ich sorge immer für Stimmung.

Zur Berechnung der Punkte:

Für die erste und dritte Aussage müssen Sie die Punktezahl umdrehen (wenn Sie z. B. meinen, dass Sie große Gruppen mögen und alleine unglücklich sind, geben Sie sich eine 4, keine 1; oder ändern Sie 2 in 3 um).

Wenn Sie die Umkehrung vorgenommen haben, zählen Sie Ihre Punkte für alle vier Aussagen zusammen; der Wert müsste zwischen 4 und 16 liegen. Paul und seine kontaktfreudigen Pendants erreichten über 10 Punkte, während zurückhaltendere Terman-Teilnehmer eher der 4 nahe kamen. Soziabilität ist ein Persönlichkeitsmerkmal, das sich relativ leicht exakt erfassen lässt, sodass Sie von Ihrem Wert wahrscheinlich nicht überrascht sind. Wir können die meisten Menschen, die uns begegnen, in dieser Kategorie auch recht gut einschätzen. Weil es sich um Verhaltensweisen und Eigenschaften handelt, die sich leicht beobachten lassen, haben wir ein recht gutes Gespür dafür, wer in einer Gruppe beliebt und dominant ist.

Wie schon gesagt, steht das Niveau der Soziabilität nicht in einer simplen Relation zu Gesundheit oder Langlebigkeit. Wie bei den Wissenschaftlern, Anwälten und Geschäftsleuten in Termans Studie muss man berücksichtigen, ob die Soziabilität jemanden eher in ungesunde Beziehungen und Aktivitäten führt oder nicht, um den wahrscheinlichen Effekt der Soziabilität zu verstehen.

Eine andere Art der Soziabilität

Um das Phänomen tiefer zu ergründen, haben wir einen speziellen Aspekt der Soziabilität untersucht – die Art von Soziabilität, die es einer Person erlaubt, mit anderen auf emotional bedeutsame Weise in Kontakt zu treten.

SELBSTBEURTEILUNG: EMOTIONALE SOZIABILITÄT

Der neue Zugang, den wir für emotionale Soziabilität entwickelt haben, findet sich in folgender Skala.

Trifft überhaupt nicht zu ① ② ③ ④ ⑤ ⑥ ⑦ ⑧ ⑨ Trifft genau zu

1. Wenn ich gute Tanzmusik höre, bewegt sich mein Körper sofort mit
   ① ② ③ ④ ⑤ ⑥ ⑦ ⑧ ⑨

2. Wenn ich lache, kann das jeder hören – ich lache aus vollem Herzen
   ① ② ③ ④ ⑤ ⑥ ⑦ ⑧ ⑨

3. Ich achte auf Details
   ① ② ③ ④ ⑤ ⑥ ⑦ ⑧ ⑨

4. Wenn ich telefoniere, kommen meine Gefühle laut und deutlich rüber
   ① ② ③ ④ ⑤ ⑥ ⑦ ⑧ ⑨

5. Ich bin immer gut vorbereitet
   ① ② ③ ④ ⑤ ⑥ ⑦ ⑧ ⑨

6. Meine Freunde/Freundinnen kommen oft mit ihren Problemen zu mir und suchen meinen Rat
   ① ② ③ ④ ⑤ ⑥ ⑦ ⑧ ⑨

7. Ich folge einem festgelegten Plan
   ① ② ③ ④ ⑤ ⑥ ⑦ ⑧ ⑨

8. Ich höre nicht eher auf, als bis alles perfekt ist
   ① ② ③ ④ ⑤ ⑥ ⑦ ⑧ ⑨

9. Freunde sagen mir, ich solle Schauspieler werden	① ② ③ ④ ⑤ ⑥ ⑦ ⑧ ⑨
10. Wenn ich mir etwas vorgenommen habe, dann bleibe ich dabei	① ② ③ ④ ⑤ ⑥ ⑦ ⑧ ⑨
11. Manchmal vergesse ich, die Dinge an ihren Platz zurückzulegen	① ② ③ ④ ⑤ ⑥ ⑦ ⑧ ⑨
12. Ich bin gut in Spielen, bei denen es um Darstellung und Kommunikation geht	① ② ③ ④ ⑤ ⑥ ⑦ ⑧ ⑨
13. Man hält mich oft für jünger, als ich bin	① ② ③ ④ ⑤ ⑥ ⑦ ⑧ ⑨
14. Bei Treffen, Grillabenden etc. stehe ich oft im Mittelpunkt	① ② ③ ④ ⑤ ⑥ ⑦ ⑧ ⑨
15. Wenn ich jemanden in einem Gespräch mag, dann zeige ich das oft dadurch, dass ich ihn anfasse oder umarme	① ② ③ ④ ⑤ ⑥ ⑦ ⑧ ⑨

Ermitteln der Gesamtpunktzahl:
Addieren Sie die Zahlen für die Aussagen 1, 2, 4, 6, 9, 12, 14 und 15. (Ignorieren Sie die anderen Fragen.) Ihre Punktzahl müsste zwischen 8 und 72 liegen. Ein Durchschnittswert liegt in den 40ern. Mit einem Gesamtwert unter 36 gehören Sie zu den unteren 25 Prozent. Mit einem Wert über 50 gehören Sie zu den oberen 25 Prozent, und mit einem Wert über 58 gehören Sie zu den oberen 5 Prozent.

Dieser Fragebogen ist eines unserer Messinstrumente für affektive (emotional motivierte) Kommunikation – wie gut man seine Gefühle anderen übermitteln kann. Menschen, die in dieser Kategorie hohe Werte erzielen, sind gewöhnlich sehr gute Verkäufer und Überzeugungsarbeiter. Viele der Terman-Teilnehmer mit diesen Eigenschaften wurden in ihrem Bereich zu Führungspersonen. Aufgrund ihres Enthusiasmus, ihrer ansteckenden Emotionalität und sozialen Kompetenz neigen Personen, die in dieser Kategorie gut abschneiden, inhärent zur Gesundheit, aber auch hier kann es zu ernsten Problemen und gesundheitsschädlichen Verhaltensweisen kommen, wenn die betreffenden Personen sich mit ihrer Offenheit in riskante Situationen oder in akohollastige Gruppen begeben, die übermäßig im Genuss schwelgen. Gleichwohl haben viele, die für affektive Kommunikation begabt sind, die emotionale Fähigkeit, sehr gesunde und nachhaltig erfolgreiche Lebenswege einzuschlagen, wenn sie sich klug entscheiden.

Wozu die Frage, wer am längsten lebt?

Auch wenn es in unseren Studien um Gesundheit, Altwerden, Glück und andere Anzeichen des Wohlbefindens geht, fragen wir doch immer danach, wer am längsten lebt. Warum? Wir analysieren die Lebensdauer, weil sie der beste Maßstab für Gesundheit ist. Wenn Gesundheitsbehörden den Gesundheitszustand der Gesamtbevölkerung eines Landes ermitteln wollen, beginnen sie immer mit der durchschnittlichen Lebenserwartung – aus einem guten Grund. Es gibt sehr viele Möglichkeiten, die Lebensqualität und die Gesundheit zu messen, aber es steht fest, dass Tote eine extrem geringe Lebensqualität haben. Und, wie wir schon gesagt haben, wenn man auf dem Weg zu einem sehr langen Leben ist, dann lebt man in der Regel sehr gesund.

Zugleich suchten wir nach sämtlichen Details über die *Ursachen* des Todes – Unfälle, Krebs, Herzerkrankungen und so weiter. Nachdem wir also von den staatlichen Stellen mühsam die Todesurkunden aller verstorbenen Teilnehmer besorgt hatten, codierte sie ein staatlich geprüfter Nosologe – ein Spezialist für Krankheitsklassifizierung – hinsichtlich der Todesursache.

Michael Criqui, Epidemiologe und Experte für Todesursachen, trug hier Entscheidendes bei und regte überdies an, in unseren Studien größeres Gewicht auf das Gesundheitsverhalten zu legen. Während die meisten Forschungsstudien über Persönlichkeit und Gesundheit bisher auf Stressbelastung und innere psychische Konflikte fokussiert waren, richtete Michael unseren Blick auf gesunde und ungesunde Verhaltensmuster. Es waren diese über lange Zeiträume hinweg beobachteten Muster, die schließlich Wesentliches zum Verständnis des langen Lebens beitrugen.

Was bedeutet das für Sie?
Wegweiser für Ihre Gesundheit und ein langes Leben

Die überraschende Neuigkeit lautet hier, dass Soziabilität im Allgemeinen nicht annähernd so gesundheitsförderlich ist, wie angenommen wird. Für Eltern schüchterner Kinder oder für Erwachsene, die sich schon immer Sorgen gemacht haben, ob sie nicht kontaktfreudiger und offener sein sollten, ist das eine gute Nachricht. Ein geselliger Mensch zu sein kann durchaus von Vorteil sein, aber diejenigen, die einen hohen Soziabilitätswert erreichen, befinden sich oft in Lebensumfeldern, die ungesunde Verhaltensweisen begünstigen – und sie überlassen sich den Risiken des Augenblicks.

Um die Vorteile seines sozialen Wesens zu genießen und gleichzeitig die Risiken zu minimieren, sollte man, so legen unsere Studien nahe, darauf achten, mit wem man Kontakte knüpft. Wie wir noch im Einzelnen sehen werden, erwarben die Teilnehmer, die eine weise Auswahl trafen, langfristige gesundheitliche Vorteile. Darüber hinaus fanden viele der eher introvertierten Kinder in unserer Studie später stabile Jobs und entwickelten dauerhafte Freundschaften, die mindestens ebenso wertvoll für Gesundheit und langes Leben sind. Wenn Sie also sozial zurückhaltend sind und damit kein Problem haben – dann haben wir auch keins.

Was aber, wenn Sie nicht so schüchtern sein und ein Netzwerk mit guten Freunden aufbauen wollen? Beurteilen Sie sich selbst nach unserer Skala zur affektiven Kommunikation, und dann stellen Sie sich der Herausforderung, indem Sie nach draußen gehen und jede Woche mit einer Person mehr sprechen. Achten Sie dabei speziell auf die emotionalen Signale, die Sie anderen senden. Wenn Sie sich noch einmal die Statements in der zweiten Beurteilungsskala (emotionale Soziabilität) anschauen, werden Sie sehen, dass es darin um nonverbale Kommunikation geht – körperliche Berührung, Gestik und Gefühlsausdruck in der Stimme. Diese Elemente sind wichtig und sollten in die soziale Interaktion Eingang finden – stellen Sie sich die unterschiedlichen Reaktionen vor, die Sie auslösen, wenn Sie mit jemandem sprechen, aber keine Emotion kommunizieren (z. B., indem Sie steif dasitzen, keinen Blickkontakt herstellen, in monotonem Ton sprechen) oder lebendig kommunizieren (z. B., indem Sie entspannt dasitzen, Blickkontakt herstellen, in unterschiedlichem Tonfall sprechen und damit Interesse am Thema signalisieren, Ihre Aufmerksamkeit durch Nicken zeigen und so weiter). Die positiven Reaktionen, die Sie wahrscheinlich erhalten, werden Sie motivieren, in Ihren Bemühungen nicht nachzulassen – unsere Studien zeigen, dass Sie durch Übung definitiv besser werden, selbst wenn aller Anfang schwer ist. Mit anderen Menschen in Kontakt kommen ist nur die halbe Miete – selbst die Art von Person zu sein, mit der ein anderer Kontakt aufnehmen möchte, ist die andere Hälfte.

Wenn auch Soziabilität an sich noch keine Ursache dafür war, dass manche länger lebten und andere früher starben, so heißt das keineswegs, dass soziale Beziehungen für die Gesundheit unwichtig wären. Im Gegenteil, soziale Bindungen erwiesen sich als entscheidend wichtig, auch wenn die persönliche Kontaktfreudigkeit nicht der Schlüssel ist. Beispielsweise lebten die Terman-Frauen aus einer Reihe von Gründen länger als die Terman-Männer, vor allem aber aus sozialen Gründen, einschließlich der andersartigen sozialen Beziehungen nach einer Scheidung. Wie wir sehen werden, waren die wahren sozialen Ursachen für langfristige Gesundheit aufschlussreich, aber nicht so, wie wir erwartet hatten.

KAPITEL 4

Glück und Gesundheit?

Ein fröhliches Rätselraten

Terman bat 1922 die Eltern der frisch rekrutierten Teilnehmer, einzuschätzen, wie fröhlich, optimistisch und humorvoll ihre Kinder waren. Manche waren Spaßvögel wie Paul, der gern auf Stelzen lief, Reifen trieb und Fangen spielte. Andere wie Emma waren etwas reifer und ernster. Emma fuhr gern Rollschuh, tanzte und spielte Domino, aber niemand hätte sie für besonders fröhlich gehalten. Die Frage, die uns umtrieb, war natürlich: Wer lebte länger, die Ernsten oder die Fröhlichen?

Viele Menschen in unserer Kultur vertreten die Ansicht, Glück, Optimismus und gute Laune seien das Geheimnis der Gesundheit. Wenn das stimmt, dann können Sie im Fall der Erkrankung dadurch, dass Sie eine positive Haltung und Lebenssicht annehmen, vielleicht wieder gesund werden. Es kann sogar zur Rechtfertigung dafür herhalten, dass wir ein bisschen zu viel Spaß treiben: »Ich weiß, Schatz, ich übertreibe es vielleicht heute Abend auf der Party, aber ich tu's für meine Gesundheit!« Manche Wissenschaftler haben ähnlich argumentiert, man könne sich gesundlachen. Nun, wir haben festgestellt, dass Fröhlichkeit und Lachen wichtig sind, aber nicht aus den Gründen, die Sie vielleicht annehmen.

Als wir uns über die Jahrzehnte das Leben von Paul, Emma und den anderen Terman-Kindern anschauten, um herauszufinden, wer von ihnen am längsten lebte, stießen wir auf eine der größten Überraschungen unseres ganzen Projekts: fröhliche und optimistische Kinder hatten eine *geringere* Wahrscheinlichkeit, alt zu werden, als ihre ruhigeren und ernsteren Pendants!

Dieses Ergebnis war kein Zufall. Der Zusammenhang zwischen Ausgelassenheit und frühem Tod ließ sich in seinem Maßstab mit anderen bekannten Risikofaktoren wie Bluthochdruck oder hohem Cholesterinwert vergleichen. Diese überraschende Entdeckung – dass die ernsten Emmas dieser Welt länger lebten als die fröhlichen Pauls – gab uns den Anstoß, den Zusammenhang zwischen guter Laune und Gesundheit zu untersuchen. Nach vielen Jahren der Forschung kamen wir zu dem Ergebnis, dass gesunde Menschen zwar glücklich, glückliche Menschen aber nicht notwendig gesund sind. Wie ist das möglich?

Die Vergnügten

Als fröhlich bezeichnete Terman diejenigen Kinder, die von ihren Eltern und Lehrern als optimistisch und vergnügt beschrieben wurden: »Sehr vergnügt und optimistisch. Sieht nie die negative Seite. Macht sich nie Sorgen.« Teilnehmer wurden als humorvoll eingestuft, wenn die Erwachsenen sie etwa wie folgt beurteilten: »Witzig. Liebt Späße. Sieht bei allem die lustige Seite.« Paul zum Beispiel war ein lustiger Typ. Er lachte oft, war selten krank, nur gelegentlich einmal erkältet. Er war zwar nicht besonders nervös oder ängstlich, doch erschien er seinen Eltern extrem empfindlich gegenüber Anerkennung oder Ablehnung von anderen. Seine Eltern berichteten, er schlafe tief, in der Regel acht Stunden pro Nacht. Sie beschrieben ihn auch als lebhaft und kontaktfreudig, doch zugleich als überdurchschnittlich egoistisch. Sie schrieben, er »übernimmt gern die Führungsrolle«. Paul und viele andere der besonders fröhlichen Terman-Kinder unterschieden sich nicht auffallend von ihren Altersgenossen, nur in ihrem außerordentlich fröhlichen und zu Spaß aufgelegten Naturell.

Mancher würde vielleicht annehmen, dass diese lustigen Kinder weniger zu Krankheiten neigten, doch fanden wir heraus, dass eine solche Persönlichkeit auch ihre Schattenseiten hat. Freude und andere positive Emotionen können uns dazu anregen, wunderbare Dinge im Leben zu vollbringen – ein Kind großzuziehen, mit anderen in einem Team zusammenzuarbeiten, jemandem in Not zu helfen. Gute Forschungsarbeiten haben gezeigt, dass fröhliche, engagierte Personen eher Erfolg haben und positive Bindungen zu anderen herstellen, insbesondere verglichen mit Menschen, die zu Mutlosigkeit oder Depressionen neigen. Aber das heißt nicht, dass man nur einfach an fröhlichen Partys teilnehmen oder Antidepressiva einnehmen muss, um gesünder zu werden. Die entscheidende Frage lautet: Was kommt zuerst, Energie oder Fröhlichkeit?

Viele Menschen glauben, ein glückliches Gemüt führe zu Gesundheit, weil die beiden häufig zusammen auftreten – Glücksgefühle werden oft mit Gesundheit verbunden. Dass hier eine signifikante Korrelation besteht, wurde von vielen Studien erwiesen, aber daraus folgt keineswegs, dass Glück die unmittelbare Ursache für Gesundheit ist. Vielmehr haben wir in den meisten Fällen festgestellt, dass es etwas anderes ist – ein anderes Set von Eigenschaften –, das eine Person sowohl glücklicher als auch gesünder macht. Diese Unterscheidung ist von großer Bedeutung, weil sie Einfluss darauf hat, was wir tun sollten, um unsere Gesundheit aufrechtzuerhalten und zu verbessern.

Wo liegt der Irrtum mancher Forschungen? Es ist ziemlich leicht, Glück zu messen: Fragen Sie einfach Leute (oder deren Freunde) danach, wie glücklich oder zufrieden sie sich fühlen.

In guten Studien wird diese Befragung mehrmals am Tag und in der Woche wiederholt.

Aber wie messen wir Gesundheit? Wenige Forscher haben die Möglichkeit, Personen – diejenigen, die sehr glücklich, die einfach nur Durchschnitt und die eher nüchtern sind – über lange Zeiträume zu begleiten, um zu sehen, wie lange sie leben und welche ernsten Erkrankungen sie entwickeln. Stattdessen fragen sie die Teilnehmer: »Wie gesund sind Sie?« Dummerweise erklären Leute, die sich für wirklich glücklich halten, auch mit höchster Wahrscheinlichkeit, sie seien gesund – und das sagt uns zum Beispiel nichts darüber, ob ihr Arzt möglicherweise eine signifikante Verengung ihrer Herzkranzgefäße festgestellt hat.

Ein Traumszenario wären natürlich gründliche Studien, die kranke Personen glücklicher machen (mithilfe von Glücksinterventionen wie alle positiven, segensreichen Dinge des eigenen Lebens aufzählen) und dann untersuchen, ob sie gesund werden. Zum Beispiel könnte eine bestimmte Stichprobe von Krebspatienten eine Extrabehandlung und Instruktion von Glücksexperten erhalten, während eine Vergleichsgruppe die gewöhnliche Krebsbehandlung erhält. So gesehen, gibt es keine verlässliche Evidenz, dass Glück oder gute Laune das Patentrezept ist, für das es oft gehalten wird.[15]

Fröhlichkeit und gesundheitsschädliches Verhalten

Ist eine fröhliche, heitere Veranlagung das Kennzeichen guter Gesundheit? Denken wir einmal an unsere beliebtesten Comedians: Oft sind sie witzige Spaßmacher, weil sie unter sehr schwierigen oder bedrückenden Bedingungen aufwuchsen. Sie setzen Humor ein und scherzen ständig, weil sie ein Trauma oder Missbrauchserfahrungen damit überdecken wollen. Die positive Seite ist, dass sie einen Weg gefunden haben, mit schweren Problemen umzugehen. Der Nachteil ist, dass sie überhaupt solche Widrigkeiten erleben mussten. Viele Comedians arbeiten sich unter der Oberfläche an einer schwierigen Vergangenheit ab. Häufig haben sie auch nicht den gesündesten Lebensstil. Untersuchungen von Comedians haben ergeben, dass sie nicht länger leben als wir alle. Vielleicht war J. D. Salinger auf einer wichtigen Spur, als er schrieb:»Ich bin eine Art von umgekehrtem Paranoiker. Ich verdächtige die Menschen, dass sie sich verschwören, mich glücklich zu machen.«[16]

Als wir untersuchten, warum die ernsten Emmas dieser Welt länger lebten als die lustigen Pauls, zogen wir mehrere Möglichkeiten in Betracht.[17] Erstens überprüften wir, woran sie schließlich starben – die Todesursachen auf den Sterbeurkunden, die wir gesammelt hatten. Nicht nur starben die fröhlichen Terman-Teilnehmer in der Mehrzahl früher, sondern wir fanden Hinweise darauf, dass die fröhlichen Kinder vergleichsweise weniger an Krebs oder Herzerkrankungen starben als Durchschnittspersonen, dafür aber mit größerer Wahrscheinlichkeit durch Selbstmord, Autounfälle oder Mord ums Leben kamen. Sie waren als Erwachsene unbekümmerter, die »Art von Menschen, die sich nie Gedanken über mögliche Missgeschicke machen«, wie Terman 1940 formulierte. Mit anderen Worten, manche der fröhlichen Kinder verbargen entweder schmerzhafte Aspekte ihres Lebens, oder sie übersahen Gefahren, denen sie ausgesetzt waren. Gleichwohl konnten wir nicht feststellen, dass diese Kinder als Erwachsene besonders schlecht angepasst gewesen wären.

Wir dachten uns, zusätzliche Gesundheitsrisiken müssten zum Teil mit ihrem gesundheitsförderlichen oder -schädlichen Alltagsverhalten zu tun haben. Wuchsen fröhliche Kinder zu Erwachsenen mit schlechteren Lebensgewohnheiten heran, weil sie sich weniger Sorgen um ihren Körper machten? Wir kamen zu dem Ergebnis, dass die Terman-Kinder mit höheren Fröhlichkeitswerten als Erwachsene mehr Alkohol tranken und mehr Zigaretten rauchten und vice versa. Emma passte in dieses Bild: Als eine der ernsteren Terman-Teilnehmerinnen rauchte sie nie und gab an, nur selten Alkohol zu trinken. (Es ist vielleicht kein Zufall, dass man auf Englisch »cheers« sagt, wenn man mit den Gläsern anstößt. Hier ist die »gute Laune« Programm.)

Führten die unbeschwerten Personen ein Leben auf der Überholspur, suchten sie Gefahrensituationen? Um das herauszufinden, überprüften wir ihre Hobbys nach ihrem Gefährlichkeitsgrad. Manche der Teilnehmer gingen aufregenden Beschäftigungen nach wie Jagen oder Fliegen, während andere ruhigere Freizeitaktivitäten wie Lesen oder Musikhören vorzogen. Die fröhlichen Kinder waren diejenigen, die als Erwachsene zu riskanteren Hobbys tendierten. Alles in allem pflegten viele einen sorglosen Umgang mit ihrer Gesundheit. »Setze ein Lächeln auf und entspanne dich« – sei fröhlich, und du wirst lange leben –: Das ist ein weiterer Gesundheitsmythos, der in eine Sackgasse führt.

Zu diesem Zeitpunkt wussten wir, dass wir es mit etwas Kompliziertem zu tun hatten: Ein fröhliches, glückliches Naturell hat positive Aspekte, aber es gibt auch negative und bedrohliche Seiten. Wir drangen tiefer in die Materie ein und sahen uns sowohl das spätere Leben der Terman-Teilnehmer als auch die relevante Forschung anderer Wissenschaftler zu diesem Thema an.

Das Tinker-Bell-Prinzip

Die Vorstellung, dass Optimismus und gute Laune das Geheimnis für Gesundheit seien, ist besonders verlockend für Kranke. Je ernster und belastender die Krankheit, desto mehr hoffen wir auf eine Wirkung des Geistes auf den Körper, wo gute Gedanken Kraft und Energie bringen. Wir haben dies das *Tinker-*

Bell-Prinzip genannt, nach der Figur in »Peter Pan«, deren Überleben davon abhängt, dass genug Menschen an Feen glauben. Es gibt zweifellos Beweise dafür, dass manchmal »der Geist über die Materie triumphiert«, wie man so sagt. Zum Beispiel wenn Sie sich auf andere Dinge konzentrieren, um Schmerzen oder kleinere Probleme zu verdrängen. Doch kann Optimismus tatsächlich einen Tumor schrumpfen lassen oder eine verstopfte Arterie öffnen? Und wenn ja, wie können wir dann unseren Optimismus steigern?

Eine Strategie zur Förderung oder Verstärkung des Optimismus kranker Menschen ist die Verabreichung von Placebos. Zuckerpillen, therapeutischer »Magnetismus« und selbst der Gang zu einem Exorzisten »funktionieren« manchmal.[18] In der Tat funktionieren sie (selbst in kontrollierten wissenschaftlichen Studien) bei etwa einem Drittel der Personen recht gut, insbesondere wenn es um Schmerzen geht oder um das Durchhaltevermögen angesichts einer schwierigen Behandlung. Wie schon gesagt, die eigentliche Frage lautet, ob Optimismus und Placebos gegen ernste Erkrankungen etwas ausrichten können.

Eine optimistische Haltung oder der Glaube an eine Behandlung mit Placebos beeinflusst die Physiologie des Körpers bis zu einem gewissen Grad, aber es gibt so gut wie keine belastbare Evidenz dafür, dass sie allein das Immunsystem ausreichend stärken können, um Wunderheilungen zu vollbringen. Vielmehr ist einer der Gründe für die Wirkung von Placebos, dass optimistische Menschen von ihrer Zukunft vor allem positive Entwicklungen erwarten – dass sich ihre Anstrengungen auszahlen werden. Das heißt, dass optimistisch eingestellte Menschen eher bereit sind, an ihren Bemühungen festzuhalten und ihre Ziele weiterzuverfolgen, selbst wenn sich ihnen Hindernisse oder widrige Umstände in den Weg stellen. Wenn ihre Familien ebenso optimistisch sind, umso besser. Wir können uns leicht vorstellen, wie diese Haltung jemandem hilft, der eine komplizierte medizinische Diät, eine schmerzhafte Rehabilitation oder Chemotherapie vor sich hat.

Mit anderen Worten besteht der wichtigste Einfluss einer optimistischen Lebenshaltung auf die Gesundheit darin, dass sie zu gesundheitsförderlichem Verhalten motiviert. Für jemanden, der ernsthaft krank ist, mag das ein zusätzlicher Anstoß sein, etwas mehr Wasser zu trinken und aufzustehen. Für jemanden, der eine chronische Erkrankung wie Aids hat, kann es bedeuten, dass er all seine Tabletten pünktlich nimmt, auf Alkohol verzichtet oder die besten Ärzte aufsucht, die sich finden lassen. Optimisten wie Paul können in der Regel ganz gut mit kurzfristigen Herausforderungen fertig werden, eine Eigenschaft, die im medizinischen Notfall von Vorteil ist. Zum Beispiel wurde Pauls Genesung von einer Lungenentzündung, als er 42 Jahre alt war, sicherlich von dem optimistischen Glauben unterstützt, dass er wieder gesund werden würde – was ihm dabei half, den Auflagen seines Arztes zu folgen, einschließlich unangenehmer und lästiger Atemübungen.

Außerdem essen und schlafen viele Patienten besser, wenn sie eine Placebo-Behandlung erfahren. Ihr Stresspegel ist niedriger und ihrem Körper fällt es leichter, das innere Gleichgewicht wiederherzustellen. Selbst wenn schlechte Ernährung oder Stress nicht die Ursache der Erkrankung sind, kann eine optimistische Motivation die nötige Energie für korrektive Verhaltensweisen freisetzen.

Hingegen sind die Langzeitwirkungen eines hohen Maßes an Optimismus (und Fröhlichkeit) nicht unbedingt vorteilhaft. Angesichts einer schweren Operation und einer langen Genesungszeit ist ein realistischer Optimismus gut. Er kann dazu beitragen, dass man schneller wieder auf die Beine kommt und früher aus dem Krankenhaus entlassen wird. Doch zu viel Optimismus kann zur Folge haben, dass man überrascht, enttäuscht und in höchstem Maße frustriert ist über jedwede unerwartet lang andauernde Schwierigkeit. Leute, die sich

maßvoll Sorgen machen, sind in solchen Situationen besser gewappnet – darüber später mehr.

Tinker Bell wird zwar wieder gesund, aber leider sehen wir
keine überzeugende wissenschaftliche Grundlage für diese
Methode – Sie und Ihre Freunde müssten nur genug positive
Gedanken haben, dann würde es Ihnen irgendwann auch wieder gut gehen. Es gibt allerdings eine gewisse Evidenz für eine
komplexere Version dieser Idee: dass Menschen, die zu den
richtigen Zeiten und im richtigen Maß optimistisch sind, gesünder und länger leben.

Wir werden gleich erklären, wie wir herausfanden, dass
Sorgen auch hilfreich sein können.

Illusorischer Optimismus und die ältesten Mitbürger

Ein wichtiger Nachteil des Optimismus für die Gesundheit
ist das Übersehen oder Ignorieren tatsächlicher Gefahren –
manchmal »illusorischer Optimismus« genannt. Optimistische
Menschen, ähnlich wie glückliche Menschen, unterschätzen
zuweilen die Risiken für ihre Gesundheit und versäumen es,
Vorsorgemaßnahmen zu ergreifen oder den Empfehlungen des
Arztes zu folgen. Die gleichen optimistischen Gedanken, die
zur Genesung nach einer Operation beitragen (»Es wird mir
schon wieder gut gehen«), können für Zigarettenraucher, Hy-
pertoniker oder Fresssüchtige tödliche Folgen haben.

Optimistische Menschen können auch besonders schockiert
sein, wenn sich Dinge schlecht entwickeln. Arbeitslosigkeit,
ein Todesfall in der Familie oder die Rückkehr einer Krebsge-
schwulst kann für sie besonders belastend sein. Doch nicht
nur das, manchmal nehmen sie dann regelrecht gesundheitsschädliche Verhaltensgewohnheiten an.[19]

Aber neigen nicht die Ältesten unter den Alten in den goldensten der goldenen Jahre zu einer positiven Sicht der Zukunft? Studien über Hundertjährige kommen zu dem Ergebnis, dass Menschen, die lange leben, optimistisch sind. Doch haben diese Erhebungen einen schwerwiegenden Nachteil: es gibt keine Vergleichsgruppe. Menschen, die 100 Jahre alt werden, haben eine affirmative Sicht des Lebens, aber verglichen mit wem? Möglicherweise waren es die Muffel und Miesepeter mit 50, die, nachdem sie ein weiteres halbes Jahrhundert durchgehalten hatten, als Hundertjährige die Zukunft rosig sahen. Wer würde sich schließlich nicht wie auf Rosen gebettet fühlen angesichts einer Geburtstagstorte, auf der einhundert Kerzen brennen?

Diese Schwachstelle in der Hundertjährigen-Forschung erklärt, warum so viele Erkenntnisse aus früheren Studien über das Geheimnis des Altwerdens kaum Bestand haben. Essen Sie so viel Fisch und Olivenöl, wie Sie vertragen, deswegen werden Sie trotzdem noch keine hundert Jahre alt. In unseren Analysen der Terman-Teilnehmer schauen wir uns diejenigen an, die ein extrem hohes Alter erreicht haben, aber wir tun dies im Kontext ihres gesamten Lebens von Kindesbeinen an. Und in der Tat besagen Studien (anderer Wissenschaftler) über Gemütslagen und Altern, dass Menschen, wenn sie älter werden, in der Regel glücklicher sind und weniger negative Emotionen empfinden.[20] Die Ältesten unter uns sind glücklich, aber ihr Glücksempfinden ist nicht die Ursache für ihr langes Leben.

Bestätigen andere Forschungen diese Annahme? Neben Termans Projekt gibt es nur wenige andere exzellente Studien, die den Zusammenhang von Glück und langem Leben auf eine wissenschaftlich belastbare Weise untersucht haben. Eine der besten ist die Harvard Study of Adult Development, die 250 Männer seit ihrem College-Besuch in Harvard in den 1930er-Jahren begleitet hat. Diese Studie kam zu dem Ergebnis, dass Männer, die mit den Problemen des Lebens auf eine reife, erwachsene Weise umgingen und tiefe soziale Beziehungen aufrechterhielten, am besten abschnitten. Sie tendierten zu stabilen Ehen und gesunden Verhaltensweisen (d. h., sie mieden Nikotin und Alkoholabusus und blieben schlank). Besonders wichtig für unsere eigene Arbeit ist eine der aufschlussreichsten Erkenntnisse des Leiters der Harvard-Forschungsgruppe, George Vaillant, der die »Glücklich-Gesunden« (*Happy-Well*) den »Traurig-Kranken« (*Sad-Sick*) gegenüberstellt.[21] Manche Lebenswege der Männer aus Harvard führten zu Glück und Gesundheit, andere zu Unglück und Krankheit. Glück war dabei nicht die Ursache der Gesundheit. Unglück war nicht die Ursache für Krankheit. Vielmehr, so lautet Vaillants Schluss, waren Glück oder Unglück ein *Resultat*, ebenso wie Gesundheit oder Krankheit.

David Snowdon hat eine weitere der seltenen Langzeitstudien durchgeführt – die Nonnen-Studie –, welche Daten von etwa siebenhundert Nonnen über einen Zeitraum von vielen Jahrzehnten enthält. Unnötig, zu sagen, dass die Nonnen – von den Armen Schulschwestern von Unserer Lieben Frau – weder rauchten, Alkohol tranken noch sexuellen Abenteuern hinterherjagten. Sie hatten genügend Wohnraum, medizinische Versorgung und soziale Kontakte. Doch zeigten sich individuelle Unterschiede.[22] Die Nonnen, die im jungen Erwachsenenalter größere verbale Fähigkeiten zeigten, gebildeter und emotional positiver eingestellt waren, fanden sich besser zurecht und lebten länger. Die jungen Frauen, die in ihren Tagebüchern Hoffnung und Dankbarkeit äußerten, führten ein gesünderes Leben als diejenigen, die Traurigkeit und Furcht artikulierten. Doch manche der Nonnen zeigten Einbrüche und einen Niedergang in ihren Stimmungen, ihrer Sprache *und* in ihrer Gesundheit. Glück und Gesundheit änderten sich oft parallel. Diejenigen zum Beispiel, die schließlich an Alzheimer erkrankten, äußerten immer weniger positive Emotionen, während ihre mentalen Funktionen immer schlechter wurden. Natürlich war ihre niedergedrückte Stimmung nicht die Ursache für ihren raschen mentalen Verfall.

Wir mussten also sehr viel mehr verstehen lernen, was Niedergeschlagenheit, Fröhlichkeit und Angst über lange Zeiträume bedeuteten. So richteten wir unser Augenmerk als Nächstes darauf, wie sich Stimmungen, Ängste und mentale Gesundheit über die Jahrzehnte entwickelten.

Sind neurotische Personen ungesund?

»Zappel«-Philipp war stimmungsabhängig, immer unter Spannung und nervös. Seine Schulkameraden mochten seine »unerschöpfliche« Energie, auch wenn er sich oft in den Vordergrund drängte. Philipp war nicht sonderlich diszipliniert, Fleiß zeigte er nur in Fächern, die ihn interessierten. Seine Mutter gab an, er sei nervöser als andere Kinder, er habe Angst vor vielen Dingen einschließlich vor Einbrechern und vor dem Alleinsein. Die Eltern und Lehrer der Terman-Teilnehmer hatten diese 1922 nach ihrer Launenhaftigkeit zu beurteilen. Unterlagen sie stark wechselnden Stimmungen – das heißt, wechselten sie oft zwischen Fröhlichkeit und Niedergeschlagenheit? Oder waren sie stabil und blieben eher in einer Stimmungslage? Philipps Mutter antwortete bei der Beschreibung ihres Sohnes: »Stimmungen extrem schwankend.« Terman dachte, diese Beobachtungen würden sich vielleicht für das spätere Leben als wichtig erweisen, und er sollte recht behalten.

Immer wieder konnten wir in den Terman-Studien feststellen, dass die Antworten nie einfach »aufgingen«. Während Stimmungsabhängigkeit häufig einen negativen Einfluss auf Gesundheit und Lebensdauer hatte, konnte doch manchmal eine solche Neigung zur Besorgtheit im späteren Leben von Nutzen sein. 1940 waren die Terman-Teilnehmer etwa dreißig Jahre alt. Philipp, so zeigte sich, war zu einem echten Sorgen- und Bedenkenträger geworden. Er war nun verheiratet und stolzer Vater einer Tochter, aber er blieb von Stimmungen abhängig und war immer besorgt darüber, was andere über ihn dachten. Auch James war eher ängstlich und verkrampft, aber insgesamt zielgerichteter. Aus dem sensiblen Jungen war ein sensibler Erwachsener geworden, häufig angespannt und ruhelos, besorgt wegen seiner finanziellen Situation und anderer Nöte, wie es sie in turbulenten Zeiten gibt. Zwar waren diese Eigenschaften bedeutsam, aber wir wollten ein objektiveres Instrument entwickeln, um zu messen, was Wissenschaftler *Neurotizismus* nennen – die Neigung zu Sorgen, wechselnden Stimmungen, Anspannung und zu Wutanfällen oder Depressionen. Wir benötigten ein Messinstrument, das verlässlich und valid war, und so gingen wir Dutzende von Termans Fragebogenaussagen durch, überprüften, wie sie miteinander zusammenhingen, und wendeten neueste statistische Analysetechniken an, um verlässliche Daten zu bekommen. Dann validierten wir unsere Messwerte im Vergleich mit modernen Messinstrumenten für Neurotizismus.

SELBSTBEURTEILUNG: NEUROTIZISMUS

Hier folgt ein Fragebogen, der Einblick in die Beziehung von stimmungsbedingter Besorgtheit und Lebensdauer gibt.
[1] Ja [2] ? [3] Nein

Werden Sie stark durch Lob oder Kritik beeinflusst?	[1] [2] [3]
Fühlen Sie sich oft tief unglücklich?	[1] [2] [3]
Sind Sie bei bestimmten Themen besonders empfindlich?	[1] [2] [3]
Kehrt manchmal ein besonders nutzloser Gedanke immer wieder und belästigt Sie?	[1] [2] [3]
Werden Sie oft von Gewissensbissen oder Gefühlen der Reue heimgesucht?	[1] [2] [3]
Denken Sie zu lange über beschämende Erlebnisse nach?	[1] [2] [3]

Wechseln Ihre Gefühle scheinbar grundlos zwischen Glücksempfinden und Traurigkeit?	① ② ③
Sind Sie leicht verletzbar?	① ② ③
Sind Sie launenhaft?	① ② ③
Sind Sie sehr emotional?	① ② ③

Auswertung des Fragebogens:

Für jede der zehn Fragen berechnen Sie 3 Punkte für »Ja«, 1 Punkt für »Nein« und 2 für jedes Fragezeichen, das Sie markiert haben. Der geringstmögliche Wert ist 10, der höchstmögliche 30. Wenn Sie auf 18 Punkte oder darunter kommen, sind Sie zweifellos ein entspannter und gelassener Mensch – Sie gehören auf der Basis unserer Daten zum untersten Quartil der Neurotizismus-Skala. Wenn Sie auf 23 Punkte oder darüber kommen, haben Sie durchaus neurotische Züge (Sie gehören zum obersten Quartil). Der Begriff »neurotisch« wird hier nicht im klinischen Sinn verwandt, sondern um ein Persönlichkeitsmerkmal zu beschreiben, das jeder bis zu einem gewissen Grade hat. Wenn Sie in der Mitte liegen, sind sie wahrscheinlich manchmal eher nervös und erscheinen ein wenig neurotisch, aber zu anderen Zeiten sind Sie ruhig und gelassen.

Wenn es gute Gründe zur Beunruhigung gibt

Als junge Erwachsene und im mittleren Alter wurden die Terman-Teilnehmer gefragt, ob sie gewöhnlich gut gelaunt, ruhig und entspannt und mit ihrem Leben zufrieden seien. Wir wussten auch, ob sie später im Leben über nachlassende Gesundheit klagten, an Herzerkrankungen oder Krebs litten oder bestimmte Alltagsaufgaben nicht mehr ohne Hilfe von außen erledigen konnten. Emma (die ein ernstes Kind gewesen war) lebte zum Beispiel alleine im Ruhestand, bezeichnete sich aber als glücklich – zur Zeit der Befragung meinte sie, sie sei in den letzten Monaten »recht fröhlich« und »entspannt« gewesen. Kurz nach ihrer Pensionierung hatte sie erfolgreich eine Brustkrebserkrankung besiegt, sie war unternehmungslustig geblieben und hatte sogar die eine oder andere Reise unternommen. Ihre Geschichte war für manche der Terman-Teilnehmer typisch, kontrastierte aber mit anderen, die nur mit beträchtlicher Hilfe für sich selbst sorgen konnten, ängstlich und depressiv waren und ihr Leben als »nicht allzu glücklich« empfanden.

Als wir uns dann die Persönlichkeitsstrukturen der Erwachsenen, das Glück in den späteren Lebensjahren sowie Gesundheit und Langlebigkeit ansahen, stellten wir fest, dass die Terman-Teilnehmerinnen, die in ihren jungen Erwachsenenjahren zu Ängstlichkeit und Besorgtheit geneigt hatten, im Alter kränker und unglücklicher waren. Sie hatten eine höhere Wahrscheinlichkeit, früher zu sterben. Das galt vor allem dann, wenn sie nicht besonnen und diszipliniert waren. Wenn die Frauen diszipliniert waren, ihr Leben unter Kontrolle hatten sowie in einem guten sozialen Umfeld lebten, erwies sich ihre besorgte Grundstimmung als weniger gesundheitsschädlich.

Bei Männern war das Resultat dramatisch anders. Die Terman-Teilnehmer, die als junge Erwachsene von Sorge verzehrt wurden, waren in späteren Jahren im Durchschnitt kränker und unglücklicher, aber starben *nicht* so früh. Wenn die neurotischen Personen zugleich diszipliniert waren, dann war das sogar besonders günstig. Die Männer, die – wie James – diszipliniert *und* neurotisch waren, schnitten im Alter recht gut ab, zumindest hinsichtlich ihrer Lebensdauer. Alte Männer, die neurotische Bedenkenträger sind, können besonders motiviert sein, auf sich aufzupassen, auch wegen ihrer ständigen Beschäftigung mit körperlichen Symptomen. Statt sich zu Tode zu grämen, sind sie besorgt genug, um sich selbst am Leben zu erhalten.

Zunächst erfüllte uns dieser unübersehbare, aber unerwartete Vorteil neurotischer Männer mit Argwohn, auch wenn man Totenscheinen nicht gut widersprechen kann. Doch dann erschienen zwei Studien von anderen Forschern, die das gleiche Muster bestätigten. Die eine wies nach, dass ältere Männer (über 70), die neurotisch waren, aller Wahrscheinlichkeit nach die nächsten vier Jahre überlebten, und die andere, eine Studie über krankenversicherte Patienten, kam zu dem Ergebnis, dass Neurotizismus gesundheitsschützend war.[23] Wir schlossen uns dieser Überzeugung an, als wir sahen, dass unsere Entdeckung vor allem auf Terman-Teilnehmer zutraf, die Witwer geworden waren – eine Zeit, in der es besonders wichtig ist, auf sich selbst zu achten.

Wir werden auf die dramatischen Unterschiede zwischen Männern und Frauen später noch einmal zurückkommen, insbesondere zwischen Männern und Frauen, die ihre Ehepartner(innen) verloren hatten. Für diesen Moment jedenfalls können wir festhalten, dass es definitiv Zeiten gibt, in denen es sehr gesund ist, ängstlich und besorgt zu sein.

Sind Sie nett und angenehm?

Wenn Sie ein netter, freundlicher, kooperativer und vertrauensvoller Mensch sind, wird man Sie in der Psychologie als umgänglich (*agreeable*) bezeichnen. Diese Kategorie der Umgänglichkeit ist sehr nützlich, um die Unterschiede von Menschen hinsichtlich ihrer Hilfs- und Unterstützungsbereitschaft zusammenzufassen. Um die Terman-Teilnehmer in dieser Kategorie zu bewerten, sahen wir uns Antworten an, die sie selbst im jungen Erwachsenenalter gegeben hatten – zum Beispiel, ob sie es vermieden, mit anderen zu streiten, sie kritisch zu beurteilen und ihre Gefühle zu verletzen, oder ob sie vielmehr auf die Gefühle anderer Rücksicht nahmen und nicht immer ihren eigenen Willen durchsetzen mussten. Als Emma sich 1940 selbst beschrieb, meinte sie, sie würde »keinen Arbeiter tadeln, wenn er seine Arbeit mal nicht pünktlich erledigt« habe, noch neige sie dazu, aus der Haut zu fahren, andere zu kritisieren oder deren Gefühle zu ignorieren. Stattdessen sah sich als jemanden, mit dem man »leicht zurechtkommt«. Sie schnitt auf unserer Umgänglichkeitsskala recht hoch ab.

Während unsere Studie bestätigen konnte, was andere Forschungen herausgefunden hatten – dass umgängliche, altruistische Menschen glücklicher sind und es auch bleiben – war das Kriterium, umgänglich zu sein, allein noch kein Schlüssel für ein langes Leben. Zweifellos gab es Hinweise darauf, dass verträgliche Menschen gesünder blieben, insbesondere, was den Bereich eines guten sozialen Umfelds anbetrifft. Aber wichtiger für die körperliche Gesundheit und ein langes Leben waren die sozialen Beziehungen. Ihr verträgliches, umgängliches Wesen machte es Emma leicht, Freundschaften zu schließen und für andere etwas zu tun, aber das hing nicht ursächlich mit ihrer Gesundheit zusammen. Wir fanden noch ein weiteres Beispiel, wo die Wichtigkeit von Glück für die Gesundheit überbewertet oder falsch interpretiert wird. Menschen, die sich sozial und altruistisch engagieren, neigen dazu, glücklich zu sein. Doch wenn man eine Person glücklich und fröhlich macht, führt das nicht notwendig dazu, dass sie altruistisch und wohltätig wird.

So wie Besorgtheit nicht unbedingt schlecht für die Gesundheit sein muss, so ist auch Verträglichkeit keineswegs immer gut für die Gesundheit. Es hängt alles davon ab, wo man sich auf seinem Lebensweg befindet und in welcher Situation man gerade steckt. Das heißt aber wiederum nicht, dass Emotionen für die Gesundheit keine Rolle spielen. Nur darf man sie vielschichtig interpretieren und muss immer bedenken, welche Rolle diese Emotionen in jedem individuellen Fall spielen.

Gemeinsame Wege zu Gesundheit und Glück

Sehr groß gewachsene Menschen kaufen Kleidung, die als »extralang« ausgezeichnet ist. Nur wenige von uns würden extragroße Kleidung kaufen, damit wir selber größer werden. Manchmal liegen die Gründe für ein Resultat (wie etwa Gene oder gute Ernährung) auf der Hand. Doch im Bereich der Gesundheit gehen wir ständig in die Irre, wenn wir uns zu verstehen bemühen, was die Ursache wovon ist.

Eine Kollegin und Freundin von uns, Sonja Lyubomirsky, ist eine der führenden Forscherinnen über Interventionen, die Menschen glücklicher machen sollen. Eines Tages sahen wir uns die Empfehlungen von Sonja und anderen Forschern zur Glücksvermehrung und Glückserhaltung an und stießen auf eine erstaunliche Parallele: Viele (wenn auch nicht alle) Empfehlungen zum Glücklichsein sind nahezu identisch mit Empfehlungen zum Gesundbleiben.

Beispielsweise wird denjenigen, die glücklicher werden wollen, Folgendes geraten:

* Sehen Sie weniger fern.
* Verbessern Sie Ihre sozialen Beziehungen – verbringen Sie mehr Zeit mit Freunden.
* Seien Sie körperlich aktiver – machen Sie lange Spaziergänge.
* Helfen Sie anderen und drücken Sie Dankbarkeit denen gegenüber aus, die Ihnen geholfen haben.
* Nehmen Sie neue Herausforderungen an, um frisch und präsent zu bleiben.

All diese Vorschläge sind mit Gesundheit und langem Leben verbunden, aber wir sehen sie aus einem anderen Blickwinkel und würden das Pferd gern anders aufzäumen: Statt Ihnen zu empfehlen, diese Dinge zu tun, legt unsere Forschung mit den Terman-Teilnehmern nahe, einen Lebensstil zu entwickeln, in dem diese Dinge sich von selbst ergeben. Das heißt, diese empfohlenen Aktivitäten sind Teil langfristiger Verhaltensmuster, die gesunde und glückliche Menschen charakterisieren. Die glücklichen Muster und Pfade kommen zuerst, und sie führen sowohl zur Gesundheit als auch zum Glück.

Was bedeutet das für Sie?
Wegweiser für Ihre Gesundheit und ein langes Leben

Seien wir ehrlich: Wenn Sie den Rat bekommen, Ihre Lieblingssendungen im Fernsehen abzuschalten, das Knabberzeug im Schrank zu lassen und in den Park zum Joggen zu gehen, dann werden Sie diesen Rat höchstwahrscheinlich nicht befolgen. Wenn Sie wirklich motiviert sind, dann werden Sie es vielleicht eine Zeit lang versuchen, aber dann recht bald wieder zu Ihren alten Gewohnheiten zurückkehren. Aber wenn Sie ein Mensch sind, der wirklich voll ausgelastet ist mit Freunden, Familie, der Kirchengemeinde, dem Sportverein, einem anspruchsvollen Beruf, Reisen, Büchern und so weiter, dann haben Sie ohnehin nicht viel Zeit, mit Knabberzeug vor dem Fernseher zu sitzen.

Das Gleiche gilt für den künstlichen Versuch, Ihren Mentoren gegenüber Dankbarkeit auszudrücken. Das funktioniert (weil es Sie aufmuntert) kurzfristig, aber dann bleibt es auf der Strecke, wenn damit nicht soziale Beziehungen gestärkt werden. Die Terman-Teilnehmer, die glücklich waren (und viele waren sehr glücklich), waren nie über Techniken zum Glücklichsein belehrt worden. Sie lebten nicht in einem Land der Lachtherapie, des Selbstsicherheitstrainings oder nachsichtiger Eltern.[24] Stattdessen gingen sie Lebenswege, die sie glücklich, gesund, (oft) wohlhabend und weise machten.

Tatsächlich wussten viele, dass glücklich sein nicht dasselbe ist wie gesund sein und dass Besorgnis manchmal *gut* sein kann. Die Terman-Teilnehmer, die ein langes, glückliches Leben führten, waren keine zynischen Rebellen und Einzelgänger. Es waren vielmehr kompetente Menschen, die mit ihrem Leben zufrieden waren, aber sie jagten nicht dem Glück nach. Sie waren glücklich und lachten, *weil* sie gesund, wirtschaftlich abgesichert und weise waren – ihr Glück war ein Nebenprodukt ihres Weges zu einem langen Leben. Wie wir noch sehen werden, war es die spezifische Art ihrer sozialen Beziehungen, Berufe, Hobbys und Gewohnheiten, die den Königsweg zur Gesundheit bereitete.

So liegt die Ursache, dass gesunde Menschen wie Emma glücklich sind, aber glückliche Menschen nicht unbedingt gesund sein müssen, darin, dass ein bestimmter Lebensstil uns auf den Weg zu einem langen Leben führt, der uns seinerseits glücklich und erfüllt sein lässt. Sich selbst mit kurzfristigen Vergnügungen bei Laune zu halten hat gewöhnlich keinen sonderlich positiven Effekt auf die Gesundheit. Emma war kein besonders fröhliches und optimistisches Kind, aber das stand ihrer späteren Gesundheit und Zufriedenheit nicht im Weg. Wenn Sie Freunde haben, mit denen Sie lachen können, dann ist das wahrscheinlich gesund. Wenn Sie eine Fernsehsendung finden, bei der Sie den ganzen Abend lachen müssen, während Sie alleine dasitzen und sich vollstopfen, dann ist das nicht gesund. »Sei fröhlich, und du lebst lange« ist in der Tat viel zu einfach – ein weiterer Mythos, der in die Sackgasse führt.

Wenn die gleichen Dinge, die zum Glück führen, auch zur Gesundheit führen, und die gleichen Dinge, die die Gesundheit fördern, auch das Glück fördern, dann sollte es uns nicht überraschen, dass fröhliche Leute gesünder sind oder hochgewachsene Leute andere Kleidergrößen tragen. Manchmal fördert eine verbesserte Gesundheit auch das allgemeine Glücksempfinden. Manchmal, wenn sie in einer schwierigen Phase stecken, werden glückliche Menschen gut damit fertig und halten ihre Gesundheit aufrecht. Doch meistens wird derjenige, der das Richtige tut, damit auch sein Glück und seine Gesundheit befördern.

• KAPITEL 5 •

Fahrt auf dem Sorgenkarussell

Das Schicksal der Schwarzmaler

Wenn Ihnen eine Eichel auf den Kopf fällt und Sie daraus den Schluss ziehen, dass der Himmel über Ihnen einstürzt, dann würden Psychologen Sie wahrscheinlich als »Schwarzmaler« (*catastrophizer*) bezeichnen. Es gibt bestimmte Muster, wie Menschen negative Ereignisse erklären oder interpretieren: Schwarzmaler sehen überall Unheil heraufziehen, während sonnigere Gemüter immer gute Vorzeichen erkennen. Wenn Sie zu Ersteren gehören, haben Sie vielleicht wirklich etwas zu fürchten: dieses Verhaltensmuster könnte ein Warnzeichen für ein erhöhtes Sterberisiko sein.

Wir nahmen uns vor, zu untersuchen, wie die Terman-Teilnehmer als junge Erwachsene die Welt sahen und erklärten – insbesondere, wie das Ausmaß ihrer Tendenz zur Schwarzmalerei die Länge ihres Lebens und die Todesursache beeinflusste.

Schwarzmaler trifft Inhaltsanalyse

Schwarzmalerei drückt sich nicht so sehr darin aus, was Menschen für ein tatsächliches Ereignis empfinden oder wie sie darauf reagieren, sondern darin, wie sie über die Dinge *nachdenken*, die ihnen widerfahren oder widerfahren könnten. Die schlechte Nachricht ist, dass Schwarzmaler – diejenigen, die glauben, der Himmel stürze ein – sich selbst in Schwierigkeiten bringen können. Die gute Nachricht ist, dass Schwarzmalen eine Sache des Denkens ist, und Gedanken lassen sich ändern und verbessern.

Für diesen Bereich unseres Forschungsprojekts arbeiteten wir mit den Professoren Chris Peterson und Martin Seligman zusammen, Experten für sogenannte *Erklärungsstile* – das heißt die Art und Weise, wie Personen die Ursachen von negativen Ereignissen erklären. Manche Menschen neigen zum Beispiel dazu, sich selbst die Schuld zu geben, wenn etwas schiefgeht, statt andere oder einfach Pech dafür verantwortlich zu machen. Manche schreiben auch Problemen oder Schwierigkeiten eine viel längere Dauer oder Hartnäckigkeit zu, als eigentlich gerechtfertigt ist. Sie glauben: »Dieses Problem werde ich nie mehr los!«

Besonders folgenreich ist es, wenn Personen das Problem zu stark verallgemeinern: Statt es als begrenzt und spezifisch anzusehen, glauben sie, es untergrabe alles, was sie tun. Ihr Leben ist »ein totaler Reinfall«. Das sind die wahrhaften Schwarzmaler – ihre pessimistische Weltsicht sieht in jedem Stolperstein eine Katastrophe. Karen war so gestrickt. Sie war ängstlich und hatte nur geringes Selbstvertrauen, auch schon als Kind. In der Grundschule galt sie als schüchtern und extrem empfindlich gegenüber der Missbilligung anderer. Ihre Lehrerin schrieb, dass sie nur schwer über eine Maßregelung oder Strafe hinwegkam. Etwa zur gleichen Zeit berichtete ihre Mutter, dass Karen ständig Angst hatte, gekidnappt zu werden. Kurzum, für Karen bestand das zukünftige Leben aus einer Aneinanderreihung von lauter Unglück.

Als die Terman-Teilnehmer Ende zwanzig waren, beantworteten sie einen Fragebogen, in dem sie zu eigenen Mängeln und negativen Ereignissen in ihrem Leben Stellung nahmen. Insbesondere wurden sie nach ihren schwersten Persönlichkeits- oder Charakterfehlern befragt. Auch sollten sie Enttäuschungen, Misserfolge, Verluste und negative Beziehungen zu anderen beschreiben, die einen anhaltenden Einfluss auf sie hatten. Manche nannten kleinere persönliche Schwächen, wie zum Beispiel, dass sie zu ehrgeizig oder zu penibel seien. Andere wie Karen hatten die Scheidung ihrer Eltern erlebt und jeden Glauben an die Möglichkeit einer glücklichen Ehe verloren. Manche gingen hart mit sich selbst ins Gericht: Karen beschrieb anschaulich ihre Schüchternheit und deren Auswirkung auf ihr Leben, sie sah darin einen unüberwindlichen Charakterfehler.

Unsere Forschungsmitarbeiter analysierten und codierten mit einer Methode, die Inhaltsanalyse genannt wird, die Äußerungen der Terman-Teilnehmer. Das heißt, ausgebildete Gutachter werteten aus, in welchem Grad die einzelnen Personen als junge Erwachsene Schwarzmaler gewesen waren. Dabei untersuchten sie zum Beispiel das Vokabular, das diese benutzten. Sie werteten über 3.000 solcher Erklärungen von fast 1.200 Teilnehmern aus, dann schickten sie ihre Ergebnisse zu uns, und wir führten die komplizierte statistische Analyse durch, um festzustellen, ob es eine Verbindung zwischen pessimistischer/katastrophischer Lebensanschauung und der Lebensdauer gab.

Schwarzmalen und Sterblichkeit

Die Ergebnisse waren eindeutig. Die Schwarzmaler starben früher. Der Unterschied war besonders bei den Männern groß.[25] Das galt selbst dann, wenn wir alle die herausnahmen, die in den ersten fünf Jahren nach der Befragung gestorben waren – so wollten wir ausschließen, dass ein Teilnehmer bereits unheilbar krank und dadurch in seinen Einschätzungen negativ beeinflusst war.

Schwarzmaler haben im Allgemeinen nur oberflächliche Beziehungen zu anderen Menschen und können sich ihren Problemen nicht stellen.[26] Zappelphilipp war einer der schlimmsten Schwarzmaler der Terman-Studie. Jedes Missgeschick war für ihn lebensbestimmend, und er sah in seinen Charaktermängeln Eigenschaften, die jeden Aspekt seines Lebens durchdrangen. (Er beschrieb seine Impulsivität und seine Unfähigkeit, den Alkoholkonsum zu reduzieren, als seine beiden größten Fehler.) Wie für Karen so war auch für Philipp jedes seiner Missgeschicke überlebensgroß. Er starb vor seinem 65. Geburtstag an einem Herzinfarkt.

Wie die Schwarzmaler aus dem Leben schieden

Warum starben so viele Schwarzmaler so jung? Eine wichtige Informationsquelle waren für uns die Sterbeurkunden. Wir sortierten die Todesursachen in vier Kategorien: Herzerkrankungen (Herzinfarkte oder Schlaganfälle), Krebs, Unfälle oder Gewalt (Mord, Selbstmord, Autounfälle und so weiter) sowie »andere« Ursachen (wie Infektionen).

Schwarzmaler starben eindeutig öfter durch Unfälle oder Gewalteinwirkung. Aber die Häufigkeit anderer Todesursachen war nur geringfügig erhöht. So hatten wir einen recht klaren Hinweis darauf, warum Schwarzmalerei besonders tödlich war – sie ist gefährlich. Menschen, die glauben, dass ein für sie bedeutendes Problem Unmengen von schlechten Konsequenzen heraufbeschwören wird, begeben sich oft auf einen riskanten Lebensweg, insbesondere, was die Wahrscheinlichkeit eines frühen gewaltsamen Todes anbetrifft. Sie machten sich viel zu viele und zu große Selbstvorwürfe und litten unter den Konsequenzen. Das war eindringlich sichtbar in Karens Fall. Sie nahm sich noch in ihren Dreißigern das Leben.

Doch nicht alle Schwarzmaler, noch nicht einmal die meisten, erlitten das Schicksal eines frühen Tods. Viele verbesserten mit der Zeit ihre Lebenseinstellung und änderten dann die Richtung ihres Lebens. Dennoch: Wie die Menschen die Welt um sich herum einschätzten, erwies sich als ein Puzzleteil für die Prognose eines langen Lebens.

SELBSTBEURTEILUNG: SCHWARZMALEN

Kreuzen Sie unten die Antwort an, die am ehesten auf Sie zutrifft.

5 richtig   2 eher unrichtig
4 annähernd richtig   1 unrichtig
3 weder richtig noch unrichtig

1. Ich habe Angst, dass das Leben immer schlimmer wird.   5 4 3 2 1

2. Wenn ich mir den Zustand der Welt anschaue, erkenne ich überall Chancen.   5 4 3 2 1

3. Ich habe etwas Magisches – wenn ich mich mit einer Aufgabe beschäftige, kommt immer alles an ein gutes Ende.   5 4 3 2 1

4. Ich vermassle mir regelmäßig meine Chancen.   5 4 3 2 1

5. Ich fürchte immer das Schlimmste.   5 4 3 2 1

6. Wenn ich schon etwas Unwichtiges vermassle, wird auch alles andere schiefgehen.   5 4 3 2 1

Bewertung:
Für die Aussagen 2 und 3, die eine konträre Tendenz zu den anderen haben, drehen Sie die Punktzahlen um (das heißt, wenn Sie eine 5 angekreuzt haben, berechnen Sie 1 Punkt, für 4 berechnen Sie 2 Punkte, 3 bleibt 3, 2 wird zu 4 und 1 zu 5). Nun addieren Sie Ihre Punkte – sie müssen zwischen 6 und 30 liegen. Der Durchschnittswert dieser Skala liegt bei 12 oder 13. Wer mit Missgeschicken besonders nachsichtig umgeht, liegt unter 10 Punkten, wer definitiv Schwarzmaler ist, kommt auf 24 Punkte und mehr.

Das rätselhafte Ende von Douglas Kelley

Douglas McGlashan Kelley – einer der später öffentlich bekannten Terman-Teilnehmer –, war zugleich eine der interessantesten und überraschendsten Figuren. Kelley wuchs in San Francisco auf, wurde von Terman für seine Studie entdeckt und besuchte das College an der University of California in Berkeley. Er wurde später ein bekannter Psychiater und lehrte als Professor in Berkeley. Er war ein lebhaftes und gut angepasstes Kind, wenngleich weniger diszipliniert als die meisten. Obgleich Kelley mitfühlend und sensibel für die Belange anderer war, gab es in seiner Kindheit nichts, was die dramatischen Ereignisse in seinem Leben hätte vorhersagen können.

Douglas Kelley liebte Witze und Zauberkunststücke. Das *Time*-Magazin brachte 1941 sogar einen Artikel über den Psychiater, der seinen Patienten Taschenspielertricks beibrachte. 1942 wurde Kelley mit 29 Jahren zum Sanitätsdienst der amerikanischen Streitkräfte einberufen. Als forensischer Psychiater in seinem Spezialgebiet wurde er nach Europa geschickt. Am Ende des Krieges erhielt er eine ungewöhnliche Aufgabe: Als Gutachter beim Internationalen Militärtribunal in Nürnberg, wo die Prozesse gegen die Naziverbrecher vorbereitet wurden, musste er die höchstrangigen inhaftierten Nazis untersuchen, darunter Außenminister Joachim von Ribbentrop und Hermann Göring, einen der ruchlosesten und mächtigsten Männer der Naziführungsriege.

Kelley führte psychodiagnostische Testverfahren mit ihnen durch. Kelley war ein Experte für den Rorschach-Test, bei dem die Testteilnehmer die Formen von Tintenklecksbildern deuten müssen. Fasziniert von ihren Deutungsversuchen, brachte Kelley viele Stunden in Gesprächen mit ihnen zu, denn er wollte verstehen, wie sie solch monströse Verbrechen gegen ihre Mitmenschen hatten begehen können. Er kam zu dem Ergebnis, dass die Naziführer verhandlungsfähig waren. Schließlich wurden Ribbentrop und andere Nazispitzen gehängt, nur Hermann Göring schluckte am Abend vor seiner Hinrichtung heimlich Zyankali.

Nach dem Krieg wurde Douglas Kelley Kriminologe und Universitätslehrer. Er trat als Gerichtsgutachter auf, um den mentalen Zustand der Angeklagten zu beurteilen, ähnlich wie er es in Nürnberg getan hatte. Er betrat Neuland, indem er Psychopharmaka wie Sodium Penthotal als potenzielles Wahrheitsserum einsetzte. Kelley schrieb ein Buch mit dem Titel *22 Cells in Nuremberg* (dt. »22 Männer um Hitler«, Zürich, Delphi, o. J.). Merkwürdigerweise sammelte er Nazi-Memorabilien.

Am Neujahrstag 1958 nahm sich Douglas Kelley urplötzlich zu Hause in Anwesenheit seiner Familie das Leben. Er war erst 45 Jahre alt. Seine Selbstmordmethode war bemerkenswert: Er brachte sich um, indem er Zyankali schluckte. Am nächsten Tag zitierte die *New York Times* einen Polizeibericht, die Giftkapsel sei »eine von mehreren Souvenir-Kapseln, die Dr. Kelley aus Nürnberg mit nach Hause gebracht hatte. Die Kapseln waren bei Hermann Göring entdeckt worden, der am 16. Oktober 1946 mit einer solchen Kapsel Selbstmord begangen hatte, zwei Stunden bevor er gehängt werden sollte.«[27]

Niemand hat je die Frage beantworten können, warum sich Douglas Kelley, ein erfolgreicher Arzt, das Leben nahm. Er hinterließ eine liebende Frau und drei kleine Kinder. (Verblüffenderweise beschrieben Kelleys Kollegen an der University of California in einer Gedenkschrift »seinen ansteckenden Humor«.) Doch ein einleuchtender Erklärungsversuch könnte sein, dass er als junger Erwachsener einen zu tiefen Einblick in die Welt des Bösen gewonnen hatte. Als sensibler Mensch, gezwungen, aus nächster Nähe mit dem schrecklichsten Grauen der Menschheit umzugehen, musste er zu der Ansicht kommen, dass viele Dinge sehr viel fragwürdiger und verhängnisvoller sind, als es der Durchschnitt empfindet. Er wusste aus erster Hand, wie böse und durchtrieben selbst »gebildete« Personen sein konnten. Obgleich er also nach dieser lebensverändernden Erfahrung äußerlich über viele Jahre ein erfolgreiches Leben führte, war sein Gefühl für Gerechtigkeit, Ordnung und Sinnhaftigkeit erschüttert.

Die Terman-Frauen, die mit allem Schluss machten

Unsere Mitarbeiterin Carol Tomlinson-Keasey unternahm eine faszinierende Untersuchung über den Selbstmord von acht Frauen, die zu den Terman-Teilnehmerinnen gehört hatten und bei denen zweifelsfrei feststand, dass sie sich das Leben genommen hatten.[28] Es mag zusätzliche Suizide unter den Terman-Frauen gegeben haben – einige der Todesfälle durch Tablettenüberdosis waren wahrscheinlich Selbstmorde und keine Unfälle. Doch die zwingendsten Schlussfolgerungen lassen sich auf der Basis der Fälle ziehen, bei denen als Todesursache »Suizid« auf dem Totenschein steht oder wo es einschlägige Abschiedsbriefe gab.

Während Männer in der Regel Schusswaffen oder andere Gewaltmittel vorziehen, um ihrem Leben ein Ende zu setzen, nehmen Frauen häufig Tabletten. Mehr als die Hälfte der amtlich bestätigten Selbstmorde unter den Terman-Teilnehmerinnen wurde durch eine Tablettenüberdosis herbeigeführt (meistens eine tödliche Dosis von Barbituraten), aber es kamen, wenn auch selten, Selbsttötungen durch Schusswaffen oder durch Kohlenmonoxidvergiftung vor. Die meisten dieser Suizide fanden statt, als die Frauen auf dem Höhepunkt des Lebens standen – zwischen dreißig und fünfundvierzig. Was war die Ursache dafür, dass diese hochintelligenten Frauen aus dem Leben schieden? War es der Versuch, ständigen Schmerzen, Angst- oder Depressionszuständen zu entkommen? War es ein sehr von Stimmungen abhängiges, impulsives Temperament, das zu dem spontanen Entschluss führte, allem ein Ende zu setzen? Wurde er durch den Verlust eines geliebten Menschen ausgelöst?

Um herauszubekommen, welche Faktoren für den Selbstmord am wichtigsten waren, brauchten wir geeignete Vergleichsgruppen. Die erste war eine Gruppe von Frauen aus der Terman-Stichprobe, die im gleichen Alter (innerhalb eines Jahres) wie die Suizidalen gestorben waren, aber aus natürlicher Ursache. Diese Vergleichsgruppe erlaubte eine Gegenüberstellung der typischen Lebenswege von Frauen, die zum Beispiel an Krebs gestorben waren, mit denen, die Schlaftabletten genommen hatten.

Die zweite Vergleichsgruppe bestand aus zufällig ausgewählten Terman-Teilnehmerinnen, die mindestens bis 1964 gelebt hatten, dem Jahr der letzten überprüften weiblichen Selbstmordfälle. Diese Gruppe erlaubte eine Untersuchung der Frage, ob Frauen, die früh starben – sei es durch Selbstmord oder durch Krankheit –, und Frauen, die relativ lange lebten, sich durch bestimmte Faktoren unterschieden.

Mit dieser Art explorativer Forschung wollen wir sicherstellen, dass wir nur prognostisch relevante Kriterien ermitteln und nicht irgendwelchen Zufallsfunden aufsitzen, die in dieser Form möglicherweise nie wieder auftauchen. Wir haben es nämlich mit folgendem Problem zu tun: Je mehr Vergleiche man durchführt, desto wahrscheinlicher ist es, dass man auf Unterschiede stößt, die auf Zufall beruhen und keine Aussagekraft besitzen. Das heißt, wenn Forscher Tausende von Variablen unter den drei Gruppen der Terman-Teilnehmer – Suizidale, früh (an natürlicher Ursache) Gestorbene und Langlebige – vergleichen, werden sie manche Variablen finden, die sich zwar fundamental, aber nur aus Zufall unterscheiden. Um das zu vermeiden, muss man sich auf die Aspekte und Charakteristika in anderen Studien beschränken, die entweder mutmaßlich oder erwiesenermaßen mit Selbstmord zusammenhängen.

Die erste dieser Variablen ist körperliche Gesundheit. Die

nächste ist Stress: dafür haben die Forscher Messungen für Kindheitsstress und Stress im Erwachsenenalter entwickelt, eine Codierung, ob die Teilnehmerin ihren Vater verloren hatte, bevor sie zwanzig war (ein bekannter Risikofaktor für die mentale Gesundheit von Mädchen/jungen Frauen) sowie einen Index für mentale Gesundheit, der von Terman selbst und seiner Mitarbeiterin Melita Oden entwickelt wurde. Dann kam eine kombinierte Messung des persönlichen Temperaments hinzu: litten die Frauen 1940 laut Selbstaussage unter starken Stimmungsschwankungen, Impulsivität, Erregbarkeit, mangelndem Selbstvertrauen oder Minderwertigkeitsgefühlen? Waren sie unglücklich? Schließlich bewerteten die Forscher nach einem Punktesystem das, was der Suizidforscher Edwin Shneidman Signale für Selbsttötungsabsichten (*signatures of suicide*) genannt hat – wichtige Elemente mentaler Erkrankungen, die das Selbstmordrisiko erhöhen. Dazu gehören Depression, Drogenmissbrauch, Angst, Instabilität und Selbstmordversuch(e) in der Vergangenheit.

Diese potenziellen Selbstmordprädiktoren wurden dann in einem statistischen Verfahren ausgewertet, das sich diskriminante Funktionsanalyse nennt. Dieses Verfahren wird zum Beispiel eingesetzt, um auf der Basis verschiedener Aspekte Ihrer Steuererklärung und der Erfahrung mit ehemaligen Steuerhinterziehern vorauszusagen, ob Sie ein potenzieller Steuerhinterzieher sind. Im Fall der Terman-Suizidanten wird diese Analyse verwandt, um herauszufinden, welche Elemente der Lebensgeschichte bzw. des Lebenswegs die Bereitschaft erkennen lassen, das Leben »zu hintergehen«.

Shneidmans Signale für Selbsttötungsabsichten leisteten einen eindrucksvollen Beitrag für die Prognose, ob jemand Selbstmord begehen, einen frühen natürlichen Tod sterben oder ein langes Leben haben würde. Außerdem erhöhten große Stressbelastung sowie ein stimmungsabhängiges, impulsives Temperament das Risiko.

Am interessantesten war jedoch, dass die individuellen Eigenschaften, das soziale Umfeld *und* die Stressoren *alle* zum Selbstmordrisiko beitrugen. Es waren nicht nur Angst und Depressionen, es war nicht nur Alkoholismus, es waren nicht nur frühkindliche Stressbelastungen und es war auch nicht nur die Instabilität von Beziehungen und Berufssituation. All diese Dinge spielten eine Rolle – die Gesamtheit des Lebenswegs und der Lebensentscheidungen hatte Einfluss auf die Wahrscheinlichkeit oder Unwahrscheinlichkeit, ob eine Person Selbstmord beging.

Viele Terman-Teilnehmerinnen waren mit Ängsten konfrontiert oder sahen sich ernsten Herausforderungen gegenüber und lebten dennoch lange. Diejenigen, die die Wegweiser für eine stabile Gesundheit außer Acht ließen, waren am gefährdetsten – sie folgten einem Weg, der immer mehr bergab führte, immer gefährlicher wurde und schließlich im frühzeitigen Tod endete. Auf der anderen Seite hatten diejenigen, die zurück zu einem gesunden Lebensweg fanden, häufig gute Chancen für ein langes Leben.

Terman-Männer, die sich erschossen

Edwin Shneidman hielt nicht viel davon, Selbstmorde auf ein chemisches Ungleichgewicht im Hirn zurückzuführen. Er wusste, dass Selbstmord mit tieferen Problemen zusammenhängt, die mit dem Sinn von Leben und Tod zu tun haben, und er wusste, dass die Selbstmordraten je nach Kultur, Zeiten und Umständen stark schwanken. Er kam zu dem Schluss, dass Selbstmord sich weder allein als Hirnerkrankung verstehen noch mit Antidepressiva zuverlässig verhindern lasse. Er benutzte nicht den Begriff Schwarzmalen (*catastrophizing*), aber er wusste, dass die Art und Weise, wie Menschen über die Welt denken, ein Schlüssel zum Verständnis von Selbstmorden ist.

Eines Tages rief Shneidman uns an. Er begann sich vorzustellen, aber wir wussten, wer er war. Wir wussten, dass er neben seiner anderen bahnbrechenden Arbeit das Leben von fünf Terman-Teilnehmern untersucht hatte, die sich in ihren Vierziger- oder Fünfzigerjahren erschossen hatten.[29] Wie in der Studie über Terman-Frauen wurden auch bei diesem Projekt zwei Kontrollgruppen benutzt – Männer, die in vergleichbarem Alter an einer Krankheit gestorben waren, und Männer, die lange lebten. In einem geschickten Schachzug ließ Shneidman von einem Assistenten detaillierte Biografien von jedem der Männer anfertigen, von der Kindheit bis etwa zum dreißigsten Lebensjahr, wobei aber alle Informationen darüber, wie lange die Männer später gelebt hatten oder ob sie noch lebten, getilgt waren. (Zum Beispiel hatte in einer solchen Biografie ein Schulpsychologe geschrieben, der betreffende junge Mann sei emotional instabil und moralisch unzuverlässig, während ein Terman-Mitarbeiter, der den gleichen Teilnehmer besucht hatte, ihn detaillierter beschrieb und recht sympathisch fand.) Shneidman las daraufhin sorgfältig das Material über jeden einzelnen Mann durch, ohne zu wissen, zu welcher Gruppe er gehörte und wie sein Lebensende aussah. So wusste Shneidman nicht, dass fünf der Männer sich selbst erschossen hatten, zehn im gleichen Alter einer Krankheit erlegen waren und fünfzehn noch lebten.

Shneidman evaluierte jeden dieser Terman-Teilnehmer nach zwei Kategorien. Die erste nannte er »Unausgeglichenheit« (*perturbation*); sie maß den Grad an Erregtheit, Beunruhigung und Mangel an Selbstbeherrschung. Außerdem wurden die frühe Beziehung des Mannes zu seinen Eltern, sein Lebenserfolg oder Scheitern sowie seine mentale Verfassung (Alkoholmissbrauch, Depression, Instabilität etc.) untersucht.

Shneidmans zweite Kategorie hieß »Letalität« (*lethality*), in der es um spezifische Merkmale des Lebens ging, die die wahrscheinliche Haltung des Mannes zum Tod reflektierten.

Das konnten Antizipationen kommender Probleme sein, Gedanken oder Vorahnungen über Unfälle oder Tod oder auch Enttäuschungen über eigene Leistungen. (Einer der Terman-Teilnehmer berichtete zum Beispiel mit 29 Jahren, dass er jetzt glaube, seine intellektuelle Begabung sei nur ein Strohfeuer gewesen.) Nach sorgfältiger Durchsicht der Biografien und der Evaluierung von Unausgeglichenheit und Letalität ordnete Shneidman allein aus seiner klinischen Erfahrung die dreißig Männer nach der Wahrscheinlichkeit ihres potenziellen Selbstmords ein.

Shneidmans Trefferquote war verblüffend. Seine Analyse platzierte alle fünf tatsächlichen Suizidanten unter seine sechs wahrscheinlichsten Selbstmordfälle. Seine Einschätzung basierte nicht auf numerischen Daten, die einer diskriminanten Funktionsanalyse unterzogen wurden, wie wir es bei Termans weiblichen Suizidanten gemacht hatten, vielmehr waren seine klinischen Beurteilungen korrekt. Er war fähig, die Aspekte im Leben der Männer zu erkennen, die ihren späteren Selbstmord ankündigten.

Die Männer, die sich erschossen, fanden, dass etwas Wichtiges in ihrem Leben fehle. Daraus zogen sie eine größere Schlussfolgerung – dass ihr Leben nicht lebenswert sei. Zusätzlich zu ihrem instabilen Leben lastete die Enttäuschung über ihre Leistungen, die Diskrepanz zwischen dem, was sie angestrebt hatten, und dem, was sie tatsächlich erreicht hatten, schwer auf diesen Männern, und sie glaubten, alles sei verloren. Diese Überzeugungen sind der Schwarzmalerei sehr ähnlich, die, wie unsere Untersuchungen zeigen, mit einem frühen Tod durch gewaltsame Ursachen korrelierte.

Übrigens ist es interessant, dass Edwin Shneidman, wenn er sich nicht mit Selbstmord befasste, die Romane und Schriften des düsteren Schriftstellers Herman Melville studierte. Insbesondere mochte er *Moby Dick*. Immer wenn der Protagonist in *Moby Dick* ein dumpfes, verregnetes Novembergefühl in seiner

Seele spürt und er unwillkürlich vor Sarggeschäften stehen bleibt, ist es höchste Zeit für ihn, auf See zu gehen. Doch in seinem wirklichen Leben erschoss sich Melvilles Sohn. Malcolm Shneidman, Melville und Douglas Kelley teilten eine Faszination für die dunkleren, existenziellen Seiten des schwarzmalerischen Denkens.

Gedanken im hohen Alter

Shneidman rief uns an, weil er von unserer Arbeit mit den Terman-Teilnehmern erfahren hatte, und er wollte uns die Tonbänder der ausführlichen Interviews zur Verfügung stellen, die er mit Männern der Terman-Studie in den 1980er-Jahren geführt hatte, als er und die Teilnehmer über siebzig waren. Shneidman wohnte in Los Angeles, wie 45 der Terman-Männer. Er traf die Männer fast jedes Jahr bis 1987 (etwa sieben Jahre) und befragte sie hauptsächlich zu ihrem Leben. Ein besonders faszinierender Bericht, den er schrieb, befasste sich mit elf dieser Terman-Männer, die Rechtsanwälte waren.

Shneidman transkribierte alle Interviewantworten dieser elf Teilnehmer aus 51 Sitzungen, insgesamt 241.985 Wörter. Er analysierte die Häufigkeit aller Wörter, die sie in ihren Antworten auf seine ergebnisoffenen Fragen benutzten. Er meinte, ihre Wortwahl würde einiges darüber verraten, wie diese alternden Männer über ihr Leben dachten.

Die Männer in dieser Gruppe waren in der Regel erfolgreich und relativ gesund für ihr Alter. Die meisten waren bis in ihre späten Siebziger und frühen Achtziger noch berufstätig (zumindest in Teilzeit). Wir wussten, dass eine schwarzmalerische Lebensansicht eine Voraussage zuließ, wer wahrscheinlich früh verstarb, aber welche Art Lebensansicht herrschte unter denjenigen Teilnehmern vor, die erfolgreich alt geworden waren?

Es ist wohl nicht überraschend, dass diese alten Männer, die noch im Vollbesitz ihrer geistigen Kräfte waren und einen gesellschaftlichen Beitrag leisten wollten, die bereitwillig an Shneidmans Interviews teilnahmen und in der Lage waren, ihr Leben zu reflektieren, nicht im Geringsten wie Schwarzmaler klangen. Die häufigsten Gesprächsthemen – gemessen an der Zahl der verschiedenen Wörter, die sie benutzten, und an der Gesamtzahl der Wörter, die mit diesem Thema zu tun hatten – waren Beruf, Familie und Gesundheit.

Doch dann kam ein Paukenschlag der Erkenntnis: In all den Interviews mit diesen älteren Männern (fast eine Viertelmillion Wörter) hatte keiner von ihnen auch nur einmal das Wort *Tod* in Bezug auf sein eigenes unvermeidliches Ableben in den Mund genommen. Ein paar wenige Male gebrauchten sie das Wort, wenn sie den kürzlichen Tod eines Freundes erwähnten, aber meist sprachen sie über ihre Arbeit und ihre Familien. Manche sprachen viel über ihre Gesundheit (und über ihre eigenen Bemühungen und die der Ärzte, ihre Gesundheit aufrechtzuerhalten), doch ihre Äußerungen zeigten, dass sie sich nicht sonderlich mit dem Tod beschäftigten. Sie sprachen über ihr Leben, nicht über ihren Tod.

Heißt das, dass das Geheimnis des langen Lebens darin besteht, nie über den Tod zu sprechen? Nein, ebenso wenig wie das Anschauen lustiger Fernsehsendungen das Geheimnis des langen Lebens ist. Die Art und Weise, wie die alten Terman-Teilnehmer über das Leben dachten, wie sie es interpretierten, war ein Teil ihrer gesunden Verhaltensmuster, Muster, die sich über viele Jahre entwickelt und vertieft hatten.

Reue?

Als die noch lebenden Terman-Teilnehmer 1986 75 Jahre alt waren, füllten sie einen Fragebogen aus, der eine ergebnisoffene Frage enthielt: »Was würden Sie anders machen, wenn Sie die Möglichkeit hätten, Ihr Leben noch einmal zu leben?« Ihre Antworten geben weiteren Einblick in die Denkweise der Teilnehmer im Rückblick auf ihr Leben. Forscher von der Cornell University führten eine detaillierte Analyse dieser Antworten durch.[30]

Shneidmans Forschungen hatten gezeigt, dass die Diskrepanz zwischen dem, was die männlichen Terman-Teilnehmer beruflich erstrebten, und dem, was sie tatsächlich erreichten, eine große Belastung für die Männer darstellte, die an Selbstmord dachten und sich schließlich das Leben nahmen. Aber hatten die Terman-Teilnehmer, die bis ins hohe Alter lebten, kaum etwas zu bereuen? Die Antworten der siebzigjährigen und älteren Terman-Teilnehmer aus dem Jahre 1986 wurden dahingehend codiert, ob die Reue oder das Bedauern – also die Dinge, die sie gern anders gemacht hätten – sich in erster Linie darauf bezog, wie sie gehandelt hatten. Beispielsweise wurde häufig bedauert, zu früh geheiratet zu haben, zu viel zu rauchen und zu trinken und sich zu sehr auf den Beruf konzentriert zu haben. Oder waren sie mit ihren Handlungen im Reinen und bedauerten vielmehr, was sie *nicht* getan bzw. was sie *versäumt* hatten? Häufig bedauerte Versäumnisse waren, dass sie ihr College- oder Hochschulstudium nicht abgeschlossen hatten, dass sie sich in der Schule nicht genug angestrengt, im Beruf nicht genug Ehrgeiz entwickelt und sich zu wenig um soziale Beziehungen gekümmert hatten.

Es stellte sich heraus, dass sehr viel mehr Versäumnisse – nicht wahrgenommene Möglichkeiten – bereut wurden als Taten und Handlungen. Statt darüber nachzudenken, ob sie vielleicht zu hart gearbeitet hatten, überlegten sie eher, ob sie mit anderen Berufsentscheidungen nicht glücklicher geworden wären.

Mit anderen Worten: Die Personen in dieser Stichprobe älterer Terman-Teilnehmer dachten im Allgemeinen positiv über das Leben. Sie waren Mitte siebzig und mental und körperlich gesund genug, um Fragebögen auszufüllen. Als sie auf ihr Leben zurückblickten, nahmen sie nicht so sehr die Dinge wahr, die für sie schlecht ausgegangen waren – vielmehr bedauerten sie kaum etwas, was sie getan hatten. Aber sie dachten, ihr Leben hätte vielleicht noch besser verlaufen können, wenn sie die Chancen, die sich ihnen boten, nur rechtzeitig genug ergriffen hätten.

Diszipliniertheit und Schwarzmalerei

Nachdem wir nun Karen, Douglas Kelley, Philipp und all die anderen Terman-Teilnehmer so weit untersucht hatten, wussten wir, dass Diszipliniertheit einer der Hauptfaktoren in einem langen Leben ist. Aber bestand auch ein Zusammenhang zwischen Diszipliniertheit und Schwarzmalerei und einem damit verbundenen frühen Tod? Tatsächlich. Die disziplinierten Teilnehmer neigten sehr viel weniger zu Schwarzmalerei. Selbst wenn sich im frühen Erwachsenenalter konstante Symptome einer mentalen Erkrankung zeigten, waren diejenigen, die als Kinder disziplinierter gewesen waren, weniger anfällig für Selbstmord.[31]

Disziplinierte Menschen leben unter anderem deswegen länger, weil sie ärztliche Anweisungen befolgen. Das ist, wenn auch nicht überraschend, ein wichtiger Punkt. Menschen, die ihre Tabletten nicht so einnehmen, wie es ihr Arzt verschrieben hat (zum Beispiel dreimal täglich zum Essen), oder ihre Pillen überhaupt nicht einnehmen, haben natürlich geringere Chancen auf eine erfolgreiche medizinische Behandlung. In der Tat kooperiert eine sehr große Zahl von Menschen – allein in den USA sind es Millionen – nicht gut mit ihren Ärzten. Manchmal können sie sich die Behandlung nicht leisten, und manchmal ist die Behandlung für sie mit zu großen Unbequemlichkeiten verbunden. Und manchmal können sie ihre Ärzte einfach nicht ausstehen.

Doch häufig hängt diese mangelnde Kooperationsbereitschaft mit der Persönlichkeit zusammen. Manche Menschen geben sich einfach keine Mühe, ihre medizinische Behandlung zu verstehen oder die Empfehlungen zu befolgen. Oder sie glauben, dass sie sowieso verurteilt sind: Nachdem sie krank geworden sind, malen sie alles schwarz und denken, alles sei vorbei. Sie sind undiszipliniert, leichtsinnig und unmotiviert.

Es gibt jedoch einen erstaunlichen Haken bei der Wichtigkeit von Diszipliniertheit und Nichtschwarzmalerei, den selbst die meisten Ärzte nicht hinreichend verstehen. Die tiefgreifendsten Folgen der Diszipliniertheit für die Gesundheit gehen über diese Kooperationseffekte (auch Adhärenzeffekte genannt) hinaus.

Eine vorzügliche Studie über die Einnahme von Medikamenten nach einem Herzinfarkt, die mit Zufallszahlen arbeitet und vor gut zwanzig Jahren an der Yale University durchgeführt wurde, illustriert diesen Punkt.[32] Den Patienten wurde entweder das Präparat Propranolol oder eine Placebo-Zuckerpille verschrieben. Die Forscher wollten wissen, welche Patienten länger lebten und welche starben. Besonders interessant an dieser Studie ist, dass die Forscher zugleich untersuchten, in welchem Maß jeder der Patienten die ärztlichen Vorgaben befolgte und die Tabletten einnahm. Das war zu jener Zeit noch ein sehr ungewöhnliches Forschungsinteresse.

Das erste Ergebnis war eine wertvolle Information für Kardiologen, aber nicht so interessant für uns: Patienten, die sich nicht an die ärztlichen Anweisungen hielten – das waren diejenigen, die weniger als 75 Prozent der verschriebenen Tabletten schluckten – starben innerhalb des Jahres der Nachuntersuchungen doppelt so häufig wie Patienten, die all ihre Tabletten einnahmen. Wie sollen Tabletten auch helfen, wenn man sie nicht einnimmt?

Für uns war jedoch vor allem interessant, dass die disziplinierten Patienten (also die Folgsamen) mit sehr viel größerer Wahrscheinlichkeit überlebten, unabhängig davon, ob sie Propranolol oder das Placebo-Präparat einnahmen. Die Gewissenhaftigkeit – das kooperative Einhalten des vorgeschriebenen Medikationsweges – war für die Überlebensprognose wichtiger als die Medikation selbst. Ihre gesamte Lebenseinstellung war es, die den Ausschlag gab, nicht das Medikament selbst.

Der Schluss, der sich aus dieser und verwandten Studien ziehen lässt, heißt also nicht, dass es genügt, positiv zu denken und ansonsten die Tabletten wegzuschmeißen. Der optimistische, beliebte Paul (der Spaßvogel, der gern auf Stelzen lief und Fangen spielte) zog sich in den frühen Vierzigern eine Lungenentzündung zu. Er verließ sich auf kompetente medizinische Beratung und nicht auf seine optimistische Lebenseinstellung, um wieder gesund zu werden. Menschen, die ein gesundes Leben führen, haben eine Unmenge gesundheitsförderlicher Gedanken – und damit verbundene Gefühle und Verhaltensweisen –, die sich alle zusammen außerordentlich positiv auf die Wahrscheinlichkeit eines langen Lebens auswirken.

Was heißt das Ganze für Sie?
Wegweiser zu Gesundheit und einem langen Leben

Über ein Jahrzehnt, nachdem er die Gräueltaten der Nazis aus nächster Nähe betrachtet hatte, nahm Douglas Kelley Zyankali. Sein Selbstmord erscheint plötzlich und unvermittelt. Schließlich hatte er in den dazwischenliegenden Jahren eine Familie gegründet und eine erfolgreiche Laufbahn als Professor, Arzt und Forscher eingeschlagen. Doch aufgrund der intensiven Untersuchung der Terman-Teilnehmer wissen wir, dass diejenigen, die Selbstmord begingen, nicht plötzlich und zufällig aus der Bahn gerieten. Negative Gedanken drängten immer mehr in den Vordergrund, wurden immer verzehrender und begannen, die Gefühle und Verhaltensweisen zu beeinflussen.

Als Marilyn Monroe infolge einer Überdosis Barbiturate tot aufgefunden wurde – sie war 36 Jahre alt –, war man sich unsicher, ob es sich um einen Unfall, Selbstmord oder sogar Mord handelte. Shneidman wurde hinzugezogen, um mit dem ermittelnden Staatsanwalt zusammenzuarbeiten und eine von ihm so genannte psychologische Autopsie vorzunehmen. Marilyn Monroe, so stellte er fest, entstammte einer unstabilen Familie, ihre Kindheit war schwierig gewesen, sie selbst war impulsiv und unzuverlässig, sie hatte zahlreiche Liebesbeziehungen und drei Ehen hinter sich, und als die Stressbelastung durch ihre erfolgreiche Filmkarriere zunahm, hatte sie Zuflucht zu Alkohol und Tabletten genommen. Sie passte genau in das suizidale Muster, und der Staatsanwalt kam zu dem Schluss, dass es sich bei ihrem Tod mit hoher Wahrscheinlichkeit um Selbstmord handelte.

Unsere Studien über Schwarzmalerei und pessimistische Erwartungshaltungen – in Verbindung mit dem, was Tomlinson-Keasey, Shneidman und andere über die Suizidanten unter den Terman-Teilnehmern herausfanden – ergeben ein facettenreiches Bild der Menschen, die vor ihrem sechzigsten Lebensjahr gewaltsam zu Tode kamen. Diese Menschen waren nicht nur mit dramatischen Gedanken konfrontiert, sie neigten auch zu tragischen, unüberlegten Handlungen. Sie wurden nicht nur von Fehlern und Versagensängsten umgetrieben, sondern sie vermissten etwas seit Kindheitstagen – meist die Liebe der Mutter oder des Vaters. Sie waren oft dem Alkohol verfallen, ihre Ehe war geschieden oder sie lebten isoliert, doch manchmal, wie im Fall von Douglas Kelley, hatten sie die Abgründe einer Welt erblickt, der sie nicht gewachsen waren.

Wenn jemand den Weg der Selbstzerstörung schon ein gutes Stück gegangen ist, sind die Maßnahmen für Entzug und

Ausnüchterung bekannt. Dazu gehört meist eine Phase enger Überwachung durch Fachleute. Doch was ist mit jemandem, der tatsächlich in diese Richtung tendiert, der aber zugleich über viele Stärken verfügt?

Die gute Nachricht lautet: Schwarzmalerische und ähnlich negative Denkprozesse lassen sich ändern. Der erste Schritt ist, die Gedanken als das anzuerkennen, was sie sind – bloß Gedanken. Das heißt nicht, dass sie unwichtig sind oder keine Macht haben. Wir haben dramatische Beispiele ihrer Wirkung im Leben mancher Terman-Teilnehmer gesehen. Doch die Macht der Gedanken lässt sich zügeln, und das ist die erste Prämisse der kognitiven Therapie.

Die kognitive Therapie konzentriert sich darauf, schädliche Gedanken zu verändern, zum Beispiel mittels der Gedanken-stopp-Methode. Sowie sich das Sorgenkarussell zu drehen beginnt und schwarzmalerische Gedanken kommen, sagt man: »Stopp!« Unmittelbar darauf müssen die negativen Gedanken durch positivere ersetzt werden. Es ist allerdings nicht leicht, einfach Gedanken nicht zu denken. Versuchen Sie einmal, nicht an einen lila Pinguin zu denken. Sie haben bis jetzt wahrscheinlich noch nie an einen lila Pinguin gedacht, aber da wir ihn jetzt in Ihr Bewusstsein geholt haben, ist es schwierig, ihn wieder aus dem Kopf zu bringen. Die beste Methode, den Pinguin-Gedanken loszuwerden, ist, an etwas anderes zu denken. Dieses Ersetzen von Gedanken verlangt, dass man einen negativen Gedanken, den man bereits »gestoppt« hat, nun durch etwas anderes ersetzt – durch etwas Positives oder Ablenkendes.

Auch die rationale Überprüfung schwarzmalerischer Gedankenmuster und Grundüberzeugungen ist nützlich. Den meisten Menschen ist wahrscheinlich bewusst – zumindest teilweise –, dass die Dinge nicht *wirklich* so schlimm sind, wie sie manchmal erscheinen mögen, doch dieser Wahrheitsfunken wird im Wirbelsturm destruktiver Gedanken ausgeblasen. Sich Zeit zu nehmen und die Situation gründlich zu überprüfen – »Was kann schlimmstenfalls (*worst-case scenario*) passieren?« oder »Wie wahrscheinlich ist es, dass all meine Freunde mich wirklich hassen?« – und irreführende, katastrophenorientierte Gedanken und Grundüberzeugungen durch rationalere und realistischere zu ersetzen ist eine sehr sinnvolle Maßnahme. Häufig hilft auch, die Gedanken aufzuschreiben. Viele genesende Schwarzmaler profitieren vom täglichen Führen eines Tagebuchs, in dem sie sich an die guten Dinge erinnern, die ihnen heute widerfahren sind, katastrophische Gedanken abweisen und sich vernünftige Dinge für morgen vornehmen. Doch niemand, der an einem chronischen mentalen Problem leidet, sollte versuchen, eine Selbstdiagnose zu stellen oder sich selbst zu therapieren. Eine psychologische Fachberatung kann auf Behandlungsformen hinweisen, die in einem spezifischen Fall am erfolgversprechendsten sind.

Das mag wieder recht einfach klingen, doch um gewohnte Verhaltens- und Denkmuster zu verändern, bedarf es der Geduld, Ausdauer und Entschlossenheit. Viele Menschen fühlen sich zu sehr in ihren Katastrophenszenarien gefangen, um allein herauszufinden, und suchen die Hilfe eines Therapeuten. Welche Methode auch immer, die gute Nachricht ist, dass Schwarzmaler die Macht haben, realistischer zu werden. Sie können lernen, darüber zu lachen, wenn ihnen eine Eichel auf den Kopf fällt.

KAPITEL 6

Kindheit und Schule

Vorsprung und früher Abschluss

Philipp, ein gesundes Kind, wog bei seiner Geburt knapp über 3.000 Gramm. Er wurde nicht gestillt. Seine Kindheit verlief unspektakulär. Intellektuell frühreif, begann er mit dem Schulbesuch ungewöhnlich früh. Welchen Einfluss hatten diese Merkmale und Erfahrungen auf seine spätere Gesundheit und die Länge seines Lebens?

Die Folgen frühkindlicher Ereignisse für die spätere Gesundheit sind verwirrend. Zum Beispiel können Ernährungsprobleme in sehr frühem Alter eine Prädisposition für Herzerkrankungen und andere Krankheiten im Erwachsenenalter nach sich ziehen, und fehlerhafte Kindererziehung kann die spätere Reaktion auf anstrengende Herausforderungen beeinflussen, aber bei den meisten Kindern scheint es keine Folgewirkungen dieser Art zu geben. Starke Mängel sind offensichtlich ein Problem, aber wie ist es mit der großen Zahl gewöhnlicher Abweichungen – sind die Erkenntnisse über frühe Risiken übertrieben, oder gibt es ernste Faktoren, über die man sich Sorgen machen muss?

Das Geburtsgewicht der Terman-Kinder reichte von unter 2.700 bis zu 4.500 Gramm, der Durchschnitt lag bei etwa 3.600 Gramm. Manche der Babys waren im ersten Lebensjahr in keinem guten Gesundheitszustand, während andere recht kräftig waren. Später in der Kindheit wurden einige von Terman und seinem Team als »unterdurchschnittlich« und andere als »überragend« gesund eingestuft. Einige hatten bereits in der Frühkindheit Operationen oder ernste Unfälle gehabt, während andere nie im Krankenhaus waren. Natürlich ging es allen gut genug, um an der Terman-Studie teilzunehmen, sodass wir hier keine Schlussfolgerungen über sehr kranke oder traumatisierte Kinder ziehen können.

Erstaunlicherweise wiesen diese und viele andere frühe Gesundheitsindikatoren *keinen* Zusammenhang mit der Lebensdauer auf. Im Allgemeinen sagte eine bessere Gesundheit am Anfang des Lebens nichts über die spätere Gesundheitsentwicklung voraus. Das heißt nicht, dass in einer sehr großen Studie mit Hunderttausenden von Kindern sich eine solche Verknüpfung nicht in einem schmalen Ausmaß herstellen ließe. Und auf jeden Fall kann eine signifikante Mangelernährung, ein deutlich verfrühter Geburtstermin oder signifikanter Kontakt mit Giften (einschließlich pränatalen Alkohols) zu sehr ernsten langfristigen Gesundheitsproblemen führen.

Doch unsere Forschung hat uns skeptisch gemacht gegenüber Behauptungen, dass ein einzelner früher Krankheitsindikator – abgesehen von Hirnschäden – für die meisten Angehörigen der Mittelschicht eine jahrzehntelang anhaltende Bedeutung habe. Wir stellten fest, dass viele Aspekte der Frühkindheit in der Tat eine Rolle spielen, aber meist nur als Teil *allgemeiner Muster*, die sich im Leben immer deutlicher ausprägen.

Brustkinder

Das typische Terman-Kind wurde etwa acht Monate gestillt. Doch viele wurden überhaupt nie und einige wenige bis zu ihrem dritten Lebensjahr gestillt.

Vielleicht weil Neugeborene so zerbrechlich und hilflos sind oder weil das Stillen so viel mit kulturellen Traditionen und mit Gender-Debatten zu tun hat, provoziert es immer wieder hitzige Debatten. Viele Frauen fragen sich besorgt, ob und wie lange sie ihre Babys stillen sollen. In den Vereinigten Staaten ist das Stillen in den Pantheon der Gesundheitsmaßnahmen aufgenommen worden, über die man sich die größten Sorgen macht.

Es kann kein Zweifel darüber bestehen, dass Stillen in der Regel für Säuglinge gesund ist, insbesondere für solche, die ein hohes Krankheitsrisiko haben oder in armen Familien unter suboptimalen Bedingungen aufwachsen. Muttermilch enthält viele Nährstoffe und schützende Antikörper, und sie fördert eine gesunde und fortdauernde Mutter-Kind-Bindung. Doch wie groß ist der Vorteil für Kinder, die auch ohne Stillen sehr gut ernährt werden und die in stabilen Familien in einer sauberen und sicheren Umgebung aufwachsen? Ist das Stillen eine jener unabdingbaren Pflichten, die einen großen und langfristigen Einfluss auf die Gesundheit haben, oder ist es nur eine unter vielen Maßnahmen, die hilfreich sein mögen, aber keineswegs eine notwendige Voraussetzung für ein langes, gesundes Leben?

Die Terman-Kinder hatten auf diese Frage eine Antwort parat. Wir wussten, dass unsere Untersuchung das Stillen in den größeren Kontext ihres Lebens stellen würde. Wir hatten Zugang zu diesbezüglichen Daten, die ursprünglich von den Eltern erhoben worden waren und sich auf fast 1.200 Terman-Teilnehmer bezogen.

Viele Verhaltensweisen und Prozesse, die sowohl biologisch als auch sozial mit dem Stillen verbunden sind, konnten sich in den langen Jahrzehnten danach als signifikant erweisen. Doch die einfachste und aussagekräftigste Analyse müsste die Frage beantworten, ob die gestillten Terman-Kinder länger lebten und ob sie seltener an bestimmten Krankheiten starben.

In Übereinstimmung mit anderen Forschungsergebnissen kamen wir zu dem Ergebnis, dass es einen Zusammenhang zwischen Stillen und frühkindlicher Gesundheit gab. Aber wie wirkte es sich auf das ganze Leben aus? Es zeigte sich, dass das Stillen keinen sonderlichen Unterschied machte. Es gab Hinweise darauf, dass gestillte Jungen etwas gesünder waren, aber ein aussagekräftiges Muster ließ sich daraus nicht gewinnen. Das Stillen schien nach eingehender Prüfung auch auf die Persönlichkeit keinen Einfluss zu haben.

Insgesamt legen unsere Untersuchungen – in Verbindung mit der wissenschaftlichen Evidenz anderer Forscher – das Ergebnis nahe, dass Stillen wahrscheinlich gesund ist. Doch in entwickelten Regionen mit guter Grundernährung hat es einen nur sehr untergeordneten Einfluss auf die langfristige Gesundheit und Lebensdauer der Erwachsenen.

Institutionelle Erziehung

Interessanter wurde es, als wir uns die Früherziehung anschauten. Neben der Familie sind die wichtigsten frühen Einflüsse auf unserem Lebensweg die Schule und Freundschaften. Kleine Kinder haben eine Menge Prädispositionen und neu sich entwickelnde Fähigkeiten – manche sind genetisch bedingt, manche stammen aus dem Mutterleib (etwa durch die Ausschüttung von Hormonen) und andere aus der frühen Familienerfahrung. Einige der Terman-Kinder waren als Kleinkinder aktiv und andere entspannter, manche waren scheu und andere neugierig anderen Kindern gegenüber. Doch jenseits des Einflusses solcher Veranlagungen und frühen Familienerfahrungen bilden wir vor allem in der Schule und in den Erfahrungen mit Gleichaltrigen die lebenslangen Muster von Konkurrenz- oder Kooperationsverhalten, Beharrlichkeit oder Impulsivität, Isolation oder Soziabilität und schließlich Aktivität oder Passivität aus. Diese Verhaltensmuster stehen wiederum mit der späteren Gesundheit und Lebensdauer in Zusammenhang.

Bevor wir uns der frühen institutionellen Erziehung der Terman-Kinder zuwenden, möchten wir Sie bitten, einen Moment innezuhalten und über Ihre eigenen frühen Erfahrungen nachzudenken – und beantworten Sie einige der Fragen, die bereits die Eltern der Terman-Teilnehmer über diese beantwortet haben.

SELBSTBEURTEILUNG: ERSTE SCHULJAHRE

Haben Sie einen Kindergarten oder eine vergleichbare Vorschuleinrichtung besucht?

In welchem Alter sind Sie in die erste Klasse eingetreten?

Konnten Sie bereits lesen, als Sie in die Schule eintraten?

War Ihre Grundschule streng und stachelte zur Konkurrenz an?

Haben Sie je eine Klasse übersprungen?

Zwar beziehen sich all diese Antworten auf schulische Leistungen, aber es macht doch keinen Sinn, sie zur Grundlage einer Gesamtbewertung zu machen. Als wir diese Aspekte genauer untersuchten, kamen wir vielmehr zu dem Ergebnis, dass sie sich in ihrer Beziehung zum Sterblichkeitsrisiko sehr unterschiedlich darstellten. Deswegen sollten Sie, während wir fortfahren, Ihre Antworten im Gedächtnis behalten.

Vorsprung?

Die Terman-Kinder waren gute Schüler/innen, und in der Grundschule hatten die meisten exzellente Noten in den

Hauptfächern. Durchschnittlich oder schlechter schnitten sie in Kunst, Werken und Schrift ab. Das heißt, Terman war der erste Forscher, der das bekannte Vorurteil bestätigen konnte, dass all die zukünftigen Ärzte, Anwälte und Ingenieure, was immer ihre sonstigen Talente gewesen sein mögen, sich durch eine kaum leserliche Schrift auszeichneten.

Philipp, ein frühreifes, aber zappliges Kind, kam mit gerade fünf Jahren in die Schule. Da sie kognitiv früh entwickelt waren, begannen mehrere der Terman-Kinder vorzeitig mit dem Schulbesuch oder übersprangen eine Klasse.

Im Gegensatz dazu besuchte Linda mit fünf Jahren die Vorschule und kam in dem normalen Alter von sechs in die Schule, obgleich sie ein sehr intelligentes und für ihr Alter reifes Mädchen war. Wäre es Linda besser gegangen, wenn sie eine Klasse hätte überspringen dürfen? Hat die frühe oder spätere Einschulung einen langfristigen Einfluss auf Gesundheit und Lebensdauer?

Nicht nur in Amerika besuchen Kinder traditionell mit fünf Jahren den Kindergarten und mit sechs die erste Klasse. Annähernd die Hälfte der Terman-Teilnehmer kam mit sechs in die Schule. Doch eine signifikante Zahl begann mit dem Schulbesuch früher – mit fünf Jahren oder noch ein bisschen jünger. Ihre Eltern hielten sie für sehr intelligent und dachten, sie seien »schulreif« – ihre Kinder sollten so viel wie möglich so bald wie möglich lernen. Lindas Mutter hatte – wie manche anderen Eltern – in dieser Hinsicht keine Eile. Und sie wollte nicht, dass Linda jünger als ihre Klassenkameraden war.

Hatte Lindas Mutter gute Gründe für ihre Entscheidung oder war sie einfach nur übervorsichtig? Auf der einen Seite entwickeln Kinder, die jünger als ihre Klassenkameraden sind, unter Umständen nur ein geringes Selbstbewusstsein und besitzen kein sicheres Fundament für die adoleszente Szene, wenn sie die weiterführende Schule besuchen. Auf der anderen Seite können sich intellektuell frühreife Kinder, die im gleichen Alter wie ihre Peers in die Schule kommen, langweilen und infolgedessen Verhaltensstörungen entwickeln. Also haben wir den langfristigen Einfluss des Schuleintrittsalters auf Gesundheit und Lebensdauer untersucht.[34]

Wir kamen zu dem Ergebnis, dass die Terman-Teilnehmer, die sehr früh zur Schule kamen, in ihrem gesamten Leben mit Problemen zu kämpfen hatten. Zum Beispiel hatten Frühstarter wie Philipp als Erwachsene eher Anpassungsschwierigkeiten, und früh startende Mädchen neigten später eher zu Alkoholmissbrauch.

Und überraschenderweise ließ ihr Schuleintrittsalter zugleich eine Prognose für die Länge ihres Lebens zu. Die Kinder, die mit fünf Jahren in die erste Klasse kamen, hatten ein höheres Risiko, früh zu sterben, und diejenigen, die im Regelalter von sechs Jahren mit der Schule begannen, lebten länger. Genauso, wie wir entdeckt hatten, dass ein Element der kindlichen Persönlichkeit – Diszipliniertheit/Gewissenhaftigkeit – für die Gesundheit in späteren Jahrzehnten eine große Rolle spielte, sahen wir jetzt, dass etwas scheinbar so wenig auf die Gesundheit Bezogenes wie das Alter des Schuleintritts etwas über die Chancen auf ein langes Leben sagte.

Es gab keine Einzelaspekte, die das erhöhte Risiko für diejenigen erklärten, die früher als der Durchschnitt mit der Schule anfingen. Tatsächlich führten viele der frühreifen Terman-Teilnehmer ein langes und gesundes Leben. Aber es war doch unübersehbar, dass etwas sehr schieflaufen konnte, wenn die Kinder zu schnell mit zu ehrgeizigen Ansprüchen konfrontiert wurden. Da die Beziehung zu den Klassenkameraden für Kinder so wichtig ist, kann ein asynchroner Start manche auf die schiefe Ebene führen. Wir kamen zu dem Schluss, dass Eltern ihre Kinder nicht mit fünf Jahren einschulen sollten, um ihnen einen »Vorsprung« zu verschaffen. Der frühe Start – seinen Alterskollegen vorauszueilen – ist ein Mythos, der in die Sackgasse führt.

Eine Klasse überspringen?

Linda war keine Frühstarterin, aber ihr fiel alles sehr leicht. Sie war in allen Fächern gut und hatte sogar eine leserliche Handschrift. Sie hatte viele Freundinnen, und ihre Lehrerin beobachtete, dass sie uneigennützig und überdurchschnittlich vernünftig war. Sie spielte gerne mit ihren Puppen und Hüpfkästchen mit ihren Freundinnen. Damit gehörte sie sowohl vom Schulalter wie von ihren Aktivitäten her zu den »Traditionellen«. Linda machte auch das Lernen Spaß – alles schien ihr zuzufliegen. Tatsächlich erhöhte Linda das Tempo und übersprang die vierte Klasse, sodass sie nach Abschluss der dritten in die fünfte Klasse kam. War das eine gute Idee?

Da die Terman-Kinder in unterschiedlichem Alter eingeschult wurden und manche eine Schulklasse übersprangen oder wiederholten, hatten sie verschiedene Schullaufbahnen mit unterschiedlichen Erfahrungen. Am Ende der achten Klasse waren manche Schüler so alt wie ihre Klassenkameraden, während andere älter oder jünger waren. Wir fragten uns, ob der Beginn der Pubertät der entscheidende Wendepunkt war. Aber das war er nicht: die Altersgleichheit mit den Peers wies keinen signifikanten Zusammenhang mit dem Sterberisiko auf. Es war vielmehr das Alter des *Schuleintritts*, das den Unterschied ausmachte. Linda blieb beispielsweise beliebt und gut angepasst, sie kam weiterhin in der Schule gut zurecht und erlitt durch das Überspringen einer Schulklasse keine Nachteile.

Zeit zum Spielen

So hatte das Problem mit dem frühen Schuleintritt vielleicht etwas mit ehrgeizigen Eltern zu tun, die ihre Vorschulkinder erbarmungslos drängten, vorwärtszukommen. Um das zu überprüfen, setzten wir uns mit der Möglichkeit auseinander, ob es darauf ankam, ab welchem Alter die Kinder lesen konnten. In der Tat lernte etwa ein Drittel der Kinder vor der ersten Klasse lesen, insbesondere diejenigen, die in einer Vorschuleinrichtung mehr Förderung erhalten hatten und deren Eltern über einen besseren Bildungshintergrund und höheren Berufsstatus verfügten. Hatte das einen Einfluss? Auf die Lebenslänge nicht. Wer sehr früh lesen konnte, dem fiel es nicht selten schwerer, sich später im Leben mental anzupassen, doch das Alter, in dem Kinder mit dem Lesen begannen, hatte keinerlei Beziehung zu einem lebenslang erhöhten Sterberisiko. Intelligent und frühreif zu sein war nicht das Problem. Problematisch war nur, zu früh mit dem Schulbesuch zu beginnen.

Um dieses Ergebnis besser zu verstehen, betrachten wir noch einmal Philipp. Ein intelligenter Junge – selbst im Vergleich mit den anderen Terman-Kindern –, war Philipp in vielerlei Belangen ein Vorreiter. Früher als die meisten Kinder ging er vom Fläschchen zu fester Nahrung über, er bekam früh seine Zähne, er lernte früher laufen und sprechen als andere Kinder. Selbst seine Sorgen und Kümmernisse wirkten wie die eines Erwachsenen. Er war lebhaft, kontaktfreudig und ohne Frage sehr aufgeweckt, und so ist es nicht verwunderlich, dass seine Mutter seine Energie und Intelligenz in konstruktivere Bahnen lenken wollte. Dass er seine Spielsachen systematisch auseinandernahm, schien ihr für seine Begabung auf Dauer nicht adäquat. Vielleicht hatte sie auch die Hoffnung, dass die strukturierte Umgebung eines Klassenzimmers ihn zu mehr Verantwortung und Fleiß anhalten würde – er war freundlich und beliebt, aber nicht sehr diszipliniert oder gewissenhaft.

Leider ging ihr Plan nicht auf. Durch den sehr frühen Schuleintritt verlor Philipp die unstrukturierte Zeit zum Spielen, die, wie Psychologen wissen, für eine gesunde Entwicklung sehr wichtig ist. Philipps Leistungen in der Schule waren gut, aber ungleichmäßig. In manchen Fächern (die er interessant fand) bewerteten ihn die Lehrer als »überragend«, in anderen dagegen war er nur durchschnittlich. Seine Haltung in den ersten Schuljahren führte zu der Beurteilung, er wolle »andere übertreffen und sich vor ihnen hervortun«, aber gleichwohl zeigte er wenig Durchhaltevermögen in Fächern, die ihn nicht interessierten. Er war bei seinen Schulkameraden beliebt, wurde nicht oft gehänselt, auch wenn seine Lehrer meinten, er versuche »durch sein Verhalten, Aufmerksamkeit zu erregen«. Die Beschleunigung des Lebenstempos bei diesem frühreifen und angstanfälligen Kind bedeutete ein ungesundes Maß an Stressbelastungen.

Wir wissen heute (auch wenn es damals noch nicht bekannt war), dass sich das Gehirn von Kindern und sogar von Teenagern immer noch entwickelt. Philipps Probleme mit Impulsivitätskontrolle und Konzentration wurden sicher nicht dadurch weniger, dass er frühzeitig der Konkurrenzsituation im Klassenzimmer ausgesetzt wurde. Und da er einer der jüngsten in der Klasse war, fühlte er wahrscheinlich das Bedürfnis, sich zu beweisen.

Höhere Bildung

Bildung ist eine der großen Vorhersagevariablen für das zukünftige Einkommen in unserer Gesellschaft – Personen mit einem Studienabschluss verdienen mehr als Personen, die nur ein Abitur vorweisen können, und Abiturienten stehen in der Regel besser da als Personen ohne Abitur. Es gibt auch die in zahlreichen Studien belegte Erkenntnis, dass der sozioökonomische Status eine große Rolle für die Gesundheit spielt. Aber das heißt nicht unbedingt, dass eine höhere Bildung zu einem längeren Leben führt.

Es ist immer schwierig, Einflüsse der Bildung von Einflüssen der Intelligenz zu unterscheiden – intelligentere Personen haben gewöhnlich eine höhere Schulbildung, sind gesünder, verstehen mehr von Gesundheit und leben länger. So wollten wir den Bildungsgrad und seinen Einfluss auf die Terman-Teilnehmer untersuchen, die alle sehr intelligent waren. Lebten die Teilnehmer mit der besten Bildung am längsten?

Fast alle Terman-Teilnehmer besuchten die Highschool und etwa zwei Drittel schlossen das College ab. Davon machten wiederum viele später einen Universitätsabschluss. Es blieben aber immer noch viele, die nicht zum College gingen oder es ohne Abschluss verließen. Insgesamt 53 Männer bestanden die Abschlussprüfung nicht! Sie waren allesamt intelligent, aber viele andere Lebensumstände bestimmten darüber, wer einen Zugang zur höheren Bildung bekam. Weniger als ein Drittel der College-Absolventen schlossen mit Auszeichnung ab – gemessen daran, wie intelligent sie waren, scheinen sich viele nicht sehr angestrengt zu haben.

Überrascht hat uns, dass der Bildungsgrad selbst keinen Schluss auf die spätere Gesundheit und ein langes Leben zuließ. Die gebildeteren Terman-Teilnehmer waren gesünder und lebten ein weniger länger, aber das war kein wichtiger Faktor im Vergleich zu anderen persönlichen und sozialen Vorhersagevariablen, die häufig mit einem erfolgreichen Schulbesuch einhergingen. Die besser Gebildeten waren produktiver, wenn sie älter wurden – sie hatten mehr Erfolg im Beruf und eine höhere Wahrscheinlichkeit, weiterzuarbeiten, persönlich zu wachsen, kreativ zu sein und Dinge zu bewegen. Aber das lag nicht in erster Linie an ihrem Bildungsweg. Vielmehr lag das daran, dass sie ausdauernd waren, dass sie fähiger und motivierter waren, ihr Leben in die Hand zu nehmen und soziale Herausforderungen zu meistern.

Die Teilnehmer, die eine bessere Bildung genossen, erfolgreicher und gesünder waren, hatten Eltern, die ebenfalls bereits zu den Gebildeteren gehört hatten und erfolgreich gewesen waren. Ihre Eltern schätzten Leistungsbereitschaft und Tüchtigkeit sehr hoch ein. Solch hohe Erwartungen, verbunden mit einem förderlichen sozialen Umfeld, halfen Kindern, die zugleich charakterlich eine disziplinierte Disposition hatten, gesündere Lebenswege einzuschlagen.

Was heißt das Ganze für Sie?
Wegweiser zu Gesundheit und einem langen Leben

Im Jahre 1956, als Terman starb, hatte seine Studie gründlich mit dem Klischee aufgeräumt, dass begabte Kinder langweilige Streber oder komische Freaks seien. Über 95 Prozent dieser intelligenten Kinder nahmen zu dieser Zeit noch immer an der Studie teil, und die meisten waren immer noch auf den verschiedensten Gebieten aktiv und erfolgreich. Doch abgesehen von ihren natürlichen Fähigkeiten unterschieden sich diese Menschen in ihrer Persönlichkeit, in ihrer Beharrlichkeit und in der Qualität der Bildung, die sie erhalten hatten. Diejenigen, die in der Schule von Anfang an gut vorankamen und ihre Kompetenz in zwischenmenschliche und soziale Bereiche übertragen konnten, führten nicht nur ein gutes Leben, sondern blieben auch lange gesund. Bloß schafften sie es nie, ihre unleserliche Handschrift zu verbessern.

Heutzutage wird dem Zusammenhang von frühen Lebenserfahrungen und späterer Gesundheitsentwicklung große Aufmerksamkeit gewidmet. Das hat sowohl Vor- als auch Nachteile. Das Gute daran ist, dass Mediziner langsam begreifen, dass viele Krankheiten im mittleren Alter sehr frühe Wurzeln haben. Das Schlechte daran ist, dass diese Risiken oft als bedrohlicher und unabwendbarer angesehen werden, als sie es tatsächlich sind. Wir haben festgestellt, dass eine Menge wichtiger gesundheitsrelevanter Verhaltensmuster ihren Ursprung in Kindheit und Jugend haben, aber zugleich, dass diese Lebensmuster *verändert und verbessert werden können*. In den folgenden Kapiteln werden wir einige dieser Lebensmuster genauer unter die Lupe nehmen – Ehe und Scheidung, gute und schlechte Fitnessaktivitäten, Erfolge und Misserfolge im Beruf, Glaube und Religionszugehörigkeit etc.

Einige wenige Aspekte der Schulzeit standen in deutlichem Zusammenhang mit Gesundheit und Lebensdauer: Eine frühe Einschulung stellte sich für die meisten Betroffenen als problematisch heraus. Viele der früh Eingeschulten irrten als Erwachsene von einem ausgewogenen Weg ab und kümmerten sich zu wenig um ihre Gesundheit. Ihre Chancen auf ein langes Leben standen weniger gut.

Gleichwohl hatte die Beschleunigung des Schulbesuchs nicht immer negative Auswirkungen. Nehmen wir zum Beispiel Lee Cronbach. Der öffentlich bekannte Terman-Teilnehmer machte sich später auf den Gebieten der Lern- und Testpsychologie einen Namen. Mit nur vier Jahren berechnete der kleine Cronbach bereits den Kilopreis von Kartoffeln und verglich ihn mit den Angeboten in verschiedenen Supermärkten.[35] Seine Mutter wollte seine Begabung nicht brachliegen lassen und ließ ihn mit fünf Jahren in die zweite Klasse einschulen. Mit achtzehn Jahren, wenn die meisten Jungen die Highschool abschließen, hatte Lee bereits seinen Bachelor in der Tasche. Er heiratete später, gründete eine Familie und hatte eine überaus glänzende Karriere. Er wurde 85 Jahre alt. Wie wir später herausfanden, als wir uns eingehender mit Leben, Ehe und Berufswegen der Terman-Teilnehmer befassten, konnten diejenigen, die früh in ihrem Leben großen Stressbelastungen ausgesetzt gewesen waren, die aber in ihrem jungen Erwachsenenalter das Heft in die Hand nahmen, die frühen Gesundheitsgefährdungen hinter sich lassen.

Was, wenn Sie sehr früh eingeschult wurden, eine schwierige Schulzeit hatten, kränklich waren und es nie auf die Universität geschafft haben? Ist es dann Zeit, den Arzt aufzusuchen? Nicht unbedingt. Viele andere Faktoren sind für die Lebensdauer entscheidender.

KAPITEL 7

Scheidung der Eltern

Manche waren stabil

D onna war dreizehn Jahre alt, als ihre Eltern 1924 geschieden wurden. Donna war in ihrer Familie glücklich gewesen, und die Trennung traf sie schwer. Zwar hatte sie später beruflichen Erfolg in der Werbebranche, aber von dem Zerbrechen ihrer Familie erholte sie sich eigentlich nie mehr. Anscheinend wirkte es sich schließlich auf ihre Gesundheit aus, und Donna starb 1970 in dem relativ jungen Alter von 59 Jahren. Wir fragten uns, ob es unter den Terman-Teilnehmern ähnliche Geschichten wie die von Donna gab und, wenn ja, welche langfristigen Konsequenzen für die Lebenswege sich daraus ergeben hatten. Wie konnte etwas, das jemandem mit dreizehn Jahren widerfuhr, zu seinem Tod mit 59 führen?

Es ist wissenschaftlich hinreichend belegt, dass die Scheidung von Eltern Kindern Schaden zufügen kann, zumindest kurzfristig. Doch was ist mit den Langzeitfolgen über die Jahrzehnte hinweg? Lässt sich die Kindheitserfahrung der Scheidung mit dem zukünftigen Sterblichkeitsrisiko viele Jahre später in Verbindung bringen?

Gesundheitsforscher haben sich bisher nicht sonderlich darum gekümmert, ob die Scheidung der Eltern und vergleichbare Familienprobleme ein signifikantes Risiko für die

Entwicklung späterer Herzkrankheiten, Krebs und anderer Gesundheitsbedrohungen darstellen. Die Scheidung der Eltern stellt keinen biologischen Risikofaktor dar wie zum Beispiel ein zu hoher Cholesterinwert im Blut. Ärzte befragen ihre erwachsenen Patienten in der Regel nicht danach, auch wenn Kinderärzte sich über Risiken im Teenageralter berechtigte Sorgen machen mögen.

Es ist sehr selten, dass man Kinder aus geschiedenen Familien über Jahrzehnte wissenschaftlich begleiten kann. Nur wenig war über langfristige Auswirkungen auf die Gesundheit bekannt, bevor wir mit unserer Studie über die Terman-Teilnehmer begannen.

Auch Patricia war, ähnlich wie Donna, noch jung, als sich ihre Eltern scheiden ließen – sie war erst zehn Jahre alt. James und Zappelphilipp kamen ebenfalls aus Familien mit Scheidungshintergrund. Waren die Ergebnisse ähnlich, oder gab es auffallende Unterschiede? Als sie erwachsen wurden, hatte da die Scheidung ihrer Eltern auch Einfluss auf ihre eigenen Ehen?

Scheidung der Eltern und Lebensdauer

Alle Eltern, die über Scheidung nachdenken, machen sich große Sorgen, welche Folgen die Veränderung für ihre Kinder hat. Um diese Folgen bei den Terman-Kindern zu beurteilen, konzentrierten wir uns auf zwei Ereignisse, die für Familien eine große Erschütterung bedeuten – Tod und Scheidung. Mehr als ein Drittel der Terman-Kinder war vor dem 21. Lebensjahr mit einem dieser Umstände konfrontiert worden.

Der Tod der Mutter oder des Vaters ist für Kinder gewiss traumatisch. Deshalb haben viele Gemeinden und Religionen verschiedene Rituale entwickelt, um den Schicksalsschlag für die Überlebenden zu mildern. Hat der Tod eines Elternteils negative Auswirkungen auf die Lebenszeit? Es überraschte uns, dass ein solcher Todesfall, obgleich er für Kinder gewöhnlich schwer zu verkraften ist, keinen messbaren Einfluss auf das Sterblichkeitsrisiko hatte. Die Kinder passten sich der neuen Situation an und lebten weiter.

Hier hörten die guten Nachrichten auf. Zwar scheint es besser zu sein, einen Elternteil durch Scheidung statt durch den Tod zu verlieren, aber wir kamen zum gegenteiligen Ergebnis. Die langfristigen Folgen für die Gesundheit waren nach einer Scheidung der Eltern oft verheerend – es war zweifellos ein riskanter Lebensschritt, der viele der jungen Terman-Teilnehmer auf ihrem Lebensweg negativ beeinflusste. Kinder aus geschiedenen Familien starben fast fünf Jahre früher als Kinder aus intakten Familien. Die Scheidung der Eltern, nicht der Tod des Vaters oder der Mutter, war das Risiko. In der Tat war die Scheidung der Eltern während der Kindheit die stärkste soziale Vorhersagevariable für einen frühen Tod viele Jahre später.[36]

Als ihre Eltern sich trennten, blieben Donna und ihr Bruder bei ihrer Mutter. Donna ging weiter auf die gleiche Schule und besuchte gelegentlich die gleiche evangelische Kirche. Ihre Mutter fand eine Anstellung als Bürokraft, und es schien in Donnas Leben nur wenig offen sichtbare Diskontinuität zu geben. Zu der Zeit, als Donna ihren Führerschein machte, heiratete ihre Mutter ein zweites Mal. Bald darauf ging Donna aufs College, ergriff einen Beruf und gründete eine eigene Familie.

Philipps Eltern ließen sich scheiden, als er dreizehn war. Er hatte sowohl zu seiner Mutter als auch zu seinem Vater ein enges Verhältnis und berichtete später, dass es mit beiden so gut wie nie Streit gab. Laut seiner eigenen Aussage war die Trennung ein prägendes Ereignis in seinem Leben. Auch er blieb nach der Trennung bei seiner Mutter, die aber, anders als Donnas Mutter, kämpfen musste, um finanziell über die Runden zu kommen. Philipps Neigungen zu Angst und Besorgnis verschärften sich durch den Scheidungsstress und den nachfolgenden Mangel an Stabilität, und so war es für ihn sicherlich eine Erleichterung, als er in die Armee eintrat und mehr Kontrolle über sein eigenes Leben gewann. Die Strukturiertheit und Routine des militärischen Lebens schienen ihm gut zu bekommen, und er blieb mehrere Jahre im Dienst. Gleichwohl gab er 1950 gegenüber Terman an, er habe sein Potenzial nicht ausgeschöpft und sei mit seiner Arbeit nicht sehr zufrieden. Auch Philipp heiratete und gründete eine Familie, bevor er 1941 im militärischen Auftrag nach Übersee ging. Er starb 1974 an einem Herzinfarkt. Er war 64 Jahre alt.

Scheidung und vorzeitiger Tod

Donna und Philipp starben relativ früh. Wie hing das Erleben der elterlichen Scheidung mit einem höheren Sterblichkeitsrisiko zusammen?[37] Da wir und andere Forscher herausgefunden hatten, dass der Tod eines Elternteils in der Regel keine langfristige Gesundheitsbedrohung darstellt, dachten wir, es müsse etwas mit dem Zerbrechen der Familie, vielleicht mit Streit und schwerwiegendem Kummer zu tun haben.

Es erscheint zwar paradox, aber als Erstes mussten wir untersuchen, ob das Kind das Problem war. Wir wussten, dass undisziplinierte Kinder und diejenigen, die zu bestimmten »wilden« Eigenschaften neigten (z. B. Impulsivität und Launenhaftigkeit), eher kein langes Leben zu erwarten hatten. So war es vielleicht Donnas ungezügeltes Temperament, das die Scheidung ihrer Eltern mit ausgelöst und dann zu ihrem eigenen frühen Tod geführt hatte. Oder, um es unverblümt zu sagen, vielleicht war es Donnas Schuld und nicht die ihrer Eltern. Wenn das zuträfe, so wäre es interessant zu wissen, denn es könnte heißen, dass die Ehescheidung der Eltern keine ursächliche Rolle für den späteren frühen Tod der Terman-Kinder spielte.

Wir fanden heraus, dass die Persönlichkeit des Kindes und die Auswirkungen der elterlichen Scheidung in keinem ursächlichen Zusammenhang standen. Beides waren unabhängig voneinander bestehende Risikofaktoren. Die Krisen der Familien gingen jedenfalls nicht von den Kindern aus. Auch wenn die schwere Erkrankung oder starke Behinderung eines Kindes eine Belastung für die Ehe darstellen kann, so war das bei der Stichprobe von Termans 1.528 intelligenten und im Allgemeinen gesunden Kindern nicht der Fall.

Ehe und Scheidung haben für Männer und Frauen unterschiedliche Bedeutung, also differenzierten wir unsere statistischen Analysen nach Geschlechtern. Wir überprüften daraufhin mit der Hilfe der Doktorandin Joan Tucker anhand der Sterbeurkunden die Todesursachen. In der Tat lagen die Dinge bei Jungen anders als bei Mädchen. Wir stellten fest, dass Männer, die als Kinder die Scheidung ihrer Eltern erlebt hatten, besonders häufig aufgrund von Unfällen oder durch Gewalteinwirkung starben, was den Schluss nahelegt, dass sie leichtsinnigere oder waghalsigere Erwachsene geworden waren. Doch sowohl Männer als auch Frauen, deren Eltern sich hatten scheiden lassen, hatten ebenfalls ein erhöhtes Risiko, aus anderen Ursachen zu sterben, darunter Krebs, Herzinfarkt und Schlaganfall. Mit anderen Worten: Die elterliche Scheidung war generell ein starker Risikofaktor, insbesondere für Verletzungstode, aber auch für letale Krankheiten.

Eine Scheidung kann die wirtschaftliche Situation von Familien drastisch verändern, also wollten wir wissen, inwieweit finanzielle Engpässe nach einer Scheidung langfristige Lebensrisiken mit sich bringen. Zwar stammten die meisten Terman-Teilnehmer aus der Mittelschicht, aber es gab gleichwohl Unterschiede im sozioökonomischen Status (ermittelt nach einem Schlüssel, in dem Einkommen, Beruf und Bildungsgrad kombiniert waren). Insgesamt ging die Scheidung zu Lasten des Lebensstandards der Kinder, doch waren bestimmte individuelle

Unterschiede zwischen den Familien evident. Donnas Mutter war in der Lage, relativ schnell ein ausreichendes Einkommen zu erzielen, während Philipps Mutter immerfort in finanziellen Schwierigkeiten steckte, bis Philipp das Haus verließ. Wenn wir uns die Gruppe als Ganzes anschauen, erkannten wir, dass ein Absturz im sozioökonomischen Status für manche dieser Scheidungskinder eine wichtige Rolle spielte, insbesondere für Mädchen. Doch zu unserer Überraschung erwiesen sich andere Faktoren als bedeutsamer. Bei der Suche nach den Gründen, warum manche Menschen lange lebten und andere früh starben, wurde klar, dass es dabei nicht in erster Linie um wirtschaftliche Fragen ging.

Das wahre Problem bei der elterlichen Scheidung

Wie unterschieden sich die Scheidungskinder von Kindern aus intakten Familien, nachdem sie erwachsen geworden waren? Wir wollten wissen, ob die beiden Gruppen verschiedene Ausbildungsgrade erreicht hatten. In der Tat war ein Unterschied, dass sowohl die Jungen als auch die Mädchen aus Scheidungsfamilien dazu neigten, ihre Ausbildung früher zu beenden – viele waren entmutigt und hatten die Motivation zum sozialen Aufstieg verloren. Dieses Handicap hatte nicht nur Einfluss auf ihr zukünftiges Einkommen, sondern auf das gesamte Karrierespektrum. Diese Kluft war vor allem bei den Jungen/Männern deutlich und half zum Teil, ihr erhöhtes Sterberisiko zu erklären. Von Männern wurde zu Termans Zeiten erwartet, dass sie Familienvorstände waren. Ein geringerer beruflicher Erfolg erschwerte ihnen diese Rolle, er führte zu einem geringeren sozialen Status als Erwachsener, vermehrte ihre stresserfüllten Verhaltensmuster und schließlich ihr Sterberisiko. Dieser Nachteil fiel für die Terman-Mädchen nicht so stark ins Gewicht, wahrscheinlich, weil von Frauen damals nicht erwartet wurde, sich so stark über ihren Beruf oder andere außerfamiliäre Tätigkeiten zu definieren.

Starkes Trinken und Rauchen sind natürlich signifikante Gesundheitsrisiken, und Scheidungskinder neigten häufiger dazu als Kinder aus intakten Familien. Das galt besonders für das Rauchen. Nur ein Viertel der Männer aus Scheidungsfamilien rauchte nie, verglichen mit über einem Drittel der Männer aus intakten Familien. Bei den Frauen war der Unterschied besonders dramatisch: Mehr als doppelt so viele Frauen aus intakten Familien vermieden – im Vergleich zu denen aus geschiedenen Familien – das Rauchen. Und Frauen aus geschiedenen Familien waren doppelt so häufig starke Raucherinnen. Donna, eine Art rebellischer Wildfang, begann kurz nach Eintritt ins College mit dem Rauchen und behielt es für den Rest ihres Lebens bei.

Wenn man berücksichtigt, wie viele Frauen aus geschiedenen Familien rauchten, dann hilft das, ihr größeres Sterblichkeitsrisiko zu erklären – die frühe Erschütterung der Familiengeborgenheit war eine triftige Vorhersagevariable für einen nachhaltig gefahrvollen Lebensstil. Während andere Forscher erhöhte kurzfristige Risiken für Scheidungskinder bestätigt haben, wiesen unsere Befunde auf sehr reale langfristige Auswirkungen hin. Die Ergebnisse decken sich auch mit epidemiologischen Untersuchungen, die zeigen, dass Nachkommen von geschiedenen Eltern ein höheres Krebsrisiko haben, insbesondere Krebsarten, die mit Tabak- und Alkoholgenuss zusammenhängen.[38] Doch selbst Rauchen und Trinken waren nicht die Haupterklärung für das erhöhte Sterblichkeitsrisiko von Personen wie Donna und Philipp.

Die Geschichte wiederholt sich

Kinder von geschiedenen Eltern hatten ein erheblich höheres Risiko, selber geschieden zu werden. Und diese späteren Brüche in ihren Beziehungen setzten sie einem signifikant größeren Sterblichkeitsrisiko aus. Insbesondere für Männer erwies sich dieses Muster als nachteilig. Dieser Zusammenhang war eine unserer wichtigsten Entdeckungen.

Das Muster zeigte sich sowohl bei Philipp als auch bei Donna. Donna, die es schaffte, eine erfolgreiche berufliche Karriere mit der Erziehung zweier lebhafter Söhne in Einklang zu bringen, konnte ein Scheitern ihrer Ehe nicht verhindern. Die Jungen blieben bei ihr. Wie ihre eigene Mutter sorgte Donna für einen stabilen Übergang und finanzielle Sicherheit, während sie aufwuchsen. Doch infolge ihrer instabilen Kindheit, ihrer Scheidung und der Anforderungen des Berufs gelang es ihr nicht, einen Kreis von Freunden aufrechtzuerhalten. Sie konnte nicht aufhören zu rauchen, sie konnte ihr Gewicht nicht halten und starb an Lungenkrebs.

Philipps Ehe endete ebenfalls in der Scheidung, kurz nachdem er aus dem Zweiten Weltkrieg vom Pazifik zurückgekehrt war. Es ist schwer zu sagen, in welchem Maß seine Scheidung von der Trennung wegen des Krieges und den daraus resultierenden Belastungen beeinflusst war oder von seiner Erfahrung der Konflikte seiner Eltern. Was wir jedoch wissen, ist, dass ungeachtet der Ursachen die Scheidung ein sehr großes Gesundheitsrisiko für ihn und viele der Terman-Teilnehmer war. Eines der Hauptprobleme war, dass diejenigen, deren Eltern sich hatten scheiden lassen, weniger Gruppen zugehörten und geringere Außenkontakte hatten, als sie erwachsen wurden. Wir werden auf dieses wichtige Thema später zurückkommen, wenn wir über die Wichtigkeit lebenslanger stabiler Beziehungen und sozialer Bindungen für Gesundheit und langes Leben sprechen wollen.

Der Phönix aus der Asche

Trotz der sehr realen Risiken, die mit der Scheidung der Eltern verbunden sind, gab es Terman-Kinder wie Patricia und James, deren Eltern sich scheiden ließen und die ein langes Leben lebten. Wahrscheinlich wäre es übertrieben, zu sagen, dass manche Terman-Teilnehmer wie der Phönix aus der Asche stiegen, doch was befähigte einige dieser Menschen, entgegen der ungünstigen Ausgangslage ihr Leben in den Griff zu bekommen und sogar Erfolg zu haben? Die meisten Studien wären nicht in der Lage, den Lebensweg der Betreffenden zu verfolgen und herauszufinden, was die hilfreichen Faktoren waren. Doch dank der enormen Leistung Termans und seiner Kollegen und Nachfolger konnten wir genau diese Untersuchung anstellen.

Patricia und James kamen beide wieder auf die Beine – sie lebten ein langes Leben, obgleich sie in ihrer Kindheit mit einem signifikanten Risikofaktor belastet waren. Ihre eigenen Ehen – James heiratete nach stürmischer Brautwerbung Irene und Patricia nach langer, tastender Verlobungszeit Charles – waren glücklich und spielten mit Sicherheit eine wichtige Rolle beim Erreichen eines hohen Alters.

Sowohl der taktvolle, charismatische James als auch die bedachte Patricia berichteten, dass sie mit ihren Partnern viele gemeinsame Interessen hätten, und betrachteten ihre Ehen als überdurchschnittlich gelungen. Sie sagten auch, wenn sie alles noch einmal durchleben könnten, würden sie sich für denselben Lebenspartner entscheiden. (Diese eheliche Übereinstimmung ist nicht unbedeutend, wie wir noch sehen werden, wenn wir Ehen im Detail analysieren.) Weder Patricia noch James rauchten, keiner von beiden war aufgrund der elterlichen Scheidung in wirtschaftliche Not geraten, und beide hatten eine gute Bildung. Patricia hatte vier Jahre lang ein College besucht und war gleich darauf Schadenssachverständige bei einer angesehen Versicherung geworden. James hatte, trotz kleinerer Rückschläge, ebenfalls nach vier Jahren seinen Abschluss gemacht. Alles das trug zu ihrer Lebensdauer bei. Gleichwohl spürten wir, dass doch noch etwas anderes im Spiel war.

Als wir uns die Lebenswege der Terman-Teilnehmer ansahen, drängte sich uns die Annahme auf, dass das familiäre Umfeld in der Kindheit langfristig für ihre Gesundheit wichtig gewesen sein musste. Zum Glück hatte Terman, der umsichtige, alles testende Empiriker, Daten darüber gesammelt, ob die Teilnehmer eine starke Bindung ihren Eltern gegenüber hatten, wie groß ihre Bewunderung und Zuneigung gegenüber dem jeweiligen Elternteil waren und wie weit die Eltern sie unterstützt hatten. Wir fassten diese Fragen zusammen, um so die positive Familienumwelt zu bewerten. Es stellte sich heraus, dass positive Familienattribute eher intakten Familien zugewiesen wurden als Scheidungsfamilien. Das war nicht weiter überraschend. Uns überraschte jedoch, was für diejenigen am wichtigsten war, deren Eltern sich hatten scheiden lassen.

Viele andere Forscher haben sich damit befasst, welche potenziellen langfristigen Probleme sich mit sogenannten Risikofamilien verbinden – Familien, die mehr durch Konflikte als durch gegenseitige Unterstützung gekennzeichnet sind.[39] Wir wollten wissen, ob Kinder aus einem solchen risikobehafteten Umfeld – elterliche Scheidung *und* Mangel an positiven Familienemotionen – besonders auffällig waren und ob umgekehrt ein positives Familienumfeld diejenigen mehr beschützte, deren Eltern sich scheiden ließen.

Positive Familienmerkmale waren in ganz anderer Hinsicht wichtig, als wir erwartet hatten. Für Jungen in der Scheidungsgruppe waren positive Familiengefühle eher schädlich – diese Jungen lebten kürzer.[40] Es erwies sich als besonders traumatisch, wenn ein scheinbar positives, gesundes Elternhaus in die Brüche ging. In Familien hingegen, die ohnehin schwerwiegende Probleme hatten, erwiesen sich Trennungen oft als

Entlastung.[41] Dieser Befund steht im Einklang mit dem oft gehörten Rat, dass ein Zusammenbleiben nur wegen der Kinder gewöhnlich nicht hilfreich ist. Wir stimmen diesem Rat nur mit der Ergänzung zu, dass ein Zusammenbleiben wegen der Kinder dann nicht hilfreich ist, *wenn das familiäre Umfeld stark belastet und unglücklich ist.*

Für Mädchen spielte dieser Aspekt des Familienlebens für die Lebensdauer keine Rolle. Ehrlich gesagt wissen wir nicht, warum. Doch wie wir später noch sehen werden, waren für die Lebensdauer der Terman-Männer und der Terman-Frauen unterschiedliche Dinge relevant.

Die Widerstandsfähigkeit

Abgesehen davon, dass sie glückliche Ehen führten und Zigaretten und andere ungesunde Verhaltensweisen mieden, hatten Patricia und James – die länger Lebenden – noch etwas anderes gemeinsam. 1950 berichteten sie und andere robuste Teilnehmer, dass ihr Beruf sie mit tiefer Befriedigung erfülle und dass sie ihr intellektuelles Potenzial voll ausgeschöpft hätten. Vergleichen wir das mit Philipp, der, wie wir uns erinnern, sein Potenzial nicht verwirklichen konnte und der beruflich zwar nicht vollkommen unzufrieden, aber auch nicht wirklich zufrieden war.

Das Gefühl, mit dem eigenen Leben und den eigenen Leistungen zufrieden zu sein, war für die Widerstandskraft sehr wichtig. Die Terman-Teilnehmer (insbesondere die Männer), die im mittleren Alter mit ihrem Leben und Beruf persönlich zufrieden waren, zeigten sich gegen negative Einflüsse ihrer Kindheitstraumata gut gewappnet. Das mag selbstverständlich klingen. Die erstaunliche Wendung aber war, dass dieses Gefühl der Zufriedenheit nur für diejenigen ein längeres Leben verhieß, deren Eltern sich hatten scheiden lassen. Auch wenn die anderen – deren Eltern die Ehe fortgesetzt hatten – mit dem von ihnen Erreichten zufrieden waren (oder mit dem Nichterreichten unzufrieden waren), so hatte das keinerlei Auswirkung auf ihr Sterblichkeitsrisiko. Diese schützende Kraft – diese zusätzliche gesundheitsrelevante Reife – entstand erst angesichts der Herausforderung durch die elterliche Scheidung. Personen, die in der Lage waren, Widerstandskraft in sich zu mobilisieren, um Notsituationen zu überstehen, lebten länger.

Somit lässt sich tatsächlich davon sprechen, dass man stärker wird, wenn man Unglück überwindet. Nebenbei ist es interessant, dass die meisten Studien über Stress und Widerstandskraft nie zu einem solchen Ergebnis kommen konnten, weil sie nicht in der Lage waren, die notwendigen Vergleiche durchzuführen. Die meisten Studien über Menschen, die ein Trauma oder Stress erleiden, untersuchen, wer über Widerstandskraft verfügt, aber sie beziehen keine Menschen ein, die von *keinem* Trauma oder Scheidungsstress betroffen sind. Und so können sie keine Aussage darüber machen, ob schützende Verhaltensmuster generell für die Herausforderungen des Lebens nützlich sind oder ob sie nur für die wertvoll sind, die sich in einer speziellen Belastungssituation befinden.

Widerstandsfähige Temperamente

Hatte die Widerstandskraft bestimmter Terman-Teilnehmer auch etwas mit ihrem Temperament oder ihrer Persönlichkeit zu tun? Hatten einige Kinder bestimmte innere Eigenschaften, die ihnen dabei halfen, den Belastungen eines unglücklichen Familienlebens standzuhalten? Diese Fragen sind keineswegs neu: Andere Forscher haben herausgefunden, dass individuelle Faktoren, von denen einige genetisch sind, zu den negativen Folgen beitragen, die mit dem Erleben der elterlichen Scheidung zusammenhängen.[42] Das heißt, Kinder mit einem schwierigen Temperament können größere Probleme haben, sich an Veränderungen anzupassen, und lösen auch eher bei anderen negative Gefühle und Verhaltensweisen aus, während diejenigen mit »einfacherem« Temperament weniger Negativität auslösen und besser mit ihren Erfahrungen fertig werden.

Deshalb haben wir überprüft, ob möglicherweise die Persönlichkeitsstruktur der Terman-Teilnehmer die Scheidungsfolgen abmilderte, ob sie ihr Erleben der Scheidung und ihre Reaktion darauf auf eine Weise beeinflusste, die relevant für ihr Sterberisiko war. Waren einige schlicht mit mehr Widerstandskraft auf die Welt gekommen? Mitnichten. Ebenso wie ihre Persönlichkeit nicht der Grund für die Trennung ihrer Eltern war, hatten die Reife und Lebenszufriedenheit damit zu tun, dass manche der Betroffenen eine gewisse Charakterstärke entwickelten. Es hatte nichts mit ihrem Temperament oder ihrer genetischen Persönlichkeitsstruktur zu tun. Die Widerstandskraft entwickelte sich in ihren frühen Erwachsenenjahren. Sie kämpften mit der Herausforderung, überwanden sie und lebten schließlich ein langes Leben.

Heutige Scheidungsraten

In der amerikanischen Gesellschaft endet heute die Hälfte aller Erstehen in der Scheidung. Die Scheidungsraten für Zweit- und Drittehen liegen sogar noch höher. Diese Rate ist höher als zu der Zeit, als die Terman-Teilnehmer noch Kinder waren. Die Scheidung der Eltern war damals mit einem größeren Stigma und größerer Unsicherheit verbunden, während Kinder heute in der gleichen Situation kaum stigmatisiert werden und mit großer Wahrscheinlichkeit Freunde in der gleichen Situation haben. In manchen Wohngebieten wirken intakte und stabile Familieneinheiten wie Abweichungen von der Norm. Doch selbst, wenn Scheidungen üblich sind, zeigen aktuelle Studien, dass sie für Kinder nach wie vor traumatisch und verletzend bleiben – abzulesen an der mentalen Gesundheit, an der Neigung zu Drogenmissbrauch und so weiter. In dieser Hinsicht unterscheiden sich die heutigen Jugendlichen nicht sehr von den Terman-Jugendlichen. Daher sind wir zu dem Schluss gekommen, dass auch heute Scheidungen nicht nur ökonomische Bedrohungen und Gefahren für das kurzfristige Wohlergehen der Kinder mit sich bringen, sondern sich auch langfristig negativ auf die Gesundheit auswirken können.

Andererseits ist das mit der elterlichen Scheidung verbundene Risiko nicht unvermeidlich. Kinder wie Patricia und James, die weder in die Armut abgedrängt wurden noch zu gesundheitsschädlichen Verhaltensweisen wie dem Rauchen Zuflucht nahmen, um ihr Leben zu bewältigen oder bei ihren Altersgenossen Anschluss zu finden, können dem Risiko ausweichen. Insbesondere diejenigen, die später eine ernsthafte und stabile Beziehung mit einem Partner aufbauen und in ihrer Arbeit Sinn und Erfüllung finden, können die negativen Folgen einer Scheidung überwinden. Wie wir in späteren Kapiteln noch sehen werden, zeigen uns die Terman-Teilnehmer die Wege, auf denen wir emotionale Genesung und die Heilung alter Wunden finden können.

SELBSTBEURTEILUNG: LEBENSZUFRIEDENHEIT

Beantworten Sie jede der folgenden Fragen so ehrlich, wie Sie können.

1. **Welche der folgenden Aussagen trifft Ihr Verhältnis zu Ihrer Berufstätigkeit am besten?**

Tiefe Zufriedenheit mit meiner interessanten Arbeit	5
Ziemlich zufrieden	4
Nicht sehr unzufrieden, aber ich finde sie auch nicht sonderlich interessant oder befriedigend	3
Unzufrieden, werde aber wahrscheinlich dabei bleiben	2
Sehr unzufrieden, ich hoffe auf Veränderung	1

2. **Wie sehr, glauben Sie, haben Sie in Ihrem Beruf Ihre Fähigkeiten und Ihr intellektuelles Potenzial verwirklicht? (Beziehen Sie Ihre Antwort nicht nur auf finanziellen oder beruflichen Erfolg.)**

Vollständig – ich habe meine Möglichkeiten voll ausgeschöpft 5
Ziemlich gut 4
Ich bin ziemlich weit darunter geblieben 3
Kaum 2
Ich bin ein ziemlicher Reinfall 1

3. **Welche der folgenden Aussagen trifft Ihre Zufriedenheit mit Ihrem Alltagsleben am besten?**

Ich mag jeden Aspekt davon 5
Ich bin mit den meisten Aspekten zufrieden 4
Gut und schlecht halten sich die Waage 3
Es gibt nur weniges, worauf ich mich freuen kann 2
Das meiste gefällt mir nicht 1

4. **Haben Sie das Gefühl, dass Sie insgesamt die Pläne und Träume Ihres Lebens verwirklicht haben?**

Absolut 5
Im Großen und Ganzen ja 4
In manchen Bereichen ja, in anderen nicht 3
In den meisten Bereichen nicht 2
In keiner Weise 1

5. **Wenn Sie Ihr Leben noch einmal leben dürften, was würden Sie tun?**

Ich würde nichts ändern 5
Ich würde sehr wenig ändern 4
Ich würde ein paar Dinge ändern 3
Ich würde wahrscheinlich eine Menge ändern 2
Ich würde fast alles ändern 1

6. **Welche der folgenden Aussagen trifft Ihre Zufriedenheit mit Ihrem Sozialleben am besten?**

Vollkommen zufrieden, es ist genau richtig 5
Ziemlich zufrieden, ich fühle mich selten einsam oder
von zu vielen Aktivitäten überfordert 4
Weder zufrieden noch unzufrieden 3
Eher unzufrieden, ich bin oft zu einsam oder fühle mich von
zu vielen Sozialkontakten überfordert 2
Vollkommen unzufrieden, hätte es gern ganz anders 1

Bewertung:

Für jede der Fragen gibt es fünf Antwortmöglichkeiten, die hinsichtlich der Zufriedenheit abnehmen – das heißt, die erste Antwort auf jede der Fragen drückt den höchsten Grad an Zufriedenheit aus und erhält 5 Punkte, während die letzte Antwort den geringsten Grad an Zufriedenheit ausdrückt und einen Punkt erhält. Zählen Sie alle Punkte zusammen. Ihr Wert sollte zwischen 6 und 30 liegen. Wenn Sie mindestens 20 Punkte erreichen, befinden Sie sich in der Zufriedenheit mit Ihrem Leben im oberen Quartil bzw. Sie gehören zu den oberen 25 Prozent. Das untere Quartil liegt bei 15 Punkten und darunter.

Für Menschen, die das Trauma einer elterlichen Scheidung erlebt haben, ist die Entwicklung von Kompetenz, Reife und Zufriedenheit im Erwachsenenalter ein gutes Zeichen dafür, dass sie die Belastung von damals überwunden haben. Für Menschen, die eine elterliche Scheidung miterlebt haben und mit ihrem Leben und dem, was sie erreicht haben, unzufrieden sind, könnte diese Kombination ein Warnzeichen für kommende Gesundheitsrisiken enthalten. Aber es ist nur ein Zeichen, das im Kontext der anderen Risikofaktoren betrachtet werden sollte, die wir noch beschreiben werden.

Was heißt das Ganze für Sie?
Wegweiser zu Gesundheit und einem langen Leben

Eltern witzeln manchmal, dass sie in getrennten Schlafzimmern schlafen, getrennte Bankkonten haben und getrennt in Urlaub fahren – alles nur, um die Ehe zu retten. Doch ist eine Scheidung für die betroffenen Kinder alles andere als ein Scherz. Unsere Studien haben gezeigt, dass die Belastung durch Familienkonflikte und insbesondere durch die Scheidung der Eltern nicht nur kurzfristig von großer Bedeutung ist, sondern für den gesamten Lebensweg der Betroffenen. Zum Glück entdeckten wir einen wenig befahrenen Weg neben der Hauptstraße – einen Weg hin zu Widerstandskraft und Stabilität.

Wir stellten fest, dass der frühe Tod eines Elternteils keine gesundheitlichen Langzeitfolgen hat. Vielmehr waren es die Konflikte und Belastungen in einer zerfallenden Familie, die sich als besonders problematisch erwiesen. Kinder, die fortwährend mit Familienstreit konfrontiert waren, und diejenigen, die von einer scheinbar plötzlichen Trennung schockiert wurden, hatten es besonders schwer. Viele entwickelten ungesunde Verhaltensweisen wie Rauchen und trafen ungesunde Entscheidungen hinsichtlich ihres weiteren Lebenswegs, womit sie unter ihren intellektuellen und beruflichen Möglichkeiten blieben.

Abgesehen davon waren die Terman-Teilnehmer, die trotz der dysfunktionalen Muster in ihrer Kindheit in der Lage waren, selbst gute Ehen zu führen, hinsichtlich ihrer Gesundheit und Lebensdauer deutlich bessergestellt als diejenigen, die dem Vorbild ihrer Eltern folgten. Besonders wichtig: Ein Gefühl der Zufriedenheit und Selbstverwirklichung im jungen Erwachsenenalter erwies sich als wertvoller Puffer. Diese reifen Personen hatten neue Stärke hinzugewonnen und waren auf dem Weg zu einem langen Leben.

Patricia und James konnten beide diese gesunden Lebensmuster entwickeln; vielleicht weil sie aus den Fehlern ihrer Eltern gelernt hatten und entschlossen waren, es in ihrem Leben anders zu machen. Gewiss, sie trafen auch in anderer Hinsicht richtige Entscheidungen, indem sie ungesunde Verhaltensweisen vermieden und an ihren Ausbildungs- und Berufszielen festhielten. Doch durch ihre tieferen Lebensstrukturen – Lebenszufriedenheit und glückliche Ehen – konnten sie trotz der Belastung in ihrer Kindheit später aufblühen. Mit anderen Worten: Die Scheidung der Eltern muss nicht notwendig zu Gesundheitsrisiken für die betroffenen Kinder führen – aber sie erhöht die Wichtigkeit der Arbeit an sich selbst und an der eigenen Lebenssituation, mit entsprechend größerem Nutzen für ein gutes und langes Leben.

• KAPITEL 8 •

Um sein Leben rennen

Sportbegeisterte versus Stubenhocker

Ancel Keys war ein sehr aktiver Mann. Er war einer der öffentlich bekannten Terman-Teilnehmer und wurde durch seine Arbeit im Gesundheitswesen weltberühmt. Die meisten Menschen kennen seine Arbeit, selbst wenn sie seinen Namen nicht wissen. Als kleines Kind überlebte er 1906 das Erdbeben in San Francisco. Nach einem sehr langen und ereignisreichen Leben starb er 2004 im Alter von hundert Jahren.

Als junger Mann arbeitete Ancel zunächst in einem Holzfällercamp, dann als Goldgräber, Hilfsmaschinist auf einem Schiff, als Manager und schließlich als Wissenschaftler. Nachdem er in Biologie promoviert hatte, setzte er sein Reiseleben fort, besuchte sogar die chilenischen Anden, um die körperlichen Folgen großer Höhen zu untersuchen. Keys war ein Neffe des Schauspielers Lon Chaney, aber nicht das verhalf ihm zum Ruhm. Sein Name verbindet sich vor allem mit seiner Arbeit über Fette, Cholesterin und Herzerkrankungen.

Während des Zweiten Weltkriegs erhielt Keys, der ein anerkannter Spezialist für menschliche Physiologie war, von der amerikanischen Regierung den Auftrag, eine Essensration zu entwickeln, die nahrhaft, kompakt und für die Kampftruppen geeignet war. Sein Paket – bestehend aus trockenen Keksen,

Protein aus Erdnüssen oder Wurst sowie Schokolade – wurde mehrfach abgeändert und kam schließlich als berühmte »K-Ration« zum Einsatz. Keys behauptete gerne, die K-Ration sei nach ihm benannt worden, aber in Wahrheit war das »K« von den Behörden wohl nur als gut zu merkender Buchstabe des Alphabets ausgewählt worden.[43]

Nach dem Krieg fiel Keys die Häufigkeit von Herzkrankheiten in den westlichen Gesellschaften auf, und er begann, die Ursachen dafür zu erforschen. Er ist derjenige, der den Zusammenhang zwischen fetter Ernährungsweise, Cholesterinspiegel und Herzerkrankungen entdeckte. Wie Ignaz Semmelweis, der im 19. Jahrhundert das Kindbettfieber auf mangelnde Hygiene zurückführte, stieß auch Keys auf Skepsis und Ablehnung. Doch er ließ sich von seinem Befund nicht abbringen und empfahl schließlich die sogenannte mediterrane Diät, bei der vor allem Früchte, Gemüse, Bohnen, Cerealien, Nüsse und ungesättigte Fettsäuren Verwendung finden. Obgleich seine These über Fett und Herzkrankheiten viele Jahre umstritten blieb (und in Einzelheiten immer noch gewichtige Kritiker hat), wurde sie zu einem der wichtigsten Themen in der Kardiologie und Gesundheitsfürsorge.

Keys kam 1961 auf das Titelbild des *Time*-Magazins. Er sagte in aller Deutlichkeit, dass die US-Amerikaner zu viel essen würden. Doch heute, ein halbes Jahrhundert später, essen die Amerikaner noch mehr, und die Fettleibigkeit hat dramatisch zugenommen. Er erklärte ebenso, sie würden zu viel gesättigte Fettsäuren zu sich nehmen. Keys selbst verzichtete nicht auf rotes Fleisch, sondern begrenzte nur die Menge, die er wöchentlich davon verzehrte. Heute hat jeder schon einmal von Cholesterin gehört, viele sind geradezu besessen davon, und zahllose Menschen haben sich auf unausgewogene, wissenschaftlich nicht überprüfte Diäten eingelassen. Herz-Kreislauf-Erkrankungen sind bis heute die häufigste Todesursache. Schlichte Informationen (»Sie essen zu viel«) und Empfehlungen (»Essen

Sie weniger Fett«) sind als öffentliche Gesundheitsstrategie gescheitert.

Ancel Keys war fest davon überzeugt, dass körperliche Aktivität unverzichtbar für die Gesundheit sei – und er blieb zeit seines Lebens körperlich sehr aktiv. Aber er verband dies mit seinen persönlichen Interessen, Hausarbeiten und Hobbys wie Reisen und Gartenarbeit. Er war kein Anhänger von Marathonläufen oder Bodybuilding-Wettbewerben. Er blieb schlank und aktiv nicht aufgrund eines geheimen, speziellen Trainingsplans, sondern aufgrund lebenslanger Gewohnheiten, die er entwickelt hatte.

Wir kamen zu dem Entschluss, uns die Aktivitätsmuster der Terman-Teilnehmer intensiv anzuschauen. Wurden die aktiven Kinder aktive Erwachsene? Welche Persönlichkeitsmerkmale hatten diejenigen, die aktiv blieben? War körperliche Aktivität für die Gesundheit und ein langes Leben von zentraler Bedeutung?

Das Trainingsthermometer

Da wir Tausende von Informationen besitzen, die über acht Jahrzehnte von mehr als 1.500 Terman-Teilnehmern gesammelt wurden, haben wir es mit fast 10 Millionen Fakten und Daten zu tun. Welche gesundheitsrelevanten Verhaltensweisen ließen sich über die Lebenszeit messen? Wie konnten wir körperliche Aktivität am besten ermitteln?

Heute benutzen Trainingsforscher gerne ein Instrument, das metabolisches Äquivalent oder MET genannt wird. Ein MET bezeichnet den Kalorienverbrauch eines Menschen im Ruhezustand – man lebt, tut aber nichts. Ernsthaftes Joggen entspricht 8 MET. Richtig schnelles Rennen entspricht 18 MET. Während ihres ganzen Lebens wurden die Terman-Teilnehmer nach ihren Hobbys, ihrem Sport und ihren Aktivitätslevels befragt. So sind wir in der Lage, für die Jahrzehnte verlässliche Schätzungen abzugeben, die denen heutiger Forscher vergleichbar sind. Manche Terman-Teilnehmer lasen gern, sahen gerne Filme und spielten Brettspiele. Andere zogen Gartenarbeit, Bootfahren, Basteln, Fotografieren oder Reisen vor. Wiederum andere entschieden sich für Mannschaftssport, Jagen, Wandern oder Skifahren. Indem wir jeder dieser Aktivitäten einen MET-Wert zuschrieben, konnten Peggy Kearn und andere aus unserem Forschungsteam die durchschnittliche körperliche Aktivität jedes Terman-Teilnehmers berechnen. Nicht nur das, wir konnten überdies feststellen, wie sich die Aktivitätslevels im Laufe der Jahrzehnte veränderten, und damit fundierte Aussagen darüber treffen wie aktiv der optimale Lebensstil ist.[44]

Unterschiedliche Arten von Fitness

Oft hören wir den Rat, wir sollten mehr körperliches Training machen, um gesund zu bleiben. Mit anderen Worten, entscheiden Sie sich, gesund zu bleiben, und los geht's auf den Basketball- oder Tennisplatz. Am Neujahrstag fassen viele den Entschluss, mehr Zeit im Fitnessstudio zuzubringen. Im März sind die guten Vorsätze oft wieder vergessen. Dieser Rat zur körperlichen Ertüchtigung basiert auf der Beobachtung, dass körperlich aktive Menschen in der Regel gesünder sind. Aber dabei wird keine Rücksicht auf Ihre individuelle Persönlichkeit und Ihre bisherige Aktivitäts- oder Inaktivitätsgeschichte genommen. Was, wenn Sie bereits Tennis spielen? Sollten Sie sich dann zusätzlich auf Triathlon verlegen? Was, wenn Sie früher viel Tennis gespielt haben, heute aber lieber von Geschäft zu Geschäft schlendern und shoppen? Sind Sie gesünder oder weniger gesund als eine Couch-Potato?

Einen anderen Blickwinkel auf körperliche Aktivität gewinnen wir, wenn wir die Menschen in Kategorien unterteilen. Manche sind sehr aktiv – die Sportskanonen –, während andere an dieser Form der aktiven Erholung kein Interesse zu haben scheinen – die Stubenhocker. Wenn dieser Zugang uns mehr über die Wirklichkeit verrät, dann macht es wenig Sinn, die Stubenhocker auszuschimpfen – sie werden schlicht und einfach keinen aktiven Lebensstil annehmen und beibehalten. Aber wenn die Kategorien etwas weiter gefasst sind, dann können wir vielleicht manche Stubenhocker dazu bewegen, ihre körperliche Aktivität zu erhöhen. Und Sportskanonen können wir ermuntern, ihre Aktivitäten über viele Jahre aufrechtzuerhalten, statt mit höherem Alter auszusteigen (wie viele es tun).

Anlässlich seines siebzigsten Geburtstages sagte Mark Twain:

Ich habe nie irgendwelche gymnastischen Übungen gemacht außer Schlafen und Ruhen, und ich habe auch nicht vor, daran etwas zu ändern. Gymnastik ist abscheulich. Und sie bringt überhaupt nichts, wenn man müde ist; und ich war immer müde.[45]

Aber vor allem das, was Twain als Nächstes sagte, erregte unser Forschungsinteresse:

Ich möchte jetzt folgende Maxime wiederholen und unterstreichen: Wir können kein hohes Alter erreichen, wenn wir dazu den Weg eines anderen Menschen einschlagen. Meine Gewohnheiten beschützen mein Leben, aber Sie würden sie umbringen.

Wir wussten, dass es gewaltige Unterschiede zwischen den Terman-Teilnehmern gab, und also nahmen wir uns vor, all diese Möglichkeiten zu untersuchen. Sind manche Menschen von Natur aus aktiver als andere? Halten sie ihre Aktivitätslevels über lange Zeit aufrecht? Was ist wichtig für die Gesundheit und ein langes Leben?

Aktive Kinder, aktive Erwachsene?

Im Jahre 1922, als die Terman-Kinder etwa elf Jahre alt waren, wurden ihre Aktivitätslevels geprüft. Ihre Eltern gaben beispielsweise auf einer 5-Punkte-Skala an, wie sehr ihr Kind Spiele liebte, die mit viel körperlicher Bewegung verbunden waren. Sie bewerteten auch die Energielevels der Kinder und beschrieben ihre Hobbys. Dann fragte Terman nach einer Vielzahl von Aktivitäten, von Drachensteigenlassen und Wandern, was die Jungen besonders mochten, bis zu Tanzen und Seilspringen, was die Mädchen bevorzugten.

Als Erwachsene gaben die Terman-Mitglieder alle möglichen Informationen über ihre Hobbys an, und wie gesagt codierten wir diese nach ihrem Aktivitätsgrad. Auch im hohen Alter gaben uns die Teilnehmer noch Informationen, die uns eine Differenzierung erlaubten, ob sie Sport oder Gymnastik trieben, der Gartenpflege frönten und so weiter. Keine Studie zuvor war je in der Lage, so detailliert die körperliche Aktivität über den ganzen Lebenszeitraum – von der Kindheit über das Älterwerden bis zum Tod – zu untersuchen.

Die ersten Ergebnisse waren eindrucksvoll. Es gab definitiv eine gewisse lebenslange Beständigkeit bei der körperlichen Aktivität. Viele wurden mit der Zeit aktiver und viele wurden weniger aktiv, aber insgesamt herrschte Stabilität. Zum Beispiel war die Einschätzung der Eltern hinsichtlich der Energie und Aktivität ihrer Kinder eine Vohersagevariable für die Aktivitätslevels der Hobbys, die sie als Erwachsene Jahrzehnte später betrieben.[46]

John, der scheue Arzt, der ein langes Leben lebte, fuhr als Zwölfjähriger viel mit dem Fahrrad und ging gerne schwimmen, und mit 41 fuhr er in den Sierras Ski. Linda war als Kind und als Erwachsene körperlich aktiv. Als kontaktfreudiges Kind spielte sie 1922 nicht nur gern mit ihren Puppen, sondern auch das Hüpfspiel »Himmel und Hölle«, Ballfangen und andere Spiele im Freien. Später nannte sie Tanzen, Gartenarbeit und Tennis ihre Lieblingshobbys, und sie unternahm gern Dinge, die körperlich anstrengend waren.

Manche Teilnehmer, wie zum Beispiel Donna, kultivierten eher einen sitzenden Lebensstil. Vor dem Teenageralter spielte sie am liebsten Schach und beschäftigte sich mit ihren Sammlungen – sie sammelte Kunstgegenstände, die mit der Eisenbahn zu tun hatten, sowie Murmeln und Pfeilspitzen. Nur manchmal spielte sie aktiv im Freien. In der Highschool wurde sie zu einem regelrechten Sportfan – aber nur als Zuschauerin! 1950 nannte sie Sportschauen und Kartenspiel als ihre liebsten Freizeitbeschäftigungen.

Wenn Ärzte sich eine Behandlung bei Spannungskopfschmerzen oder für Patienten überlegen, die ihr Gewicht reduzieren müssen, fragen sie mit Sicherheit, wie lange der Zustand schon dauert und welche Aktivitäten und Ereignisse ihn verbessern oder verschlimmern. Waren Sie als Kind übergewichtig? Nehmen Sie nach einem Gewichtsverlust wieder zu? Wann haben Ihre Kopfschmerzen angefangen? Sind Ihre Kopfschmerzen im Sommer stärker? Doch beim Thema körperliche Fitness fragen Ärzte selten nach den Aktivitätsmustern, die die Patienten in der Kindheit hatten, oder nach Sportarten, die sie in der Schule oder als Jugendliche ausgeübt haben. Vielmehr lautet der Rat in der Regel: »Sie sollten sich körperlich mehr bewegen, vielleicht joggen oder Gymnastikkurse (z. B. Tai-Chi oder Aerobic) besuchen.« Doch es gibt einen vielversprechenderen Weg.

Das Fitnessniveau ist anscheinend persönlicher determiniert, als es das Mantra »Sport ist gut für Sie« glauben macht. Insgesamt haben uns die Daten gezeigt, dass es keinen Sinn hat, sich auf Verallgemeinerungen zu verlassen – Individuen haben ihre eigenen Aktivitätsmuster. Die allgemeine Empfehlung, tüchtig Sport zu treiben, muss abgeändert und auf die jeweilige Person zugeschnitten werden.

MET über die Jahrzehnte

Das metabolische Äquivalent – der körperliche Aktivitätslevel – unterschied sich bei den Terman-Teilnehmern von Person zu Person und zu verschiedenen Zeitpunkten im Lauf der Jahrzehnte stark. Die Männer waren im Durchschnitt aktiver als die Frauen, aber es gab viele individuelle Muster. Manche waren als Kinder aktiv und blieben aktiv, während andere, die häkelten und Krocket spielten, als Erwachsene nähten, Karten spielten und Sozialkontakte pflegten.

Bei den meisten Terman-Teilnehmern zeigte sich nach den Teenagerjahren und nach dem College-Studium eine Abnahme der körperlichen Aktivität, aber sie schien sich auf einem bestimmten Niveau zu stabilisieren und zu halten. Wie zu erwarten, nahm die Aktivität graduell ab, als die Teilnehmer älter wurden, aber häufig zeigte sich erst im hohen Alter eine deutliche Verringerung. Auch hier waren viele individuelle Unterschiede zu berücksichtigen. Linda spielte 1972 kein Tennis mehr, aber sie ging weiterhin ihrer Gartenarbeit nach. John hingegen war immer noch recht aktiv – obwohl schon über sechzig, ging er immer noch Skilaufen. Er beschrieb seine Energie und Vitalität mit den Worten: »Kraftvoll und ausdauernd.«

Über das nächste Jahrzehnt setzten sich für beide die gleichen Trends fort – Linda blieb aktiv in ihrem Leben engagiert (sie sagte, sie habe Energie für »ein ganzes Programm von Aktivitäten«), aber ihre spezifisch körperlichen Aktivitäten nahmen allmählich ab, und 1986 arbeitete sie nur noch sporadisch in ihrem Garten. Die meiste Zeit verbrachte sie mit sozialen Gruppen und besuchte Freunde und Nachbarn. Zu ihrem Tagesablauf gehörte nun auch der tägliche Mittagsschlaf. John war ungewöhnlich – er ließ körperlich kaum nach. Bei jeder Befragung nannte er zahlreiche Aktivitäten, und 1986 ging er immer noch gelegentlich Skifahren, er wanderte oft und hackte sogar selbst Holz.

Die besonders kontaktfreudigen Kinder – die also beliebt waren, häufig die Führung übernahmen, sich gerne in großen Gruppen aufhielten und am liebsten mit anderen spielten – wurden meist aktivere Erwachsene. Die soziale Neigung half ihnen, dem Sport treu zu bleiben. Aber über längere Zeiten neigten auch sie dazu, ihr Aktivitätslevel zu reduzieren, sodass sie mit sechzig nicht mehr aktiver waren als die weniger kontaktfreudigen Teilnehmer. Das galt insbesondere für die Männer, die allmählich die Bindung zum Vereinssport verloren.

Die Kinder, die voller Energie steckten, waren auch als Erwachsene voller Tatendrang. Sie waren laut Fragebogen in der Lebensmitte auch glücklicher und besser angepasst. Doch auch hier galt für die überwiegende Zahl, dass sie ab dem sechzigsten Lebensjahr den anderen Terman-Teilnehmern ähnlicher wurden – sie waren nicht mehr signifikant aktiver als die anderen. Die Zwänge des Alltagslebens hatten die Hobbys beschränkt und angeglichen. Aus den Skifahrern waren Golfer und aus den Schwimmern Einkaufsbummler geworden.

Was geschah mit den sensiblen Schwarzsehern, denen es an Selbstvertrauen mangelte? Diejenigen unter ihnen, die zu neurotischem Verhalten neigten, waren als Kinder wenig körperlich aktiv und behielten als Erwachsene dieses Muster bei. Als Kinder und als Erwachsene mieden sie anstrengende Aktivitäten. Sie ließen sich nicht dazu bewegen, die Pisten hinunterzusausen, ganz egal, wie oft man ihnen nahelegte, an die frische Luft zu gehen und Sport zu treiben.

Es gab allerdings Ausnahmen. James, der in der Kindheit empfindlich gegenüber den Reaktionen anderer war und als Erwachsener sicherlich zu den eher neurotischen Terman-Teilnehmern gehörte, war gleichwohl sein ganzes Leben lang recht aktiv. Zwar vermied er Risiken, aber er ging nach draußen und unternahm etwas. In der Highschool gehörte er zur Leichtathletikmannschaft, und er arbeitete in der Theater-AG als Bühnenarbeiter und Beleuchter mit, was ziemlich strapaziös sein kann. Als Erwachsener blieb er aktiv. Seine Liebe zum Theater reduzierte sich irgendwann aufs Zuschauen, aber er beschäftigte sich weiter mit Holzverarbeitung, was er schon in der Highschool gelernt hatte. Er wanderte viel, machte Exkursionen, um Vögel zu beobachten, und schwamm gerne. In höherem Alter erwähnte er ausdrücklich, dass er sich bemühe, Sport zu treiben und gesund zu essen.

Körperliche Aktivität und langes Leben

Als wir uns die Lebenswege über die Jahrzehnte ansahen, stellten wir fest, dass körperliche Aktivität im mittleren Alter für die Gesundheit und ein langes Leben am wichtigsten waren. Eine besonders sportliche Kindheit führte nicht zu langem Leben, wenn der Sport aufgegeben und mit zunehmendem Alter die Aktivität immer mehr verringert wurde. Auf der anderen Seite war eine unsportliche Kindheit kein Problem, wenn man mit zunehmendem Alter aktiver wurde. Diejenigen, die in der Jugend aktiv waren und es blieben, hatten gute Aussichten auf ein sehr langes Leben, wie im Fall von James. Diejenigen, die in ihrer Jugend inaktiv waren und später aktiver wurden, hatten fast so gute und manchmal gleich gute Aussichten.

Diejenigen, die früh aktiv gewesen waren, blieben meist auch aktiv, aber wenn nicht, dann nahm ihr Sterberisiko merklich zu. Die gute Nachricht für alle, die lange leben wollen, ist die, dass die körperlichen Aktivitätslevels vieler Menschen mit der Zeit zunehmen. Die Stuben- und Schreibtischhocker, die es schafften, den inneren Sportler in sich zu erwecken und ihre Körper in Bewegung zu setzen, konnten mit der Gesundheit ihrer von Natur aus aktiveren Vergleichsteilnehmer mithalten oder diese sogar übertreffen.

Die Wahrheit über das Joggen

Unter Medizinern gibt es ein schmutziges kleines Geheimnis, über das sie gewöhnlich nicht viel reden. Nehmen wir einmal an, Sie folgen den Empfehlungen einer Gesundheitsautorität und gehen an den meisten Tagen ins Freie, um zu joggen, obwohl sie viel lieber etwas anderes täten. Sagen wir, Sie brauchen für das Ganze – mit Aufwärmen, Joggen und Abkühlen – etwa eine Stunde, was ein relativ moderates Programm ist. In einem Jahr verbringen Sie so etwa 360 Stunden damit, und in vierzig Jahren (sagen wir vom 21. bis zum 61. Lebensjahr) haben Sie 14.400 Stunden damit verbracht. Wenn wir unterstellen, dass die meisten von uns etwa 16 Stunden am Tag wach sind, dann heißt das, dass Sie ungefähr 900 Tage am Stück gejoggt sind. Das sind zweieinhalb Jahre, die Sie mit körperlicher Ertüchtigung zugebracht haben.

Wie viel länger wird eine so aktive Person leben? Wie viel Extratage wird dieser hingebungsvolle Jogger gewinnen, an denen er sich anderen bevorzugten Hobbys widmen kann? Wir wissen es nicht genau, aber *alles*, was die durchschnittliche Lebenszeit in einer gesunden erwachsenen Population um zweieinhalb Jahre verlängert, würde als ein sehr großer Schritt angesehen – ein gewaltiges Phänomen. Das heißt, die zweieinhalb Jahre, die der Jogger auf Straßen und Wegen unterwegs ist, wird er mit großer Wahrscheinlichkeit nicht zurückgewinnen. Und wer noch mehr joggt, wird noch weniger gewinnen, sodass am Ende der Rechnung ein Zeitverlust herauskommt.

Aber es wird noch schlimmer. Beachten Sie, dass in diesem konstruierten Beispiel der unglückliche Jogger Tausende von Stunden seiner Jugend vergeudet, um vielleicht ein paar Extralebensjahre im Alter zu erhalten. Viele würden sich auf einen solchen Handel nicht einlassen. Sie würden es vorziehen, ihre Freizeit zu nutzen, wenn sie jung und gesund sind. Wie Neil Armstrong sagte: »Ich glaube, der liebe Gott hat uns eine bestimmte Anzahl von Herzschlägen gegeben, und ich will verdammt sein, wenn ich meine dafür nutze, die Straße rauf- und runterzurennen.«[47] Armstrong hatte nichts gegen das harte Astronautentraining, aber niemand konnte ihn zu endlosem Joggen bewegen.

Natürlich ist das wahre Bild etwas komplizierter. Der Jogger hat vielleicht Spaß am Laufen und genießt die Zeit, die er damit zubringt. Oder der Jogger kämpft vielleicht gegen eine diagnostizierte Neigung zu einer chronischen Krankheit wie Diabetes an. Dennoch: Für viele gesunde und aktive Menschen, die jeden Morgen joggen, weil irgendwelche Gesundheitsapostel oder Freunde sie unter Druck setzen, doch um Himmels willen etwas für ihre Gesundheit zu tun, sind die Resultate nicht unbedingt das, was sie sich erwarten. Manche könnten ihre Zeit vielleicht besser nutzen, und andere können sich beim Laufen Verletzungen zuziehen oder sogar an plötzlichem Herzstillstand sterben. Das ist wahrscheinlich der Grund, warum Ancel Keys viele Jahre mit Gartenarbeit zubrachte, die ihm solchen Spaß bereitete.

Die Terman-Teilnehmer wussten nichts von Joggingschuhen, Nordic Walking oder Marathonläufen. Nur wenige Menschen sind vor den 1960er-Jahren gejoggt oder ernsthaft gelaufen. Nike und Adidas existierten 1960 noch nicht. Am Boston-Marathon, dem ältesten jährlich stattfindenden Marathonlauf der Welt, nahmen bis 1964 – als die Terman-Teilnehmer im Durchschnitt 54 Jahre alt waren – keine dreihundert Läufer teil. Frauen wurden erst 1972 zugelassen – als die durchschnittlichen Terman-Teilnehmer bereits in Rente waren oder gingen. Heute ist der Boston-Marathon in der Regel auf 20.000 Läufer begrenzt.

Aus Sicht der öffentlichen Gesundheit ist es begrüßenswert, dass heutzutage so viele Menschen bei solchen sozialen Sportgroßereignissen mitmachen. Aber wir müssen uns klarmachen, dass es sich dabei um relativ neue Phänomene handelt und dass viele Terman-Teilnehmer auf gesunde Weise körperlich aktiv waren, obwohl sie nie etwas von Joggingpfaden oder Fitnessstudios gehört hatten.

SELBSTBEURTEILUNG: KÖRPERLICHE AKTIVITÄT

Manche Menschen können erstaunlich inakkurate Angaben machen, wenn sie gefragt werden, wie aktiv sie körperlich sind – die meisten neigen zu einer positiven Selbstbeurteilung und halten sich für aktiver, als sie tatsächlich sind. (Sie neigen auch dazu, die Kalorienmenge, die sie täglich konsumieren, zu unterschätzen, und geben sich als etwas größer und etwas leichter an, als sie tatsächlich sind.) Aber mit der folgenden Kontrollliste sollte ein ziemlich realistisches Bild entstehen.

Seien Sie so sorgfältig und ehrlich wie möglich. Zunächst kreuzen Sie jede Aktivität an, die Sie in der letzten Woche ausgeführt haben. Dann notieren Sie die möglichst genaue Stundenzahl (in der letzten Woche), die Sie mit der angekreuzten Aktivität zugebracht haben.

Joggen (10 Minuten 1,5 km)	Spazierengehen (4,5–6 km/h)	Staubsaugen
[ ]	[ ]	[ ]

Schwimmen	Rasenmähen	Tennisspielen
[ ]	[ ]	[ ]

Fahrradfahren	Langsam schwimmen	Wandern
[ ]	[ ]	[ ]

Gemächlich Fahrradfahren	Computerarbeit	Hund ausführen
[ ]	[ ]	[ ]

Langsam spazieren gehen (3 km/h)	Musikinstrument spielen	Sitzen
[ ]	[ ]	[ ]

Hier folgt die Berechnung der MET-Werte für diese Tätigkeiten, jeweils bezogen auf eine Stunde. Joggen (1,5 km in 10 Min.) = 10; Schwimmen = 7; Fahrradfahren = 5,5; gemächlich Fahrradfahren = 3,5; Spazierengehen = 4; Rasenmähen = 4,5; langsam Schwimmen = 4,5; Computerarbeit = 2; Musikinstrument spielen = 2,5; Staubsaugen = 3,5; Tennis = 4,5; Wandern = 8; Hund ausführen = 3; Sitzen = 1.

Es gibt bestimmt Aktivitäten, die nicht auf dieser Liste stehen. Sie können die aufgeführten MET-Werte als Maßstab nehmen, um den MET-Wert der anderen Aktivitäten abzuschätzen. Geben Sie ihnen dann auf gleiche Weise Punktzahlen. Zählen Sie aber Schlafen nicht dazu. Wenn Sie diese Beurteilung vorgenommen haben, rechnen Sie die MET-Werte für die ganze Woche aus. Wenn Sie zum Beispiel jeden Tag dreißig Minuten lang spazieren gegangen sind, haben Sie 3,5 Stunden für die Woche aufgeschrieben. Pro Stunde liegt der MET-Wert für das Spazierengehen bei 4 MET, sodass sich für die ganze Woche für diese eine Aktivität ein MET-Wert von 14 ergibt. Addieren Sie alle MET-Werte zu einer Gesamtsumme zusammen. Diese MET-Werte geben keinen Aufschluss über die individuelle Fitness einer Person. Zwar ist Spazierengehen für eine 84-jährige Großmutter sehr viel anstrengender als für ein 18-jähriges Mitglied einer Volleyballmannschaft, dennoch erhalten beide 4 MET. So wird bei dieser Rechenweise jemand, der sehr fit ist, seinen Energieverbrauch überschätzen, und jemand, der nicht fit ist, ihn unterschätzen. Gleichwohl ist es nützlich, auf diese Weise das eigene Maß an körperlicher Aktivität zu quantifizieren, und es ist deutlich genauer, als zu denken: »Hmm … wie aktiv bin ich? Ich glaube, ich bin ziemlich aktiv.«

Offensichtlich verbrauchen unterschiedliche Gruppen von Menschen unterschiedliche Mengen an Energie, und so können die Stichproben durchaus schwanken, je nachdem, wer sich darin befindet. Wie bewerten Sie also Ihre körperliche Aktivität richtig? In einer großen geschichteten Stichprobe (d. h. einer Stichprobe, die repräsentativ für die Population ausgewählt wurde) von mehr als 15.000 Europäern lagen die oberen 20 Prozent bei 250 MET oder mehr pro Woche, während die unteren 20 Prozent bei weniger als 122 MET lagen.[48]

Es geht auch ohne Marathon

Wenn eine Person sich gut fühlt und beruflich produktiv ist, aber weder Sport noch andere Aktivitäten im Freien mag, ist diese Person dann »ungesund«? Das Problem bei der in unserer

Gesellschaft üblichen Überbetonung medizinischer Diagnose und Behandlung ist eine Überbewertung von Krankheit – das heißt, zu viele Menschen gelten als »krank«. Dieses spezifische Problem kommt gewöhnlich dann zur Sprache, wenn eine große Studie herausfindet, dass das durchschnittliche Krankheits- und Sterberisiko mit zunehmender sportlicher Betätigung, niedrigerem Gewicht und niedrigerem Blutdruck sinkt. Dann stellt ein medizinisches Expertengremium irgendeine Mess-skala auf, an der sich Anomalität – immer das erste Zeichen für Krankheit – ablesen lässt. Ein Body-Mass-Index beispiels-weise von über 30 würde auf Fettleibigkeit schließen lassen.

Wenn zur Behandlung dieses »Krankheitszustands« auch Medikamente gehören, klinken sich mit großem Enthusias-mus die Pharmafirmen ein und unterstützen vehement neue Standards. Zum Beispiel trifft es zu, dass in der Regel die Höhe des Blutdrucks proportional zum Risiko von Herzerkrankun-gen und einem Infarkt ist. Als Reaktion darauf wurden die Standards für den normalen Blutdruck kontinuierlich gesenkt, bis einige Experten rundheraus erklärten, der normale Blut-druck liege »unter 120/80«.

Ärzte machten sich früher Sorgen, wenn der systolische Blutdruck (die erste Zahl) über 160 lag. Dann wurde der Grenz-wert auf 150 gesenkt, dann lag er viele Jahre bei 140. Heute verschreiben Ärzte Medikamente, um den Blutdruck unter 130 oder sogar unter 120 zu bringen. Schließlich lässt sich alles, was darüber liegt, als Krankheit bezeichnen – zum Beispiel als »Prähypertonie«. Es gibt keinen Zweifel, dass die Senkung von sehr hohen Blutdruckwerten vielen Menschen das Leben ge-rettet hat – das ist einer der Triumphe der modernen Medizin. Aber kann man nicht auch übertreiben? Ist hier vielleicht eine Krankheit erfunden worden?

Es ist schon ein seltsamer Vorgang, denn wenn man solche Idealstandards auf eine ganze Bevölkerung anwendet, bedeutet das, dass die überwältigende Mehrheit der Menschen »krank«

oder zumindest anormal ist, weil ihr systolischer Blutdruck über 120 liegt. Wie aber können die meisten Menschen anormal sein? Das geschieht, wenn man einen willkürlichen und strengen Standard für die Bevölkerung setzt – wahrscheinlich keine gute Idee.

Wenn man einer sehr großen Zahl von Menschen, einschließlich solchen mit leicht erhöhtem Blutdruck, über viele Jahre blutdrucksenkende Mittel verabreicht, werden bei einer Menge Menschen Nebenwirkungen auftreten. Manche davon sind bekannt, aber viele nicht. Das Problem verschärft sich, weil mehr Menschen denn je unterschiedliche Medikamente gleichzeitig einnehmen und die Wechselwirkung oder Kombination der Medikamente nicht erforscht ist. Hinzu kommt der finanzielle Faktor: Das Geld, das für dieses Medikament ausgegeben wird, steht für andere Gesundheitsinvestitionen nicht zur Verfügung. Und um dem Ganzen die Krone aufzusetzen: Gewöhnlich nimmt der zusätzliche Nutzen einer medizinischen Intervention ab, wenn das Leiden geringer wird. Mit anderen Worten, die Senkung des Bluthochdrucks von 160/120 auf 140/100 hat eine deutlich größere Wirkung als die Senkung des Bluthochdrucks von 130/90 auf 110/70.

Das Gleiche gilt für körperliche Aktivität und Sport. Wir wissen bis heute nicht genau, was das optimale Maß an körperlicher Betätigung für den durchschnittlichen Menschen ist. Und niemand weiß, woran man solche Empfehlungen festmachen soll. So wie man zu dünn sein und einen zu niedrigen Cholesterinspiegel haben kann, so kann man auch zu viel Sport treiben.

In der Tat wird in den medizinischen Diskussionen oft ein entscheidendes Phänomen übersehen. Viele Studien über Sport zeigen, wenn man genauer hinsieht, dass zu viel Training ungesund sein kann. Vielen der Spitzensportler, deren Aktivitätslevel sich im obersten Bereich bewegt, bekommt das nicht gut. Das heißt, dass körperliche Aktivität der Gesundheit nur bis zu einem bestimmten Punkt zuträglich ist, dann jedoch ein erhöhtes Risiko für Verletzungen, Erkrankungen und sogar für einen vorzeitigen Tod birgt. Man kann sich also ausgezeichneter Gesundheit erfreuen, ohne Marathonläufer zu sein, und auf Marathon verzichten, ohne gleich als krank zu gelten.

Der Risikofaktor ist nicht die Krankheit

Damit uns niemand vorwirft, wir Autoren seien faule Couch-Potatoes, sollten wir vielleicht anmerken, dass wir beide es lieben, uns an der frischen Luft zu bewegen. Leslie nimmt sogar an extrem strapaziösen Unternehmungen wie dem »Marathon des Sables« teil, was für Frauen höchst ungewöhnlich ist. Dieser Marathon ist ein sechstägiger Lauf durch die marokkanische Wüste, die heißeste Gegend Afrikas. Die Läufer müssen dabei ihre gesamte Ausrüstung über 200 Kilometer selber tragen.

Freilich sollte die Vorhersagevariable für Gesundheit kein Selbstzweck sein. Das heißt, dass körperliche Aktivität zwar ein Beitrag zur Gesundheit ist, aber ein extremes Maß an Aktivität nicht unbedingt gesundheitsförderlich sein muss.

Denken Sie an Homocystein, eine Aminosäure im Blut, die das Risiko einer Herzerkrankung steigert: Ein höherer Homocysteinspiegel bedeutet ein höheres Risiko. Folsäure und B-Vitamine senken den Homocysteinspiegel im Blut. Senkt also die Einnahme von Pillen mit Folsäure und B-Vitaminen das Risiko für Herzerkrankungen? Die Sache wurde untersucht, und: Nein, die Einnahme solcher Pillen hilft wahrscheinlich nicht viel, wenn überhaupt.[49]

Immer wieder zeigen sorgfältige Studien, dass Kennzeichen, die mit Gesundheit und langem Leben in Verbindung zu stehen scheinen, keine primären *Ursachen* für Gesundheit und langes Leben sind. Vielmehr sind Kennzeichen schlicht und einfach nur Kennzeichen oder Indikatoren. Leslie liebt Extremsport wie den Marathon des Sables, doch aus Gründen der persönlichen Erfüllung in einem aktiven Lebensstil, nicht aus dem verzweifelten Versuch, ihre Gesundheit zu erhalten.

Aspirin, Aktivität und das Herz

Eine der einflussreichsten Erkenntnisse von Ancel Keys Arbeit war der Zusammenhang, den er zwischen Cholesterin, Aktivität und verstopften Arterien herstellte. Millionen von Menschen essen nicht nur weniger gesättigtes Fett, sondern laufen auch jeden Morgen etliche Kilometer, um ihr Herz gesund zu erhalten. Wie man weiß, ist das gesünder, als nur herumzusitzen, aber wahrscheinlich nicht die optimale Aktivität für jedermann.

Millionen von Menschen nehmen auch täglich eine Aspirintablette ein, um einem Herzinfarkt vorzubeugen, trotz der vielen nachgewiesenen und ernsten Nebenwirkungen, die eine Aspirinbehandlung hat. Für manche Menschen, denen eine Verstopfung der Herzarterien droht und die unter strenger Kontrolle ihrer Ärzte stehen, ist Aspirin wahrscheinlich sehr hilfreich. Für viele andere ist es wahrscheinlich schädlich.

Die erste wichtige Studie, die die schützende Wirkung für Infarktrisikopatienten nachwies, wurde vor mehreren Jahrzehnten durchgeführt.[50] An ihr nahmen 1.266 männliche Vietnamveteranen teil. Diese ehemaligen Soldaten waren nicht die normalen gesunden Männer von nebenan. Sie litten an instabiler Angina Pectoris, Brustschmerzen aufgrund von herzmuskelbedingten Kreislaufstörungen. Die Männer dieser Gruppe, die Aspirin bekamen, erlitten weniger häufig einen Herzinfarkt, auch wenn trotzdem viele davon betroffen waren. Gleichwohl nahmen viele Leser dieser Studie an, dass Aspirin ebenso nützlich für Nichtveteranen, Frauen, junge Leute und selbst für diejenigen sei, die nicht an instabiler Angina Pectoris litten. Ein menschlicher Körper ist schließlich ein menschlicher Körper.

Neuere Studien haben den Nutzen der Behandlung mit Aspirin für manche Menschen bestätigt, aber auch die Gefahren aufgezeigt. Ein Arzt, der den Risikopatienten kennt, sollte in jedem Fall bei der Entscheidung helfen. Doch die meisten haben offenbar kein Problem damit, die Behandlung kranker Kriegsveteranen auch bei Menschen anzuwenden, die keine kranken Kriegsveteranen sind. Die gleiche Überlegung gilt, wenn wir über die Einflüsse der körperlichen Aktivität sprechen, wie sie sich bei den Terman-Teilnehmern darstellen. Es ist wichtig, dass wir die Verallgemeinerung der Ergebnisse weder unter- noch übertreiben. Ebenso wie Empfehlungen zur Aspirineinnahme oder zu Cholesterinwerten eine gewisse Verallgemeinerung zulassen, aber am besten auf Personen individuell zugeschnitten werden sollten, so sind die Wege zu einem langen Leben mithilfe körperlicher Aktivität und der damit verbundenen Persönlichkeitsstruktur und sozialen Beziehungen im Allgemeinen zutreffend, aber am besten an den individuellen Menschen angepasst.

Die Terman-Teilnehmer konnten ärztliche Ratschläge nachvollziehen und hatten Orte, wo sie Sport treiben konnten. Sie unterzogen sich routinemäßig Vorsorgeuntersuchungen und teilten viele andere Eigenschaften intelligenter Mittelschichtsamerikaner. Das bedeutet, dass wir ihre Aktivitätsmuster, Persönlichkeitsstrukturen und sozialen Beziehungen untersuchen können, ohne uns über den Einfluss extremer Armut, Unwissenheit oder Fehlernährung Gedanken machen zu müssen. Doch die Terman-Teilnehmer, wie die männlichen Kriegsveteranen, die Aspirin bekamen, sind nicht für die ganze US-Bevölkerung repräsentativ. So nähern wir uns dieser Problematik in verschiedenen methodischen Schritten.

Bevor wir Fragebögen und Messungen benutzen, die jahrzehntealt sind, führen wir Vergleichsstudien durch, bei denen wir Messwerte aktueller Stichproben benutzen – wir benutzen MET-Werte, um Aktivitätslevels zu standardisieren, und moderne Persönlichkeitsmesswerte, um die alten Skalen zu validieren. Diese neuen Vergleichsstudien sind zeitraubend, aber das beste Mittel, um sicherzustellen, dass die Messwerte aus den Terman-Archiven seriös hergestellt und interpretiert werden. Vor allem überprüfen wir so unsere Ergebnisse immer im Kontext der Ergebnisse anderer Studien, bis wir überzeugt sind, dass unsere Resultate innerhalb des allgemeinen Kenntnisstandes eine sinnvolle Aussagekraft haben.

Wir benutzen auch neueste statistische Test- und Korrekturverfahren, die eigens für diese Themen entwickelt wurden. Zum Beispiel überprüfen wir, ob die Tatsache, dass Terman seine Studie auf intelligente Personen beschränkte, einen Einfluss auf die Beziehung zwischen körperlicher Aktivität und anderen Messwerten in der Studie hat. Wenn wir diese Tests und Korrekturen durchführen, finden wir nur geringe oder gar keine Verzerrungen in den Gesundheitsdaten.

Mehr als jeder andere stellen wir uns die Frage, ob das Leben und die Aktivitäten der Terman-Teilnehmer für die Welt von heute relevant sind. Doch statt zu spekulieren, beantworteten wir in unseren Studien diese Fragen und stellten fest, dass unsere Ergebnisse in der Tat diese Relevanz besitzen.

Was heißt das Ganze für Sie?
Wegweiser zu Gesundheit und einem langen Leben

Vor einem halben Jahrhundert meinte Ancel Keys, Amerikaner sollten weniger essen und mehr Sport treiben. Aufwendige nationale Kampagnen zur Förderung der allgemeinen Fitness wurden ins Leben gerufen. Heute weiß fast jeder, dass fitte, aktive Menschen gesünder sind. Zugleich isst der durchschnittliche Amerikaner mehr und ist körperlich weniger aktiv als der durchschnittliche Amerikaner vor fünfzig Jahren und als der durchschnittliche Terman-Teilnehmer, der vor einhundert Jahren geboren wurde. Der Rat, man solle mindestens viermal pro Woche dreißig Minuten Energie in einem Umfang von 6–8 MET verbrauchen, ist als ärztliche Empfehlung gut und sinnvoll, hat aber in der Praxis nur wenig Gewicht.

Bevor Sie sich für das neue Jahr tief greifende Veränderungen vornehmen, die Sie kaum einhalten werden, sollten Sie sich Ihre eigene Geschichte sorgfältig anschauen. Unsere Ergebnisse zeigen, dass Aktivitätsmuster über lange Zeiträume gleich bleiben. Betrachten Sie Ihre Lebensgeschichte und schauen Sie sich die Momente an, als Ihre Aktivität zu- oder abnahm. Wenn Sie diese Muster in Ihre Planung mit einbeziehen, dann kann das helfen, Aktivitäten zu finden, die Ihren Neigungen und Ihrem Lebensstil entsprechen. Dies wiederum erhöht die Chance, dass Sie auch auf längere Sicht dabeibleiben.

Wenn Ihnen Joggen keinen Spaß macht, dann lassen Sie es bleiben. Beginnen Sie stattdessen mit Aktivitäten, die Ihnen wirklich Spaß machen und die Sie durchhalten können. Das kann ein langer Spaziergang am Mittag oder Abend mit Ihrer Freundin, Ihrem Partner oder Hund sein; Sie können sich als Schiedsrichter bei Ballspielen der Kindermannschaften in Ihrem Lebensumfeld engagieren; Sie können in Ihrem Garten arbeiten; Sie können mit Freunden zum Bowling gehen (aber nicht allein). Sie müssen auch nicht immer dasselbe machen, und Sie brauchen keinesfalls etwas zu tun, das Sie langweilt oder Ihnen lästig ist.

Manche sagen, man solle eine Aktivität wählen, die dem Körper und der Seele wohltut. Andere sagen, man solle etwas mit einem festen Partner auswählen, damit beide sich gegenseitig unterstützen können. Wiederum andere empfehlen Mannschaftssportarten, sodass man vom Teamgeist motiviert wird. Wir empfehlen all diese Aktivitäten, aber wir sagen niemals: »Zwingen Sie sich, jeden Tag dreißig Minuten lang Fitnessübungen zu machen.« Stattdessen sagen wir: Folgen Sie dem Beispiel der aktiven, gesunden Terman-Teilnehmer: entwickeln Sie Aktivitätsmuster, gleichgültig welche, die geeignet sind, Sie aus Ihrem Sessel zu bewegen.

KAPITEL 9

Tendenz zur Krankheit oder zur Gesundheit

Liebe, Ehe und Scheidung

I m Juni 1940 gab James an, er sei glücklich verheiratet. Er berichtete Terman, er sei sich sehr sicher, dass keine andere Frau so gut für ihn gewesen wäre. Er genoss sein Liebesleben. Und Irene, seine Frau, berichtete unabhängig davon, sie sei mit ihrer Ehe sehr zufrieden.

Etwa 70 Prozent der Terman-Teilnehmer hatten zu diesem Zeitpunkt geheiratet, aber ein Zehntel von ihnen war geschieden. Barbara gehörte zu denen, deren Ehe zerbrochen war und die nun alleine lebten. Als liebevolle und gutmütige Seele hatte sie ihr Herz und ihr Leben vollständig ihrer Highschool-Liebe Fredrick geschenkt. In den ersten anderthalb Jahren schien alles perfekt. Barbara und Fredrick gingen beide in ihren Berufen auf (sie war Sozialarbeiterin, er Ingenieur), und sie teilten eine Leidenschaft für die Kunst. Sie hatten nette Freunde, die sich untereinander besuchten. In ihrer Freizeit spielten sie gern Karten, hörten Musik und besuchten zusammen Kunstausstellungen.

Doch als sie sich an das Eheleben gewöhnt hatten, begannen die Komplikationen. Sie konnten sich über das Geld nicht einigen. Sie stritten über die Frage, ob sie sich ein eigenes Haus kaufen sollten. Barbara meinte, Fredricks ständige Versuche, sie zu »verbessern«, hätten ihre Ehe beschädigt, während Fredrick darüber klagte, Barbara versage im Haushalt und sei zu streitlustig. In ihrem vierten gemeinsamen Jahr trennten sich Fredrick und Barbara, und zwei Jahre später war die Scheidung vollzogen. Hatte Barbara nun ein höheres Sterberisiko?

Wer heiratet lebt länger: wahr oder falsch?

»Verheiratete leben länger!« Diese Weisheit ist eine der am häufigsten verbreiteten Schlussfolgerungen aus epidemiologischen Studien über Langlebigkeit. Insgesamt ist es eine stichhaltige Beschreibung, die allerdings in die Irre führt. Wenn man große westliche Bevölkerungen untersucht und die Lebenserwartung der Verheirateten mit der von Nichtverheirateten vergleicht, stellt man fest, dass Verheiratete länger leben. Leider wird dieser Befund häufig in den populärwissenschaftlichen Rat umgemünzt: »Heiratet, und ihr lebt länger!« Endlos wird diese Halbwahrheit in Zeitschriften und Illustrierten rund um die Welt wiederholt, insbesondere in Frauenmagazinen. Wir wissen nicht, wie viele diesen Rat befolgt haben, aber gewiss wurden manche Menschen dahingehend beeinflusst, in ihren Ehepartnern zugleich auch Garanten für ihre Gesundheit zu sehen. Wie bei vielen der anderen Mythen haben wir auch hier entdeckt, dass dieser Rat sehr weit von der Wahrheit entfernt ist.

Es stimmt, dass es in einem medizinischen Notfall besser ist, einen Ehepartner zu haben, der die Ambulanz rufen kann. Nicht nur wird im Krankheitsfall der Partner oder die Partnerin wahrscheinlich sofort in Aktion treten, sondern er oder sie wird Ihnen begreiflich machen, dass Sie Hilfe brauchen. Viele, die Herzinfarktsymptome haben, verschieben eine Behandlung um wichtige Stunden. Doch bei denjenigen, die einen Partner an ihrer Seite haben, steigt die Chance auf schnelle Hilfe, wenn spezifische Symptome auftreten.

Wenn Sie regelmäßig Tabletten einnehmen müssen oder nur eine gewisse Menge an Eiscreme essen dürfen, dann kann Ihr Partner oder Ihre Partnerin Sie schonend daran erinnern. Ein Ehepartner kann mit dafür sorgen, dass Sie bestimmte medizinische Anweisungen wie Blutzuckertests oder tägliche Gymnastik befolgen. Auf der anderen Seite kann ein solcher Partner natürlich auch gesundheitsschädliches Verhalten fördern, indem er Unmengen von Chips und Bier nach Hause schleppt.

Wenn Sie im Krankenhaus liegen, ist es hilfreich, wenn aufmerksame Familienangehörige sich für Sie einsetzen können. Ärztliche Kunstfehler in Krankenhäusern sind eine der Hauptursachen für Tod und Invalidität. Krankenhäuser gehören zu den gefährlichsten Orten auf der Welt, und wir kennen viele Ärzte, denen es bei dem Gedanken graut, als Patienten in ihrer eigenen Klinik zu landen. Wenn man jemanden hat, der sich für einen einsetzt oder einen liebt und am Krankenbett genau verfolgt, was mit einem geschieht, dann ist das von großem Vorteil und trägt sicher dazu bei, dass die Ärzte und das Pflegepersonal weniger sorglos agieren.

Ein Ehepartner kann auch ein Puffer gegen Stress sein. Nach einem schlechten Arbeitstag ist die Entspannung bei einem mitfühlenden, liebevollen Partner sehr tröstend. Aber was, wenn der sich immerzu über die Ehe beklagt und nörgelt, sobald man nach Hause kommt?

Es besteht kein Zweifel, dass ein Ehe- oder Lebenspartner viele wunderbare Dinge tun kann, die der Gesundheit förderlich sind, doch das ist keine wissenschaftlich zureichende Grundlage für die Verschreibung einer Ehe. Vielmehr kann sich die Suche nach einem Ehepartner um der eigenen Gesundheit willen als großer Irrtum erweisen.

Methodologie und ehelicher Wahnsinn

Dass Eheschließungen zum Zweck der Gesundheit und eines langen Lebens unsinnig sind, ergibt sich bei gründlicher Lektüre der einschlägigen wissenschaftlichen Studien. Die Studien zeigen nämlich, dass es nicht die verheirateten *Menschen* sind, die länger leben, sondern die verheirateten *Männer*. Der überwältigende Teil der unterschiedlichsten Studien erbringt keinerlei Nachweis, dass Frauen auf ähnliche Weise von der Ehe profitieren.

Aber es kommt noch dicker. Es gibt eine bekannte Messskala – einen Fragebogen zur Messung von Stressbelastungen –, die sogenannte *Social Readjustment Rating Scale* (Messskala zur sozialen Wiederanpassung). Sie wurde in den 1960er-Jahren entwickelt und in den letzten Jahren überarbeitet und präzisiert.[51] Das Erreichen eines hohen Werts auf dieser Skala zeigt an, was sowohl Wissenschaftler als auch Laien meinen, wenn sie sagen: »Oh, Sie hatten in letzter Zeit aber große Belastungen auszuhalten!« Allgemein ist man sich darüber einig, dass zu großen (Stress-)Belastungen Lebenseinschnitte gehören wie Kündigung der Arbeitsstelle, Festnahme, Gefängnis oder der Verlust eines nahestehenden Freundes.

Wenn solche nervenaufreibenden Geschehnisse häufig genug in kurzer Zeit auftreten, schießt Ihr Krankheitsrisiko wie eine Rakete nach oben. Als das *belastendste* Ereignis gilt allgemein der Tod des Ehe- oder Lebenspartners, aber die Scheidung folgt kurz danach. (In einem der vorhergehenden Kapitel haben wir die Scheidung der Eltern besprochen; hier geht es um die Folgen der eigenen Scheidung.) Eine Scheidung kann die Beziehungen zu verschiedenen Familienangehörigen zerstören, die Finanzen ruinieren, das Selbstwertgefühl erschüttern und das Grundvertrauen in die Welt als einen verlässlichen und verstehbaren Ort unterminieren. Es ist kein Wunder, dass diese ernste Stressbelastung lange Zeit als eine Bedrohung für

Gesundheit und Lebensdauer angesehen wurde. Wir stellten uns also die Frage, welche Rolle die Scheidung in dem Gewebe von Ehe und langem Leben spielt.

Ehegeschichte

Joan Tucker, die als Doktorandin in unserem Team begann, Ehe und Langlebigkeit zu analysieren, und heute eine der führenden Forscherinnen über soziale Beziehungen und Gesundheit ist, half uns, die Beziehung zwischen Ehe und Gesundheit zu untersuchen.[52] Das Problem ist in seiner Komplexität zum Verrücktwerden. Wenn die Ehe ein neues Medikament wäre, könnten wir sie ein paar Leuten verabreichen, und einer Kontrollgruppe Placebos geben. Doch die meisten Menschen haben etwas dagegen, nach dem Zufallsprinzip verheiratet zu werden.

Wenn der Effekt der Ehe hauptsächlich körperlich wäre, so wie der Effekt von Vitamin D (dem Sonnenscheinvitamin), könnten wir eine Studie ähnlich einer Vitamin-Untersuchung durchführen, in der wir die Gesundheit von Menschen vergleichen, die sich unterschiedlich ernähren, unterschiedlich lange der Sonne aussetzen und unterschiedliche Vitaminspiegel im Blut aufweisen. Doch bei der Untersuchung von Ehen bekamen wir es mit den komplexen Gründen zu tun, warum Personen heirateten und verheiratet blieben – eine breite Palette von persönlichen Motiven, sozialen Einflüssen und gesellschaftlichen Erwartungen.

Als wir uns die Daten von 1950 ansahen, als die Terman-Teilnehmer um die vierzig Jahre alt waren, wies Joan uns darauf hin, dass zwar viele zu diesem Zeitpunkt verheiratet waren, aber manche von ihnen schon einmal geschieden waren. Andere wie James waren ebenfalls verheiratet, aber immer noch mit ihrer ersten Frau – wir nannten sie »stabil verheiratet«. Beide

Gruppen waren verheiratet, hatten aber denkbar unterschiedliche Lebenswege hinter sich – ein Unterschied, welcher der Untersuchung bedurfte.

Wieder andere Teilnehmer waren zu dem Zeitpunkt geschieden und hatten nicht wieder geheiratet. Und es gab eine vierte Gruppe – Personen, die immer ledig geblieben waren. Andere Forscher waren nicht in der Lage gewesen, Ehen mit Zweitehen und Geschiedene mit Ledigen über einen langen Zeitraum zu untersuchen. Die Aufteilung in vier Gruppen war der konzeptionelle Durchbruch, den wir brauchten! Wenn man Scheidung und Zweitehe außer Acht lässt, übersieht man leicht die Tatsache, dass Personen sehr unterschiedliche Ehegeschichten haben können – eine Tatsache, die sich als ungemein wichtig erweisen sollte.

Sind Sie wieder verheiratet, stabil verheiratet, geschieden oder immer schon Single?

Die Gruppe der Wiederverheirateten

Wir begannen mit den Menschen, die im Jahre 1950 verheiratet waren, aber schon eine Scheidung hinter sich hatten. Nehmen wir zum Beispiel Philipp. Er und Arlene heirateten 1935 und bekamen bald darauf eine Tochter. Zwar war ihre Ehe manchmal holperig, aber sie konnten sich immer wieder einigen und waren im Großen und Ganzen glücklich. Doch 1941 wurde Philipp nach Übersee geschickt und blieb bis zum Ende des Zweiten Weltkriegs dort. Das Paar lebte sich auseinander, und ihre Ehe litt darunter. Als Philipp 1945 heimkehrte, versuchten sie, ihre angespannte Beziehung zu reparieren, aber schließlich einigten sie sich auf eine Scheidung, die 1947 stattfand. Bald darauf lernte Philipp eine Frau kennen, die ihn »wirklich verstand«, wie er sagte, und er heiratete erneut. Sie waren 1950 noch zusammen, und es ging ihnen gut.

Die Gruppe der stabil Verheirateten

Auch diese Menschen waren 1950 verheiratet, hatten sich aber nie scheiden lassen. James zum Beispiel hatte Irene bei einem Blind Date kennengelernt, das gemeinsame Freunde für sie arrangiert hatten. Es war zwar keine »Liebe auf den ersten Blick«, aber sie interessierten sich füreinander und fingen darauf an, sich regelmäßig zu zweit zu treffen. James hatte gerade das College abgeschlossen und war für eine große internationale Firma in der Öffentlichkeitsarbeit tätig. Er verdiente gut und wollte eine Familie gründen. Als er Irene nur sechs Monate nach ihrem ersten Treffen einen Heiratsantrag machte, willigte sie gleich ein. Ihre Verlobungszeit dauerte nur wenige Monate. Irene schloss ihr Semester am College ab, kehrte aber nach ihrer Hochzeit im Januar nicht mehr ins College zurück. Stattdessen führte sie den Haushalt. In den nächsten fünf Jahren bekam sie drei Kinder, die sie bis zur Einschulung zu Hause betreute. 1950, als ihr jüngstes Kind zwölf Jahre alt war, äußerte sich James zufrieden über sein Leben und darüber, was er erreicht hatte. Er arbeitete immer noch in derselben Firma und war mit derselben Frau verheiratet.

Die Gruppe der Geschiedenen

Barbara gehörte zu denen, die verheiratet gewesen waren, sich aber hatten scheiden lassen. Wie ihre Alterskollegen in dieser Gruppe, war sie 1950 in ihren mittleren Jahren unverheiratet. Nach der Scheidung war Fredrick in einen anderen Bundesstaat gezogen, um einen Neuanfang zu wagen, während Barbara in der Stadt blieb, in der sie zusammen gelebt hatten. Sie arbeitete immer noch als Sozialarbeiterin und berichtete, wie glücklich es sie mache, anderen Menschen helfen zu können. Tatsächlich verbrachte sie die meiste Zeit mit ihrer Arbeit und besuchte nur gelegentlich Freunde zum Abendessen oder Kartenspiel. Sie gab auch an, sie habe zu zeichnen begonnen. Sie hatte schon immer Kunst geliebt, sich selbst aber nicht für kreativ genug gehalten, aber nach zwei Zeichenkursen entdeckte sie ihr Talent, insbesondere für Kohlezeichnen. Zeichnen wurde für sie ein leidenschaftliches und entspannendes Hobby. Zwar war für Barbara ihre gescheiterte Ehe eine Enttäuschung, aber sie lebte ihr Leben weiter und hatte keine wirklichen emotionalen Probleme infolge der Scheidung.

Im Gegensatz dazu waren viele andere geschiedene Terman-Teilnehmer nachhaltig irritiert und/oder verbittert. Donna zum Beispiel – vielleicht durch die Scheidung ihrer Eltern vorgeprägt – erholte sich von ihrer Scheidung nie so weit, dass sie noch einmal eine Ehe einging. Ihr Vertrauen war zerstört, sie scheute vor Beziehungen zurück, und selbst Freundschaften gingen in die Brüche, als sie sich immer ausschließlicher auf ihre Kinder konzentrierte.

Die Gruppe der Singles

Diese Personen hatten nie geheiratet. Emma, immer schon reif und diszipliniert, hatte sich für das Singledasein entschieden. Gleichwohl führte sie ein recht erfülltes Leben. Nach dem College verbrachte sie ein Jahr im Ausland, wohnte ein paar Monate bei Freunden der Familie in Europa und studierte dann eine Weile bei einem bekannten Künstler. Nach ihrer Rückkehr in die USA nahm sie ein Graduiertenstudium auf, und nach ihrer Promotion bekam sie eine Stelle an der sozialwissenschaftlichen Fakultät einer nahe gelegenen Universität. Dort war sie mit Lehren und wissenschaftlicher Arbeit voll ausgelastet, aber in ihren Ferien ging sie weiterhin viel auf Reisen. Seit ihrem College-Abschluss war sie nicht mehr in Europa gewesen, dafür unternahm sie ausgiebige Reisen in den Westen und Osten der USA. Sie berichtete, dass gute Beziehungen zu Freunden und zu ihrer Familie sie glücklich machten, ebenso wie ihre Arbeit und ihre Reisen.

Während sich die Unterteilung in diese vier Gruppen als außerordentlich hilfreich erwies, sagte sie doch nichts darüber aus, welche unterschiedliche Bedeutung Ehe, Zweitehe, Scheidung und Singledasein für Männer und Frauen haben. Also untersuchten wir nun die Frage von Ehe und Gesundheit nach Geschlechtern getrennt und teilten die vier Gruppen in acht auf. Das machte einen gewaltigen Unterschied.

Welche Männer lebten am längsten?

Wer lebte länger, die verheirateten oder die geschiedenen Männer? Das ist der Vergleich, der von den meisten einschlägigen Studien bisher angestellt wurde. In Übereinstimmung mit anderen Studien stellten wir fest, dass geschiedene Terman-Männer ein deutlich höheres Sterberisiko hatten. Die stabil verheirateten Männer hatten demgegenüber gute Chancen, siebzig und älter zu werden, doch die geschiedenen Männer erreichten in der Mehrzahl kein hohes Alter – weniger als ein Drittel wurde alt!

Interessanter war jedoch der Vergleich zwischen den stabil verheirateten und den zum zweiten Mal verheirateten Männern. Männer wie Philipp, die noch einmal geheiratet hatten, lebten in der Regel auch kein langes Leben. Sie lebten länger als die Geschiedenen, aber bei Weitem nicht so lang wie stabil verheiratete Männer. Da beide Gruppen zum Zeitpunkt der Erhebung (1950) verheiratet waren, stellte die Ehe selbst also keinen Schutzfaktor dar. Die wiederverheirateten Männer hatten eine Frau, die ihnen in Notfällen beistehen konnte, die an ihrer Seite war, wenn sie krank das Bett hüteten, die sie zu einem gesunden Lebenswandel motivieren und all die anderen Dinge tun konnte, die Frauen von stabil verheirateten Männern tun. Warum also starben wiederverheiratete Männer früher?

Ein Hauptgrund dafür ist, dass sie die Belastung einer Scheidung durchgemacht hatten. Als eine der größten sozialen Stressbelastungen wirkt sich die Scheidung unmittelbar auf die Gesundheit aus, aber noch wichtiger ist: Die Scheidung setzt eine ganze Reihe anderer gesundheitsschädlicher Verhaltensweisen und -muster in Gang. Ironischerweise kann also der Rat »Heirate, um länger zu leben« die Chance auf ein höheres Alter eher *verringern* statt erhöhen – man wird dem Scheidungsstress nicht ausgesetzt, wenn man nicht verheiratet ist. Statistisch gesehen setzen 100 Prozent aller Scheidungen eine Eheschließung voraus.

Aber es gibt noch einen weiteren Grund, warum wiederverheiratete Männer früher sterben als stabil Verheiratete. Das hat mit den Eigenschaften der Personen zu tun, die heiraten und verheiratet bleiben. Wir kommen gleich auf dieses Thema zurück.

Wenn unsere Erklärungen für diese Ergebnisse zutreffen, dann würden stabil alleinstehende Männer recht gut abschneiden. Das heißt, da sie nie mit dem Stress einer unglücklichen Ehe und einer Scheidung und infolgedessen auch nicht mit den daraus resultierenden ungesunden Verhaltensweisen konfrontiert wären, müssten sie ein langes und gesundes Leben führen. Andererseits profitieren alleinstehende Männer nicht von den Vorteilen der Partnerschaft, wie wir sie oben beschrieben haben – Unterstützung beim Einhalten medizinischer Vorschriften, Hilfe bei Notfällen, begleitender Schutz im Krankenhaus usw. Daraus folgt, dass ihre Lebenserwartung irgendwo zwischen den beiden Gruppen liegen müsste.

Die männlichen Singles – wie zum Beispiel John –, die nie heirateten, lebten in der Tat länger als die Wiederverheirateten und deutlich länger als die Geschiedenen. Gleichwohl lebten sie im Durchschnitt nicht so lange wie stabil verheiratete Männer.

Welche Frauen lebten am längsten?

Die Frauen in der Terman-Studie, unberechenbar wie immer, zeigten faszinierende und völlig unerwartete Ergebnisse. Wie ihre männlichen Pendants lebten die stabil verheirateten Frauen etwas länger als die geschiedenen und dann wiederverheirateten Frauen. Die Überraschung ergab sich bei Frauen wie Barbara, die sich hatten scheiden lassen und danach keine neue Ehe eingingen. Diese Frauen schnitten auch nicht annähernd so schlecht ab wie ihre geschiedenen männlichen Kollegen. Sie erreichten in der Regel ein hohes Alter. Das heißt, dass eine erstaunlich große Zahl der Frauen, die sich von ihren Männern hatten scheiden lassen und danach alleine lebten, ein gutes Lebensalter erreichten – im Durchschnitt lebten sie beinahe so lang wie stabil verheiratete Frauen.

Eine Scheidung war für die Gesundheit der Frauen sehr viel weniger schädlich als für die der Männer. Diese überraschende Entdeckung, der zuvor nie sonderliche Beachtung geschenkt worden war, warf viele weitere Fragen auf, z.B., ob schlechte Ehen sich so schädlich auf die Gesundheit der Frauen auswirkten, dass sie letztendlich unverheiratet besser bedient waren. Eines jedenfalls wussten wir jetzt mit Bestimmtheit: Der Rat »Heirate, um länger zu leben« war irreführend und unzureichend.

Die weiblichen Singles hatten ein mittleres Risiko. Sie lebten nicht so lang wie die stabil verheirateten Frauen, aber sie lebten länger als die Frauen, die heirateten, sich scheiden ließen und dann noch einmal heirateten. Wie wir später feststellten, blieben Frauen, die sich einer guten Ehe erfreuten, besonders gesund, aber viele der übrigen Frauen waren alleine besser dran.

Als wir so über die Terman-Männer und -Frauen ins Grübeln gerieten, fiel uns der Spruch von Herbert Louis Mencken ein: »Männer haben sehr viel mehr Spaß als Frauen. Erstens heiraten sie später, und zweitens sterben sie früher.«[53] Vielleicht hatte Mencken recht, aber aus den falschen Gründen.

Persönlichkeit, Ehe, Scheidung und Lebensdauer

Das Beste an dem Datenmaterial, das die gesamte Lebensgeschichte der Terman-Teilnehmer dokumentierte, war für uns die Möglichkeit, eine breite Perspektive einzunehmen. Wir waren nicht auf die Daten über Ehe, Scheidung oder Zweitehe allein beschränkt – wir konnten in die Vergangenheit zurückgehen und uns die Entwicklungen anschauen, die zur Ehe geführt hatten.

Die Terman-Kinder, die später selber eine stabile Ehe führten, hatten seltener eine Scheidung ihrer Eltern erlebt als diejenigen, die später eine Zweitehe führten. Das heißt, die Erfahrung einer stabilen Ehe oder einer Scheidung ihrer Eltern hatte Einfluss auf ihr eigenes späteres Eheleben.

Die Scheidung der Eltern reicht jedoch nicht annähernd, um den möglichen Erfolg oder Misserfolg einer Ehe vorauszusagen. Die Persönlichkeitsstruktur vor der Eheschließung hing unmittelbar mit dem Gelingen der Ehe zusammen. Patricia zum Beispiel war vor ihrer Ehe mit Charles ein diszipliniertes Kind voller Spannkraft gewesen. Es war nicht die Ehe als solche, die Patricias langfristige Gesundheit und die Länge ihres Lebens beeinflusste, sondern die Kombination und Wechselwirkung ihrer Disposition und ihrer Entscheidungen.

Wir kehrten zu den Datenarchiven zurück und untersuchten die Persönlichkeitsstrukturen, die die Leute aus den unterschiedlichen Ehe- und Scheidungsgruppen in der Kindheit gezeigt hatten. Wir wussten natürlich, dass eine erfolgreiche Ehe kein Zufall ist – manche Menschen besaßen schlicht und einfach nicht die Charaktereigenschaften, die für eine gute

Ehe erforderlich sind. In der Tat, als wir die Ehegruppen verglichen, stellten wir fest, dass diejenigen, die später in stabilen Ehebeziehungen lebten, als Kinder gewissenhafter und disziplinierter gewesen waren. Mit anderen Worten, wer als Kind besonnen und verantwortungsvoll gewesen war, der hatte eine größere Chance, später eine erfolgreiche Ehe zu führen.

Unsere Ergebnisse und Interpretationen der Bedeutung früher Persönlichkeitseigenschaften für die spätere eheliche Zufriedenheit deckten sich mit Studien anderer Forscher, die Ehe und Glück untersuchten. Diese Studien kamen zu dem Ergebnis, dass verheiratete Menschen in der Regel glücklicher sind als unverheiratete Menschen. Aber das hat damit zu tun, dass Menschen, die später heiraten, in der Regel bereits vor der Eheschließung glücklicher sind als die anderen; ebenso wie Menschen, die sich scheiden lassen, in der Regel Jahre *vor* der Eheschließung bereits weniger glücklich sind.[54] Natürlich hat die Ehe an und für sich großen Einfluss auf die Gesamtzufriedenheit, aber es erweist sich als unumgänglich, die Eigenschaften und Entwicklungswege der Menschen zu untersuchen, die später eine Ehe eingehen.

Wir können nicht genug betonen, wie wichtig dieser umfassendere Blick auf die Ehe ist. Wenn die Ehe aus dem Kontext der persönlichen Lebensentwicklung gelöst und als unabhängiges Ereignis betrachtet wird, dann erscheint die Rolle, welche sie für die Gesundheit spielt, dramatisch verzerrt. Zum Beispiel fand eine Studie über 2.000 Männer und Frauen in South Carolina ebenfalls heraus, dass geschiedene Männer meist früher starben als verheiratete oder alleinstehende Männer. Doch stellten diese Forscher ebenso wie wir fest, dass die Scheidung selbst nur ein Teil des Problems war: Es waren vielmehr die Persönlichkeitsmerkmale und Entwicklungswege dieser Männer, die ihr Risiko erhöhten – sowohl für die Scheidung wie für Krankheiten.[55] Man könnte sagen, dass es problemanfällige Familien gibt.

Wir entdeckten nicht nur, dass die eheliche Stabilität wichtig für ein langes Leben ist, sondern auch, dass wir häufig vorhersagen konnten, wer eine stabile Ehe führen würde. Das geringere Sterblichkeitsrisiko verheirateter Personen hing nicht nur mit den schützenden und unterstützenden Aspekten der Ehe zusammen. Vielmehr kamen zwei weitere dynamische Elemente hinzu. Erstens scheint das Zerbrechen einer Ehe – ein äußerst belastendes Lebensereignis – mit einem langfristigen negativen Effekt auf die Gesundheit einherzugehen. Zweitens stammen die sogenannten Gesundheitsvorteile der Ehe von Einflüssen her, die bereits in der Kindheit angelegt sind – Persönlichkeitsmerkmale wie Gewissenhaftigkeit und Diszipliniertheit sowie der günstige Umstand, dass man keine Scheidung der Eltern erleben musste.

Heilung nach einer zweiten Eheschließung

Bei unserem Fokus auf Persönlichkeitsmerkmale und Erfolg in der Ehe ist Ihnen ist vielleicht ein Problem aufgefallen. Wir haben uns die Terman-Teilnehmer angesehen, aber nicht deren Ehepartner/innen. Doch manche Menschen lassen sich nicht wegen irgendwelcher eigener Merkmale scheiden, sondern weil sie aus Versehen Probleme geheiratet haben – einen Partner mit einem Persönlichkeitsprofil, das mit einer glücklichen Ehe unvereinbar ist. Wie sollten wir dieses Problem angemessen berücksichtigen?

Wir untersuchten die Folgen von Scheidungen über einen langen Zeitraum. Weil viele Männer, die geschieden waren, später (als sie um vieles klüger und weiser waren) wieder heirateten, konnten wir uns die Sache noch einmal anschauen. Wie kamen diese Männer in ihrer zweiten Ehe zurecht? Wir überprüften die folgenden fünf Jahrzehnte im Leben der Männer, die zum zweiten Mal heirateten und verheiratet blieben.[56] Wir

fanden heraus, dass das höhere Sterblichkeitsrisiko wieder-
verheirateter Männer (verglichen mit den stabil verheirateten
Männern) mit zunehmendem Alter abnahm. Das heißt, je länger sie in ihrer zweiten Ehe lebten, desto weniger spielten die
gesundheitlichen Nachteile der vorhergegangenen Scheidung
eine Rolle.

Glück, Ehe und Gesundheit

Es fällt natürlich leichter, einer glücklichen Ehe die Treue zu
halten, aber es gibt auch andere Gründe fürs Zusammenbleiben.
Manche bleiben verheiratet, weil sie ohne das Zweiteinkommen
ihres Partners finanziell nicht zurechtkommen können oder
weil sie die finanzielle und emotionale Belastung durch eine
Scheidung fürchten. Andere bleiben im Interesse der Kinder
verheiratet, auch wenn es, wie wir gesehen haben, schwierig
ist, die Kinder vor jeder emotionalen Belastung zu bewahren.
Wiederum andere erdulden eine schlechte Beziehung, weil sie
sich vor der Einsamkeit fürchten. Es schien uns, dass die Lang-
zeiteffekte des Verharrens in einer unglücklichen Beziehung
eine direkte Korrelation zur Gesundheit aufweisen müsste.
   Waren die Terman-Teilnehmer in glücklichen Ehen gesünder? Wenn unsere Ausführungen zu Ehe, Stressbelastung und
Gesundheit mehr aussagen sollen, als dass Hilfe bei Notfällen
und bei der Tabletteneinnahme etc. von Vorteil ist, dann sollte
sich dies an der Qualität der Ehen nachweisen lassen. Zu unserem Glück interessierte sich Lewis Terman intensiv für eheliche und sexuelle Zufriedenheit.
   Vor einem halben Jahrhundert gab es noch keine aussage-
kräftigen Messinstrumente für eheliche Zufriedenheit. Also
entwickelte und validierte der stets erfinderische Forscher
Terman seinen eigenen Test zur Bewertung des ehelichen
Glücks. Er machte das so hervorragend, dass sein Fragebogen

die Grundlage für die meisten modernen Erhebungen zur ehelichen Zufriedenheit wurde.

Haben Sie und Ihr Partner gleiche Interessen (außerhalb der eigenen vier Wände)? Streiten Sie über Glaubensfragen? Terman ging all diesen Fragen nach und ermittelte, wie gerne und wie viel Zeit die Paare in ihrer Freizeit miteinander verbrachten. Er führte eine Liste von vierzig Aktivitäten auf, und die Teilnehmer kreuzten die an, die ihnen wirklich Spaß machten und – hier war Terman außerordentlich clever – die sie wirklich gern mit ihrer Partnerin oder ihrem Partner unternahmen.

Terman fragte die Teilnehmer auch, ob sie hinsichtlich der Ehe etwas bereuten, ob sie über Scheidung nachgedacht hätten und ob sie den gleichen Partner oder die gleiche Partnerin wieder wählen würden, wenn sie ihr Leben noch einmal leben könnten. Der stabil verheiratete James führte die Messskala an. Er war von seiner Frau Irene absolut begeistert. Irene fand es ähnlich schön, mit James verheiratet zu sein, aber ihre Reaktion auf die Ehe spielte für James' Gesundheit keine entscheidende Rolle.

Loryana Vie, eine Doktorandin in unserem Team, half uns, diese Daten in aller Tiefe zu durchleuchten. Sie entdeckte etwas höchst Unerwartetes. Sie analysierte zunächst die Daten, die von James und Irene sowie den anderen Terman-Teilnehmern 1940 erhoben worden waren, wobei sie sowohl die Berichte der Terman-Teilnehmer als auch die ihrer Partner/innen zurate zog.[57] Viele waren sehr glücklich verheiratet, viele waren nur halb zufrieden, und manche waren bereits unglücklich.

Wir sprangen fast um ein halbes Jahrhundert vor und schauten uns die Gesundheit und Lebenszufriedenheit dieser Menschen Jahrzehnte später an. Manche wie James waren sehr rüstig und gesund, sie hatten weder Krebs noch Herzleiden und konnten das Alltagsleben mit wenig oder ohne Hilfe meistern. Andere hingegen berichteten von zunehmenden Problemen mit der Gesundheit, geringer Energie und ernsten Erkrankungen. Wir überprüften auch, ob sie insgesamt ein positives Lebensgefühl äußerten. Manche der Teilnehmer bezeichneten sich als glücklich, sie waren mit ihren Freunden und ihrer Lebenssituation zufrieden, das Leben machte ihnen Spaß. Andere äußerten sich eher bedrückt, sie waren unglücklich und zählten viele Dinge auf, die sie in ihrem Leben lieber anders gemacht hätten – sie hatten ihrer Ansicht nach im Vergleich zu ihren Freunden und Kollegen weniger Glück.

Aufgrund der neuen Daten-Indexe konnten wir nicht nur die Beziehung zwischen frühem Eheglück und der daraus resultierenden Gesundheit und Lebenszufriedenheit Jahrzehnte später ermitteln, sondern wir konnten die Glückswirkungen auf Ehemann und Ehefrau vergleichen. Das ist etwas Besonderes. Ist das Glück beider Partner eine Vorhersagevariable für die zukünftige Gesundheit und Lebenszufriedenheit? Oder trifft eher der alte Spruch zu, dass »eine glückliche Frau ein glückliches Leben« bedeutet – dass also die Zufriedenheit der Ehefrau der Schlüssel zum Glück ist?

Allgemein haben Forscher festgestellt, dass die Qualität einer Ehe mit einem breiten Spektrum von Gesundheitsindikatoren einhergeht. Menschen, die in einer unglücklichen Ehe leben, haben häufiger Krankheitssymptome und schlechtere Gesundheitswerte.[58] Doch niemand hat sich diese Zusammenhänge bisher detailliert über einen großen Zeitraum angeschaut. Loryana nahm sich die Daten vor, die Terman 1940 von seinen Untersuchungsteilnehmern zur Qualität ihres Ehelebens erhoben hatte. Nach einigem Nachforschen entdeckte Loryana die ursprünglichen Bewertungsschlüssel, die Terman benutzt hatte, sowie eine Unmenge von relevanten Ehe-Informationen. Wir überprüften das Eheglück der Frauen, das Eheglück der Männer und das des Paars. Wie stellte sich ihr Gesundheitsstatus Jahrzehnte später dar?

Die Addition des Eheglücks sowohl von Mann wie von Frau war die Vorhersagevariable für die spätere Gesundheit der

Terman-Teilnehmer. Aber es zeigte sich etwas Ungewöhnliches, als wir die Werte durchgingen. Wir stellten fest, dass die Ergebnisse nicht an überzeugender Klarheit gewannen, wenn wir uns die Zufriedenheit der Paare oder das Eheglück des einen Ehepartners verglichen mit dem des anderen anschauten. Stattdessen erwies sich der exklusive Blick auf das Glück des *Ehemanns* als das entscheidende Kriterium.

Die Zufriedenheit oder das Glück des Ehemanns in der Beziehung war das, was für die spätere Gesundheit den Ausschlag gab. Es war die Schlüsselvariable zur Vorhersage für Gesundheit und Lebenszufriedenheit Jahrzehnte später, gleichgültig ob es um die Gesundheit der Männer oder der Frauen ging. Anders gesagt, da wir wussten, dass James 1940 glücklich verheiratet war, konnten wir begründet annehmen, dass es James Jahrzehnte später gut gehen würde – unser Wissen aber, dass seine Frau Irene ebenso glücklich verheiratet war, gab uns keinen weiteren Erklärungsgrund für James' Gesundheit. Doch wenn wir wussten, dass der *Ehemann* einer Terman-Teilnehmerin 1940 unglücklich war, ließ sich vorhersagen, dass sie im weiteren Altersverlauf ungesund und unglücklich sein würde. Ihre eigene Glückseinschätzung, als sie den Fragebogen 1940 ausfüllte, spielte eine sehr viel geringere Rolle.

Einfache Erklärungen, die sich anboten, wie beispielsweise eine spätere Scheidung, trugen nicht. Wahrscheinlich kommen hier viele Einflüsse ins Spiel. Dieses Ergebnis stimmt mit anderen Forschungen überein, die ebenfalls zeigen, dass das Wohlergehen einer Ehefrau sehr viel mehr durch einen schwierigen, feindseligen Ehemann beeinträchtigt wird als das Wohlergehen eines Ehemanns durch eine schwierige, feindselige Frau.[59]

Könnte dieser Befund an den historischen Umständen liegen – anwendbar auf die Terman-Teilnehmer in der Mitte des letzten Jahrhunderts –, sodass er heute keine Gültigkeit mehr hat? Diese Frage ist berechtigt, aber schwieriger zu beantworten, als es auf den ersten Blick den Anschein hat. Jedes Ergebnis einer Langzeitstudie, auch der sorgfältigsten, wird im Laufe der Zeit, wenn die neuen Daten hereinkommen, »überholt«. Per definitionem kann eine 45-Jahres-Studie über Personen, die mit dreißig Jahren geheiratet haben, keine unmittelbare Aussagekraft für die Dreißigjährigen der nächsten Generation haben. Diese komplizierte Lage der Dinge heißt aber keineswegs, dass wir nie etwas Wertvolles lernen können. Es bedeutet eher, dass wir bei wichtigen Annahmen und Bedingungen überprüfen müssen, ob sie auch für andere Zeiten und Orte Geltung beanspruchen können. Wir haben bereits festgestellt, dass viele geschiedene Frauen aufgeblüht sind, sodass das alte Scheidungsstigma keine Rolle gespielt haben kann. Wir werden auf einige dieser Geschlechterunterschiede später in unserem Buch zurückkommen.

Wenn wir verschiedene statistische Analysen betrachten, erweisen sich unsere Ergebnisse als stichhaltig – ein glücklicher Ehemann ist für die Gesundheit und das Wohlergehen beider Ehepartner von Vorteil. Statt der üblichen Weisheit, nach der »eine glückliche Frau ein glückliches Leben« bedeutet, schlagen wir nunmehr vor: »Mit glücklichem Mann ist die Familie gut dran.«

SELBSTBEURTEILUNG: EHELICHE ZUFRIEDENHEIT

Für Verheiratete oder Menschen in einer langfristigen Beziehung zeigt der folgende Fragebogen an, wie glücklich sie in ihrer Beziehung sind. Lesen Sie sich jede der unten stehenden Fragen bzw. Aussagen durch und kreuzen Sie die Nummer an, die Ihre Empfindung am besten wiedergibt.
Trifft überhaupt nicht zu ☐1 ☐2 ☐3 ☐4 ☐5   Trifft genau zu

1. Wenn Sie die Möglichkeit hätten, Ihr   ☐1 ☐2 ☐3 ☐4 ☐5
   Leben noch einmal zu leben, würden Sie
   den gleichen Partner/die gleiche Partnerin wählen?

2. Wenn ich überraschend Zeit übrig habe, verbringe ich sie am liebsten mit meinem Partner/meiner Partnerin. ☐1 ☐2 ☐3 ☐4 ☐5

3. Meine Ehe ist außerordentlich glücklich. ☐1 ☐2 ☐3 ☐4 ☐5

4. Mein Partner und ich haben fast nur gemeinsame Interessen. ☐1 ☐2 ☐3 ☐4 ☐5

5. Ich würde die Persönlichkeit meines Partners/meiner Partnerin um kein Jota ändern wollen. ☐1 ☐2 ☐3 ☐4 ☐5

6. Mein Partner/meine Partnerin und ich stimmen in Familienfragen (wie Geld und Kinder) fast immer überein. ☐1 ☐2 ☐3 ☐4 ☐5

7. Mein Partner/meine Partnerin und ich stimmen in Fragen der Religion, Lebensphilosophie usw. fast immer überein. ☐1 ☐2 ☐3 ☐4 ☐5

8. Es gibt sehr vieles, was ich gern mit meinem Partner/meiner Partnerin tue oder unternehme (Musik, Reisen, Sport und so weiter). ☐1 ☐2 ☐3 ☐4 ☐5

9. Mein Partner/meine Partnerin ist zärtlich genug zu mir. ☐1 ☐2 ☐3 ☐4 ☐5

10. Wenn wir zu zweit sind, haben mein Partner/meine Partnerin und ich fast immer Freude aneinander. ☐1 ☐2 ☐3 ☐4 ☐5

Bewertung:

Jede Frage bzw. Aussage ist positiv formuliert, sodass es keiner »Umwertung« bedarf. Zählen Sie einfach die Zahlen, die Sie angekreuzt haben, zusammen. Der ermittelte Wert wird zwischen 10 und 50 liegen. Ein Durchschnittswert auf dieser Skala ist 28. Die glücklichsten Ehepartner (die in den oberen 25 Prozent) haben Werte von 35 oder mehr, während die im unteren Quartil der ehelichen Zufriedenheit Werte von 19 und darunter erreichen.

Sexualität und Zufriedenheit

Die eheliche Zufriedenheit einer Frau muss in manchen Bereichen von Bedeutung sein. Lewis Terman hatte als ebenso couragierter wie unerschrockener Forscher keine Scheu, Fragen nach der Sexualität zu stellen. Um 1941 berichteten die verheirateten Terman-Teilnehmer nicht nur über ihre eheliche Zufriedenheit, sondern auch über ihre sexuelle Zufriedenheit und die durchschnittliche Länge ihrer sexuellen Begegnungen. Wie die modernen Forscher später befragte Terman die Frauen auch nach der Häufigkeit ihrer Orgasmen während des Sex. Wir wollten untersuchen, ob eine in diesem Bereich gut funktionierende Ehe signifikanten Einfluss auf die Gesundheit der Frauen hatte.

Terman stellte sicher, dass seine Mitarbeiter/innen anwesend waren, wenn dieser heikle Fragebogen beantwortet wurde, um zu verhindern, dass sich die Eheleute absprachen oder einander beeinflussten. Fünfzig Jahre später stellte unser Doktorand Dan Seldin die relevanten Fragen und Daten zusammen und prüfte, ob und wie diese Fragen mit der Lebensdauer zusammenhingen.

Patricia, Charles und die anderen beantworteten 1941 viele persönliche Fragen nach ihrem Sexualleben. Patricia war vielleicht schüchtern, aber keineswegs prüde. Sie wurde gefragt: »Wie gut passen Sie und Ihr Mann in strikt sexueller Hinsicht zusammen?« Die Antworten reichten auf einer 5-Punkte-Skala von »sehr schlecht« bis »niemand könnte sexuell besser zusammenpassen«. Der Durchschnitt lag hier etwas über 3,5. Patricias Antwort lautete »extrem gut« (eine 4 auf der Skala). Sie und die anderen Frauen bewerteten die Häufigkeit des Orgasmus beim Geschlechtsverkehr auf einer 4-Punkte-Skala, die von »nie« bis zu »immer« reichte. Der Durchschnitt von 2,8 zeigte erneut eine insgesamt gute, wenngleich nicht herausragende sexuelle Zufriedenheit an. Patricia befand sich auch hier annähernd im Spitzenbereich.

Diese Antworten erlaubten uns, eine Vorhersagevariable zu konstruieren, mit der sich die von Terman so genannte »Orgasmuszufriedenheit von Ehefrauen« (*Orgasm adequacy of wives*) messen ließ.[60] Wir wollten wissen, ob – nach Berücksichtigung der Persönlichkeitsstruktur der Frauen – diese sexuelle Zufriedenheit mit einem längeren Leben korrelierte. Frauen, die während des Geschlechtsverkehrs häufiger einen Orgasmus erreichten, lebten in der Regel länger als ihre weniger erfüllten Geschlechtsgenossinnen.[61]

Wir – und eine Menge Frauen auf dieser Welt – würden gerne wissen, warum. Die begrenzten Informationen, die durch andere Studien zum Sexualleben zugänglich sind, legen einen Zusammenhang zwischen sexueller Aktivität und Gesundheit nahe, sowohl bei Männern wie bei Frauen, doch liegen die Verbindungen noch im Dunkeln.[62] Es herrscht ein großer Mangel an wissenschaftlichen Informationen über sexuelle Erfüllung und langfristige Gesundheit, was nicht wirklich überrascht, wenn wir uns vorstellen, was es heißt, bei einer staatlichen Förderungsstelle Geld zu beantragen, um Orgasmus und Gesundheit zu untersuchen. Folgendes wissen wir: Sexuelle Zufriedenheit spielt in einer glücklichen Ehe eine wesentliche Rolle, und glückliche Ehen sind wichtig für eine größere sexuelle Zufriedenheit (das Huhn-oder-Ei-Dilemma). Auch wissen wir, dass Menschen in stabilen, erfüllten Ehen gesünder sind. Was ist die Ursache dafür? Das werden wir erst wissen, wenn weitere Langzeitstudien über Intimleben, Persönlichkeit, Verhalten und Gesundheit abgeschlossen sind. In diesem Augenblick können wir nur sagen, dass eine sexuell erfüllte und glückliche Ehe ein sehr guter Indikator für zukünftige Gesundheit und ein langes Leben ist.

Was heißt das Ganze für Sie?
Wegweiser zu Gesundheit und einem langen Leben

Tendenz zu Krankheit oder Gesundheit? Was sagen all diese Erkenntnisse zu Ehe, Scheidung und Zweitehe über Gesundheit und Lebensdauer aus? Erstens: Wenn Sie eine alleinstehende Frau mit einem intakten Freundeskreis und einem interessanten Leben sind, sollten Sie nicht glauben, Sie müssten den irreführenden Rat befolgen und heiraten oder sich wiederverheiraten, um ihre Gesundheitschancen zu verbessern. Frauen wie Barbara, die geschieden waren und keine zweite Ehe eingingen, lebten in der Regel ein langes Leben – im Durchschnitt lebten sie annähernd so lang wie ihre stabil verheirateten Pendants. Im Widerspruch zu allen populären Versicherungen zeigt unsere Forschung, dass das Singledasein für eine Frau häufig ebenso gesund ist wie das Leben in einer Ehe – insbesondere wenn sie immer schon alleine lebte und andere erfüllte Sozialkontakte wie Freundschaften, Mitgliedschaften in Organisationen und Familienbeziehungen pflegt.

Verheiratete Männer leben gewöhnlich nur dann länger, wenn sie sich für eine langfristige Ehe eignen und nicht geschieden werden. Diejenigen, die als Kinder vernünftig und verantwortungsbewusst waren und aus stabilen Familienverhältnissen stammten, führten als Erwachsene eher erfolgreiche Ehen. Doch auch hier erweist sich die Ansicht, Ehen seien für ein langes Leben notwendig, als grobe Vereinfachung – es hängt sehr vom einzelnen Mann und von der Ehe ab.

Die gut angepassten Menschen, die einen langfristig kompatiblen Partner gefunden haben, leben meist ein signifikant längeres Leben als ihre Altersgenossen, die nur gelegentliche Beziehungen haben, insbesondere wenn sie Männer sind. Diejenigen, deren Beziehungen wiederholt in die Brüche gehen, selbst noch in ihren Vierziger- und Fünfzigerjahren, sehen sich oft einem erhöhten Gesundheitsrisiko gegenüber. Wenn das auf Sie zutrifft, sollten Sie sich die Informationen über Berufsleben und soziale Organisationen in den nächsten Kapiteln sorgfältig ansehen.

Zufriedenheit in der Ehe ist generell ein gutes Zeichen für spätere Gesundheit, aber es ist die Zufriedenheit des Mannes, die in besonderer Weise Rückschlüsse auf die spätere Gesundheit des Paars zulässt. Dieser Befund galt für die Terman-Teilnehmer, doch er wurde auch von der modernen physiologischen Forschung bestätigt.

Wir wollten auch herausfinden, welche Folgen der Tod des Lebenspartners hatte – war er für Frauen oder für Männer problematischer? Wir werden in unserer Analyse von Männlichkeit, Weiblichkeit und langem Leben auf dieses Thema zu sprechen kommen. Aber zunächst mussten wir gesunde Berufskarrieren besser verstehen.

KAPITEL 10

Berufsleben, Erfolg und Lebenszufriedenheit

Gedeihen und Überleben

E dward Dmytryk, der außerordentlich erfolgreiche Regisseur von *Die Caine war ihr Schicksal* (aus dem Jahre 1954, mit Humphrey Bogart), hatte alles andere als ein leichtes, stressfreies Leben. Er war der Sohn ukrainischer Einwanderer, die gerade rechtzeitig nach San Francisco (und dann nach Los Angeles) zogen, sodass Edward, nachdem er seiner Lehrerin aufgefallen war, am Terman-Projekt teilnehmen konnte. Ein paar Jahre später zog Edward (noch als Teenager) von zu Hause aus und nahm einen niedrig bezahlten Job als Bote für *Paramount Pictures* an. Während er sich langsam in der Filmindustrie nach oben arbeitete, stellten sich ihm beträchtliche Hürden in den Weg.

Dmytryks Filmkarriere kam 1947 zu einem abrupten Stillstand, als er vor den »Ausschuss für unamerikanische Aktivitäten« zitiert wurde. Dort wurden Kommunisten und Sympathisanten – oder wer auch immer dafür gehalten wurde – wie vor einem Strafgericht zur Rede gestellt. Dmytryk, dem die Freiheit des Denkens und Handelns am Herzen lag, verweigerte die Aussage und wurde einer der *Hollywood 10* – der Regisseure und Produzenten, die wegen Missachtung des Kongresses verurteilt wurden.[63] Er kam in ein Staatsgefängnis, und seine Frau ließ sich im darauffolgenden Jahr von ihm scheiden.

Dmytryk, der auf der schwarzen Liste stand und in Hollywood keine Arbeit mehr fand, gab seine Haltung 1951 auf und sagte schließlich aus. Er trat erneut vor den Ausschuss und gab zu, dass er und eine Reihe weiterer Zeugen, die die Aussage verweigert hatten, in der Tat Kontakte zur Kommunistischen Partei unterhalten hätten. Noch viele Jahre später wurde er in Hollywood deswegen als käuflicher Informant und Verräter beschimpft. Andere verachteten ihn als ehemaligen Kommunisten. Gleichwohl war seine Karriere spektakulär erfolgreich. Neben *Die Caine war ihr Schicksal* führte er Regie bei Filmen mit solchen Stars wie Spencer Tracy, Deborah Kerr, Clark Gable, Elizabeth Taylor, Marlon Brando und Richard Burton. Er war einer der öffentlich bekannten Teilnehmer an Termans Projekt, erlebte fast das ganze 20. Jahrhundert und starb am 1. Juli 1999 im Alter von neunzig Jahren. Wie ist es möglich, dass jemand mit solch schweren Belastungen und Schwierigkeiten im Leben und im Beruf ein so hohes und gesundes Alter erreichte?

Die Negativfolgen von Stress werden oft übertrieben

»Entspannen Sie sich«, »Vermeiden Sie Stress«, »Arbeiten Sie nicht zu hart« – das sind verbreitete Gesundheitsempfehlungen, aber in Wahrheit keine sonderlich nützlichen Ratschläge. Ein weiterer Mythos, der nur in die Sackgasse führt. Es gibt keinerlei Beweise, dass Menschen, die den Ratschlag zur Entspannung befolgen, gesünder werden. (Wir sprechen hier selbstverständlich nicht von jemand ernsthaft Erkranktem, der Bettruhe braucht.) Könnte es sein, dass Sie, wenn Sie Ihren interessanten, anspruchsvollen Job aufgeben, in Rente gehen und Ihr soziales Umfeld verlassen, um im klimatisch begünstigten Süden zu leben, Ihr Gesundheitsrisiko in Wahrheit *erhöhen*?

Ratten, die man in einen überfüllten Rattenkäfig steckt, in dem der Konkurrenzdruck zu hoch ist, werden krank. Der Vergleich des modernen, gestressten Lebens mit einem »Rattenrennen« hinkt aber insofern, als er uns glauben machen will, dass das, was für Ratten schlecht ist, auch für Menschen schlecht sei. Seltsamerweise denken wir selten andersherum – dass das, was für Ratten gut sei, auch für Menschen gut ist. Wenige von uns beneiden eine glückliche Ratte um ihr Leben. Die wesentlichen Lernanreize – Belohnungen und Bestrafungen – sind bei Ratten und Menschen gleich, aber in den Hirnfunktionen und sozialen Interaktionen bestehen gewaltige Unterschiede.

Für Menschen gibt es so gut wie keine wissenschaftlichen Beweise, dass die Herausforderungen des täglichen Berufslebens das Immunsystem angreifen und infolgedessen eine größere Zahl von Menschen an Krebs oder an ähnlichen durch Immunschwäche verursachten Erkrankungen sterben.[64] Ebenso gibt es so gut wie keine Hinweise darauf, dass Menschen, die von ihrem Beruf stark beansprucht werden oder sehr viel arbeiten, eher an Herzerkrankungen leiden. Es hängt immer davon ab, welche Art Stress man hat und wie man damit umgeht.

Das heißt nicht, dass unerträglicher Stress über lange Zeiträume kein Problem wäre. Kriegsteilnehmer zum Beispiel, die mehr Schrecken erlebt haben, als sie verarbeiten können, erkranken sehr wahrscheinlich an der posttraumatischen Belastungsstörung (PTBS). Wer daran erkrankt, leidet unter Schlafstörungen (Albträumen etc.) und chronischer Reizbarkeit und ist kaum fähig, seinen Gefühlen Ausdruck zu geben – ein Zustand, der sowohl zu schweren inneren Belastungen als auch zu Problemen mit der Familie und anderen sozialen Kontakten führen kann. In Kapitel 14 untersuchen wir die Terman-Männer, die in den Krieg gingen. Wir werden sehen, dass an PTBS

Leidende auch weitergehende ungesunde Verhaltensmuster entwickeln können – von Alkohol- und Medikamentenmissbrauch bis zu illegalem Rauschgiftkonsum. Manche Menschen erleben ähnliche Stressbelastungen durch jahrelange Schikanen am Arbeitsplatz. Selbstverständlich führen solche Dinge zu signifikanten Gesundheitsproblemen. Aber es ist wichtig, zwischen schweren, chronischen Stressreaktionen und dem »normalen« Stress zu unterscheiden, den wir im Berufsleben oder in der Schule vorfinden.

»Gesunde« Karriere?

Der allseits beliebte und fröhliche Paul berichtete 1940 mit 33 Jahren gegenüber Terman von seinen beruflichen Triumphen und Problemen. Von beidem hatte er bereits eine Menge hinter sich. Im College hatte Paul bei der Campus-Zeitung als Journalist mitgearbeitet und Kurzgeschichten für eine literarische Gesellschaft verfasst. Kontaktfreudig, wie er war, machte er sehr gerne Interviews und vertiefte sich in die Geschichten seiner Gesprächspartner. Als unverbesserlicher Optimist hatte Paul nach seinem Abschluss eine untergeordnete Stellung bei einer regionalen Tageszeitung angenommen. Er wusste, dass er nicht gleich die interessantesten Aufgaben bekommen würde, aber er war sich sicher, dass er sich nach oben arbeiten würde.

Der Job hielt allerdings nicht, was Paul sich von ihm versprochen hatte. Er wollte über Menschen berichten, stattdessen musste er ständig über Produktvergleiche und wirtschaftliche Trends schreiben. Fast drei Jahre hielt er aus, dann kündigte er frustriert. In den nächsten Jahren ging er verschiedenen Berufen nach (Handelsvertreter, Korrektor, Schreibkraft) und wurde schließlich Leiter einer großen Buchhandlung. Er war zwar, wie er Terman berichtete, in diesen Beruf mehr oder weniger hineingeschlittert, aber er mochte ihn sehr. Er dachte über Wege nach, wie man die Buchhandlung mehr an die Stadt anbinden könnte, veranstaltete Lesungen und Signierstunden mit berühmten Autoren und stellte lokalen Autoren ein Podium zur Verfügung. Doch auf die Frage »Ist das genau der Beruf, den Sie sich gewünscht haben?« konnte Paul nicht mit Sicherheit antworten.

Im Gegensatz dazu hatte John, der aktive und scheue Naturwissenschaftler, das sichere Gefühl, seine Berufung gefunden zu haben. Zum Zeitpunkt der Befragung 1940 hatte John erst seit zwei Jahren seinen Schulabschluss – er hatte ein Habilitationsstipendium als Postdoktorand in Physik wahrgenommen und erst kürzlich eine Anstellung an einer angesehenen kalifornischen Universität bekommen. Sein Berufsweg zeigte ein hohes Maß an persönlichem Einsatz und Durchhaltevermögen, übereinstimmend mit der Bewertung seiner Lehrerin, die ihn 1922 als »sehr gewissenhaft« beschrieben hatte. John äußerte sich begeistert über seinen Beruf, es war »definitiv« die Arbeit, die er sich als Lebensaufgabe ausgesucht hatte. Er beschrieb seine Arbeit als sehr erfüllend, nicht nur, weil sie seinem Temperament entsprach, sondern auch, weil er damit der Gesellschaft dienen konnte. Physiker waren sehr gefragt zu jener Zeit, als die USA in einer sich rasch industrialisierenden Welt wettbewerbsfähig bleiben mussten und obendrein auf einen Krieg zusteuerten.

Viele der Terman-Teilnehmer waren auf einem ähnlichen Niveau berufstätig wie John – Anwälte, Ingenieure, Ärzte, Professoren, Lehrer. Ähnlich viele landeten wie Paul im Geschäftsleben – sie wurden Banker, Buchhalter, Werbefachleute und leitende Angestellte aller Art. Wiederum andere waren auffallend erfolglos. Manche verloren immer wieder ihren Job. Etwa ein Viertel der Männer fand weniger prestigeträchtige Jobs – Büroangestellte, Vertreter, Handwerker und so weiter. Gewiss nichts, dessen man sich schämen müsste, aber nicht annähernd auf dem Niveau ihres frühen Potenzials, weswegen sie in die

Terman-Studie aufgenommen worden waren. Lewis Terman ließ sich davon nicht im Geringsten beeindrucken. Er äußerte sich sogar abfällig über ein paar dieser Geringverdiener, die ihre Freizeit »mit Schriftstellerei von zweifelhaftem Rang« verbrachten.[65] Vielleicht glaubten sie, ihnen gelänge der große amerikanische Roman, doch Terman betrachtete diese Aktivitäten weder mit Sympathie noch mit ehrfürchtigem Respekt, er sah schlicht keinerlei Anzeichen eines aufsteigenden Sterns.

Da die Frauen in jener Zeit nur begrenzte Berufsaussichten hatten, folgen wir hier Termans Vorgaben und konzentrieren uns vor allem auf die Männer. Zwar hatte die Hälfte der Terman-Frauen zu bestimmten Zeiten einen Job außerhalb der Familie, doch waren die meisten Berufe für Frauen nicht zugänglich und damit die Berufsbezeichnungen irreführend. Wir sahen uns aber dennoch die vielen individuellen Berufswege der Frauen an, und die Ergebnisse entsprachen in der Regel dem, was wir bei den Männern gesehen hatten.

Berufserfolg

Edward, Paul, John und all die anderen Terman-Männer hatten sehr unterschiedliche Berufswege und Erfolgsgeschichten. Sie unterschieden sich deutlich hinsichtlich der Anforderungen und Belastungen, die ihr jeweiliger Beruf mit sich brachte. Gewiss wurde Edward Dmytryk, der ebenso erfolgreiche wie unter starker Stressbelastung stehende Hollywoodregisseur, neunzig Jahre alt, aber viele andere, die große Stressbelastungen hatten, wurden krank und starben früh. Da uns dies Rätsel aufgab, wollten wir herausfinden, ob dem ein allgemeines Muster zugrunde lag und, wenn ja, was die Ursache dafür war.

Zwei Fragen sprangen uns förmlich an. Erstens: Waren Männer, die hart arbeiteten und viele Hindernisse überwinden mussten, um eine hohe Position zu erlangen, anfällig für

Krankheiten und einen frühen Tod? Und hatten die Männer, die in weniger anspruchsvollen Berufen arbeiteten, tendenziell ein längeres Leben? Erinnern wir uns, dass alle Teilnehmer im Alter von etwa elf Jahren intelligente und vielversprechende Schüler waren. Somit hatten alle das Potenzial zu höchst erfolgreichen Berufskarrieren.

Zweitens: Wie beeinflusste die Kongruenz oder Inkongruenz von persönlicher Neigung und Berufswahl die spätere Gesundheit und Lebensdauer? Lebten die Menschen länger, deren Berufe ihren persönlichen Zielen entsprachen? Das heißt, würde ein Kind mit künstlerischer Begabung, das unter dem Druck des Vaters aber Ingenieur werden musste, als Erwachsener unter einem besonderen Frustrationsdruck und Gesundheitsrisiko leiden?

Da Terman sich besonders für den zukünftigen Erfolg und die gesellschaftlichen Spitzenpositionen interessierte, die seine intelligenten und begabten Schützlinge erreichten (oder nicht erreichten), sammelte er viele Informationen über ihre beruflichen Erfolge. Auf der Grundlage der Leistungen, die sie als junge Erwachsene (meist in ihren frühen Dreißigern) erreicht hatten, evaluierten Terman und seine Mitarbeiter, ob die Männer ihrem großen Potenzial tatsächlich gerecht geworden waren. Terman stellte eigens einen Berufsberater mit langjährigen Erfahrungen in den verschiedensten Berufsfeldern ein, der ihn bei den Beurteilungen unterstützen sollte. Statt sich auf einen einzelnen, möglicherweise irreführenden Wert wie den Verdienst zu stützen, bezog Terman eine Vielzahl von Faktoren ein. Wenn es beispielsweise um einen Geschäftsmann ging, dann spielte das Einkommen natürlich eine Rolle, wenn es hingegen um einen College-Professor ging, der zwar wenig verdiente, aber einen brillanten Ruf genoss, so rangierte auch dieser unter »erfolgreich«.

Manche Klassifikationen waren simpel. Wenn jemand im *Who's Who in America* auftauchte, dann wurde er als sehr erfolgreich eingestuft. Als prominenter Arzt oder Anwalt gehörte man natürlich ebenso zu der Spitzengruppe. Ein paar Terman-Teilnehmer hatten sich bereits in der Kunst, im Film oder Radio einen Namen gemacht. Mitte der Vierzigerjahre hatten die Terman-Teilnehmer fast einhundert Bücher sowie Hunderte von Artikeln, Gedichten und Kurzgeschichten publiziert.

Am Ende der Untersuchung wurde ein Fünftel der Männer als höchst erfolgreich klassifiziert. Ein weiteres Fünftel wurde als erfolglos eingestuft. Der Rest befand sich irgendwo dazwischen. Nicht alle der erfolglosen Männer waren arbeitslos oder arbeiteten in wenig angesehenen Berufen. Manche waren Chemiker, Lehrer oder Ingenieure, aber sie blieben Mittelmaß. Andere befanden sich auf der Statusleiter noch weiter unten. Einer war Bäcker, einer Briefkurier, einer Gepäckträger und einer Straßenbahnfahrer. Terman meinte allerdings, dass es keinem dieser Männer an der Intelligenz fehlte, einen Beruf mit mehr Ansehen oder Status auszuüben.

Ist Nuklearphysik leicht verständlich und entspannend?

Norris Bradbury, der ebenfalls zu den öffentlich bekannten Terman-Teilnehmern gehörte, wurde Atomphysiker und spielte eine Schlüsselrolle im sogenannten *Manhattan Project*, in dem führende Wissenschaftler in kürzester Zeit die erste Atombombe bauten. Er folgte J. Robert Oppenheimer als Leiter des Los Alamos National Laboratory nach, eine Stellung, die er nur mit größtem Zögern annahm und dann jahrzehntelang innehaben sollte. Es lässt sich wohl kaum ein schwierigerer Posten vorstellen als die Aufsicht über die Entwicklung der Nuklearrüstung in den Zeiten des Kalten Krieges mit ihren Spannungen und Drohungen. Wurde Bradbury durch diese belastende Aufgabe geschwächt?

Überhaupt nicht. Bradbury erhielt 1970 die höchste Ehrung, die die Atomenergiebehörde zu vergeben hatte, den Enrico Fermi Award. Er war in seiner langen Karriere außerordentlich erfolgreich. Und trotz aller Belastungen und Anforderungen lebte Bradbury ein sehr langes Leben – er wurde 88 Jahre alt. Er hinterließ seine 64-jährige Frau (Lois Platt Bradbury), drei Kinder, sieben Enkel und vier Urenkel.[66]

Obgleich Terman sich über den eindrucksvollen Erfolg vieler seiner Projektteilnehmer freute, warnte er, dass zukünftige Krankheiten oder andere unglückliche Umstände die glanzvollen Karrieren selbst seiner erfolgreichsten Schützlinge zerstören könnten. Was er jedoch nicht wissen konnte, war, dass Gesundheitsgefährdungen sich mittels beruflicher Erfolge voraussagen ließen. Oder, was häufiger der Fall war, mittels beruflicher Misserfolge.

Erfolg und langes Leben

Mehr als ein halbes Jahrhundert nachdem Terman seine Daten über beruflichen Erfolg (Daten von ca. siebenhundert Männern) gesammelt hatte, betrachteten wir die langfristigen Folgen für Gesundheit und Lebensdauer. Würde sich Pauls entspannter, zufallsgesteuerter Zugang zu seinem Beruf – Leiter einer großen Buchhandlung – als Segen oder als Fluch erweisen? Würde Johns Berufung als Physiker zu einem zwar stressbeladenen, aber langen Leben führen, wie das bei seinem Kollegen Norris Bradbury der Fall war – oder war Bradburys langes Leben eine Anomalie, eine Ausnahme von der Regel?

Wir riefen unsere Mitarbeiter und Forschungsassistenten zusammen, fütterten die Computerprogramme mit einer gewaltigen Menge relevanter Informationen einschließlich der Persönlichkeitsbögen, die wir zuvor konstruiert und validiert hatten. Wir zeichneten auf, wie viel Alkohol die Männer tranken, was ihre Ambitionen waren und sogar wie die Eltern den Ehrgeiz ihrer Söhne einschätzten. Und vor allem benutzten wir die Totenscheine, um zu sehen, wie lange sie lebten.

Der Erfolgsdruck bringt Sie nicht um, er macht Sie stärker

Die Ergebnisse waren sehr klar: Diejenigen, die den größten Berufserfolg hatten, starben am seltensten früh. Vielmehr lebten die Erfolgreichsten im Durchschnitt fünf Jahre länger als die Erfolglosesten![67]

Die Terman-Teilnehmer, die mäßigen Erfolg hatten, lebten länger als diejenigen, die weniger Erfolg hatten, aber kürzer als die Erfolgreicheren. Epidemiologen nennen das eine Dosis-Wirkungs-Relation – je größer die Erfolgsdosis, desto länger das Leben.

Besonders eindrucksvoll an diesem Befund ist die Tatsache, dass Männer, die von Terman vor über einem halben Jahrhundert als die Erfolgreichsten eingestuft worden waren, zu jedem beliebigen Zeitpunkt danach am wenigsten vom Tod bedroht waren. Manche Studien auf diesem Gebiet mögen durch die Klassifikationen oder Beurteilungen von Epidemiologen unabsichtliche Verzerrungen aufweisen, doch in diesem Fall brauchten wir keine Berufe zu klassifizieren oder zu beurteilen – wir stützten uns schlicht auf die umsichtigen Kategorisierungen, die Terman und seine Kollegen Jahrzehnte früher vorgenommen hatten.

Warum die Erfolgreichen länger leben

Jeder weiß, dass Reiche in der Regel länger leben als Arme, und oft glauben wir zu wissen, warum das so ist. Die Menschen glauben, dass es daran liegt, dass Reiche sich die besten Ärzte, die schicksten Fitnessclubs und die sichersten Häuser leisten können. In manchen Fällen trifft das sicherlich zu. Wer in der Armut festsitzt, ist einer Menge signifikanter Gesundheitsrisiken ausgesetzt. Doch unter der Oberfläche ist noch viel mehr zu finden.

Ein Rätsel, das die Forscher immer wieder beschäftigt, ist zum Beispiel die Frage, warum Angehörige der gehobenen Mittelschicht länger leben als Angehörige der Mittelschicht, obwohl beide Gruppen über genug Nahrung, hygienische Wohnungen und medizinische Versorgung verfügen. Unsere Untersuchung der Terman-Teilnehmer ging dieser Frage auf eine vollkommen andere Weise nach, als es die üblichen Standardverfahren Reich vs. Arm oder Bevorzugt vs. Benachteiligt tun. In unserer Untersuchung hatten wir eine größtenteils privilegierte, der Mittelschicht zugehörige, gut ausgebildete Stichprobe von Menschen, und gleichwohl lebten die besonders Erfolgreichen länger als ihre sehr intelligenten Altersgenossen, die weniger erfolgreich waren. Wenn ihr Lebensumfeld vergleichbar war, konnte der Unterschied dann, so fragten wir uns, an ihren individuellen Persönlichkeitsmerkmalen liegen?

Gewissenhaftigkeit und Diszipliniertheit sind, wie wir gesehen haben, eine starke Vorhersagevariable für ein langes Leben, und es stellte sich heraus, dass die beruflich erfolgreichen Terman-Teilnehmer in der Tat disziplinierter waren als ihre Peers. Doch Diszipliniertheit konnte nicht alles erklären: Diejenigen mit Berufserfolg lebten immer noch deutlich länger, auch wenn wir ihre Diszipliniertheit berücksichtigt hatten.

Doch spielte Diszipliniertheit eine wichtige Rolle bei denjenigen, die am wenigsten Erfolg hatten. Diese Männer, die in ihrem Beruf besonders erfolglos und die zugleich (aufgrund ihrer Kindheitsbeurteilung) besonders undiszipliniert waren, hatten ein dramatisch erhöhtes Sterblichkeitsrisiko. Wer sowohl undiszipliniert als auch erfolglos war, konnte leicht schon vor seinem sechzigsten Lebensjahr sterben.

Es überrascht nicht, dass der Ehrgeiz eine Vorhersagevariable für den Berufserfolg war. Genauer gesagt, Ehrgeiz in Kombination mit Ausdauer, Selbstbeherrschung und hoher Motivation erwies sich nicht nur als leistungsfördernd, sondern war unverzichtbar für ein vitales Arbeitsleben. Es ist kein Zufall, dass Edward Dmytryk ein prominenter Filmregisseur war, der lange lebte, oder dass Norris Bradbury einer mächtigen Behörde vorstand und alt wurde. Dirigenten, Firmenvorstände und Chefs aller Art leben in der Regel länger als ihre Untergebenen.

In Ergänzung zu unseren eigenen Analysen untersuchte der Soziologe Glen Elder mit seinen Kollegen berufliche Veränderungen zwischen 1940 und 1960 und kam zu dem Ergebnis, dass die Terman-Männer, die öfter den Beruf wechselten, ohne deutlich Karriere zu machen, gewöhnlich kürzer lebten als diejenigen, die in ihrem Beruf stetig verantwortungsvollere Positionen erreichten.[68] Mit anderen Worten: Eine stabile und erfolgreiche Karriere ist häufig wesentlicher Bestandteil eines erfolgreichen Wegs zu einem langen Leben. Gewöhnlich bringt die wachsende Verantwortung mehr Herausforderungen und größere Arbeitslasten mit sich, doch paradoxerweise ist dies der langfristigen Gesundheit eher *förderlich*.

Die wahre Ursache von Stress am Arbeitsplatz

Übereinstimmende Ergebnisse verschiedener Studien zeigen, dass schädlicher Stress am Arbeitsplatz eher durch Konflikte mit anderen Leuten als durch die Anforderungen der Arbeit selbst entsteht. Die ständige Tyrannei eines Chefs kann ebenso zu Gesundheitsproblemen führen wie eine schlechte Beziehung zu den Arbeitskollegen. Das trifft insbesondere dann zu, wenn man mit Aufgaben betraut ist, die von der Zusammenarbeit mit anderen abhängen, aber nicht über die Macht oder Führungsqualitäten verfügt, Prozesse maßgeblich zu bestimmen oder in Gang zu setzen. Wenn man allerdings genügend Einfluss auf die Resultate hat, bringen anspruchsvolle Aufgaben weniger Stressbelastungen mit sich. Es ist durchaus einleuchtend, dass Behördenleiter, Dirigenten und Firmenchefs, die sowohl Macht als auch Führungsqualitäten besitzen, trotz der großen Herausforderungen, die ihre Berufe an sie stellen, in der Mehrzahl gesund bleiben.

Personen, die dazu neigen, auf persönliche Kränkungen mit Feindseligkeit zu reagieren, sind besonders gesundheitsgefährdet. Die Terman-Teilnehmer, die anderen gegenüber nicht allzu kritisch eingestellt waren, Streit aus dem Wege gingen und nicht immer ihren Kopf durchsetzen wollten, blieben meist gesünder und lebten länger. John, Norris und andere wichen Konflikten nicht aus, aber sie versuchten, in anderen Menschen das Gute zu sehen. Edward Dmytryk zum Beispiel nannte seine guten Absichten und seine Solidarität mit den anderen der *Hollywood 10* als Grund für seine Nähe zur Kommunistischen Partei, die er später rasch wieder aufgab.

Bis zu einem gewissen Grad spielten Verhaltensmuster und äußere Umstände – Rauchen, Trinken, instabile Ehen und Partnerschaften – eine Rolle bei dem frühen Tod mancher der erfolglosen Terman-Teilnehmer, doch das zentrale Problem der Undiszipliniertheit und Erfolglosigkeit blieb selbst für die ein Problem, denen die Arbeit immer wichtiger war als das Vergnügen. Es war etwas Tieferes, das sie einen früheren Tod erleiden ließ, es hatte mit der Art und Weise zu tun, wie sie ihr Leben führten. Terman-Teilnehmer, die erfolglos waren und bereits in der Kindheit als vergleichsweise gering motiviert bewertet wurden, hatten ein höheres Sterblichkeitsrisiko als erfolgreiche Teilnehmer.

In den frühen 1970er-Jahren – ein halbes Jahrhundert nach

Beginn der Studie – waren die Terman-Männer, die noch lebten, bereits über sechzig, und erneut wurde ihr Berufsleben, einschließlich ihres Karriereerfolgs und ihrer beruflichen Zufriedenheit, einer genauen Begutachtung unterzogen.[69] Klar wurde zunächst, dass für diese Terman-Männer die Arbeit und die Familie die wichtigsten Aspekte ihres Lebens waren, wichtiger als Freunde oder Kultur oder die Suche nach Glück. Die Arbeit wurde nicht als Stress gesehen, den man meiden musste, sondern als etwas höchst Wertvolles.

Doch was war die Vorhersagevariable für ihre berufliche Zufriedenheit? Diejenigen wie John, die 1940 angegeben hatten, sie hätten sich ihren Beruf bewusst ausgewählt (statt hineingeschlittert zu sein), waren sehr viel zufriedener. Und diejenigen, die immer schon ehrgeiziger gewesen waren und berufliche Herausforderungen geschätzt hatten, waren jetzt am Ende ihrer Karriere deutlich zufriedener.

Was ist mit den Frauen?

Melita Mary Hogg Oden wurde 1898 in Saratoga, Kalifornien, geboren und besuchte zwanzig Meilen weiter entfernt das College der Stanford University. Melita hatte das Glück, dass Stanford, eine neue Schule im rasch wachsenden Kalifornien, eines der wenigen Privatcolleges war, in denen sich Männer und Frauen einschreiben durften. Sie studierte Psychologie und machte ihren Abschluss 1921, gerade als Lewis Terman mit seinem Forschungsprojekt begann. Melita bekam eine Stelle als Assistentin und verbrachte die nächsten vier Jahrzehnte an Termans Seite.[70]

In Termans ersten Publikationen fand Melita keine Erwähnung, auch wenn sie in seinem Buch *The Promise of Youth* (Das Versprechen der Jugend) aus dem Jahre 1930 als Assistentin genannt wird. Doch bei dem Hauptwerk *The Gifted Child Grows*

Up: Twenty Years' Follow-up of a Superior Group (Das begabte Kind wird erwachsen: Zwanzig Jahre wissenschaftlicher Begleitung einer Gruppe von Hochbegabten) 1947 zeichnete Melita Oden als Koautorin. Doch selbst in diesem Band schreibt Terman im Vorwort: »Mrs Oden hat mich seit 1936 kontinuierlich als Forschungsassistentin unterstützt.«[71] Dann dankt er ihr dafür, dass sie »die Schreibmaschinenversion mit der Manuskriptkopie verglichen« und die Korrekturfahnen gelesen habe.

Ein Hinweis auf Melita Odens wesentlichen – und unterschätzten – Beitrag zum Terman-Projekt ergibt sich aus ihren Aktivitäten nach Termans Tod, als sie nach Saratoga zurückkehrte. Dort war sie Mitbegründerin der Saratoga Historical Foundation, für die sie lange Jahre als Historikerin arbeitete. Bis zu ihrem Tod 1993 legte sie ein umfassendes Archiv mit Informationen zur Geschichte Saratogas an. Seit 1959 verwitwet, führte sie jahrzehntelang ein reiches, sinnerfülltes Leben und wurde 1976 von der Stadt Saratoga zur »Citizen of the Year« ernannt. Heutzutage wäre Melita Oden natürlich selbst Professorin geworden, nicht nur Termans ewige unverzichtbare Forschungsassistentin.

Melita gehörte nicht zu Termans Teilnehmern, aber ihre Lebensgeschichte spiegelt das Schicksal vieler Terman-Teilnehmerinnen wider. Viele waren sehr erfolgreich, aber innerhalb der Grenzen, die die Gesellschaft ihnen setzte. Da ihre Titel und Berufsbezeichnungen häufig irreführend oder bedeutungslos waren, konnten wir die Beziehung zwischen Berufsweg und Lebensdauer der Frauen nicht wissenschaftlich evaluieren. Doch haben wir insgesamt den Eindruck gewonnen, dass die Ergebnisse analog zu denen der Männer gewesen wären. Melita Oden – intelligent, tüchtig, hoch gebildet und sehr akribisch und erfolgreich – lebte in guter Gesundheit und starb mit 95 Jahren.

Auch Shelley Smith Mydans ist ein herausragendes Beispiel dafür, wie beruflicher Erfolg und ein langes Leben Hand in Hand gehen. Shelley, die Reporterin für das *Life*-Magazin, der wir schon zu Anfang dieses Buchs begegnet sind, geriet während ihrer Berichterstattung über den Zweiten Weltkrieg in Manila in japanische Gefangenschaft. Ihre Karriere als Journalistin war immer sehr anspruchsvoll, aber erfolgreich. Nachdem sie seit 1939 zunächst in Europa gearbeitet hatte, dann über den Chinesisch-Japanischen Krieg berichtet hatte und schließlich als Korrespondentin nach Manila gegangen war, brachte sie zwei Jahre in Gefangenschaft zu, bis sie ausgetauscht wurde. Eine ihrer Aufgaben im Gefangenenlager war es, Rüsselkäfer aus den Haferflocken zu entfernen.[72]

Später kehrte sie als Korrespondentin nach Übersee zurück, arbeitete für das Radio und schrieb für *Time*. In ihrer freien Zeit verfasste (und publizierte) sie Romane. Shelley Smith Mydans hatte eine enorm komplexe und aufreibende, aber zugleich sehr erfolgreiche Karriere. Außerdem war sie glücklich verheiratet und hatte Kinder. Man sagt sich, sie habe mehr Abenteuer überstanden als ein Glücksritter. Gleichwohl lebte sie lange in guter Gesundheit, sie starb 2002 im Alter von 86 Jahren.

SELBSTBEURTEILUNG: ZUFRIEDENHEIT UND ERFOLG IM BERUF

Kreuzen Sie bei jeder Aussage die Antwort bzw. Bewertung an, die Ihrem Gefühl nach am genauesten zutrifft.

1. Wenn ich arbeite, bin ich sehr produktiv.	**1** Trifft eher selten zu **2** Trifft manchmal zu **3** Trifft häufig zu **4** Trifft fast immer zu
2. Ich finde meine Arbeit sinnvoll.	**1** Fast immer **2** Oft **3** Manchmal **4** Eher selten

3. Es ist mein Ziel, den Punkt zu erreichen, wo ich nicht mehr arbeiten muss und mich endlich mal entspannen kann.

- **1** Es ist kein sonderlich wichtiges Ziel
- **2** Es ist ein mittelwichtiges Ziel
- **3** Es ist ein sehr wichtiges Ziel
- **4** Es ist das wichtigste Ziel

4. Mein beruflicher Erfolg hängt von meiner Leistung ab, nicht von Zufall oder Glück.

- **1** Ab und zu kommt es mir so vor
- **2** Zu etwa 50 Prozent kommt es mir so vor
- **3** Den Eindruck habe ich oft
- **4** Den Eindruck habe ich fast immer

5. Es gibt noch vieles, was ich beruflich erreichen will.

- **1** Absolut, ich habe noch viele Karriereziele
- **2** Es gibt noch ein paar Dinge, die ich tun möchte
- **3** Es gibt nur wenige Dinge, die ich noch tun will
- **4** Ich habe genug erreicht, und jetzt kann ich mich mal zurücklehnen

6. In den letzten zehn Jahren habe ich besondere Anerkennung bzw. Auszeichnungen erhalten.

- **1** Ja, ich erhalte oft derartige Anerkennung
- **2** Ja, meine Leistungen werden manchmal besonders anerkannt
- **3** Nein, ich bin in der Regel nicht so fleißig oder geschickt, dass meine Leistungen gelobt werden
- **4** Nein, ich werde nie für besondere Leistungen gelobt

7. Bei allem, was ich tue, strebe ich nach Perfektion – mehr, als meine Kollegen das tun.

- **1** Eigentlich nicht
- **2** Manchmal
- **3** Meistens
- **4** Definitiv

8. Beförderungen hängen von den Launen meines Chefs ab, ich habe keinen Einfluss darauf.	[1] Eindeutig wahr [2] Wahrscheinlich wahr [3] Vielleicht wahr [4] Schlicht unwahr
9. Meine Arbeit bedeutet mir sehr viel.	[1] Eigentlich nicht [2] Teilweise [3] Meistens [4] Ohne Zweifel

Um diesen Fragebogen auszuwerten, kehren Sie zunächst den Zahlenwert der Aussagen 2, 3, 5 und 6 um. Wenn Sie sich z. B. unter Aussage 2 für die Antwort »Fast immer«, also für 1 entschieden haben, kehren Sie den Wert zu einer 4 um. Ähnlich kehren Sie für diese vier Aussagen 2 zu 3, 3 zu 2 und 4 zu 1 um. Danach zählen Sie Ihre Werte zusammen. Ihr Gesamtwert wird zwischen 9 und 36 liegen, wobei höhere Werte eine größere Leidenschaft, Erfolg und Selbstverwirklichung (Kontrolle) in Ihrem Beruf anzeigen. Etwa 25 Prozent der Teilnehmer werden über 25 Punkte erreichen, während die unteren 25 Prozent um 16 Punkte und darunter liegen. Diejenigen, die hoch abschneiden, fühlen sich zwar manchmal von den Anforderungen ihres Berufs überfordert, aber ihnen erscheint ihre Arbeit lohnend, und nicht der geringste Lohn ist vielleicht, dass sie oft länger leben.

Wenn es nicht zusammenpasst

Wir sprechen regelmäßig mit Studenten und Berufsanfängern, die den idealen Berufsweg für sich suchen. Sie wünschen sich, dass ihre persönlichen Eigenschaften und die Anforderungen ihres Berufs zusammenpassen. Sie glauben, dass eine falsche Berufswahl sie unglücklich und krank machen wird.

Wir haben einen Begriff entwickelt, der sich auf diese Situation anwenden lässt – die »selbstheilende Persönlichkeit«. Dahinter steht das Konzept, dass die Übereinstimmung zwischen individueller Persönlichkeit und den Erfordernissen des

Umfelds einen Weg zu mentaler und körperlicher Gesundheit darstellt. Es hat zum Beispiel wenig Sinn, einen Schüler, der sportlich und draufgängerisch ist, einen intellektuellen Schüler, der viel liest, und einen Schüler, der gern andere dominiert, zu zwingen, nach der Schule demselben Hobby nachzugehen. Es wäre für sie selbstverständlich besser, sich ihre außerschulischen Aktivitäten nach ihren eigenen Talenten und Neigungen auszusuchen. Wir glaubten, dass die Terman-Teilnehmer, deren Persönlichkeit mit ihren Berufen harmonierte, länger lebten. Das leuchtete uns intuitiv ein, aber war es auch wahr? Die Sache stellte sich als kompliziert heraus.

Im Laufe eines Berufslebens verbringt der durchschnittlich arbeitende Mensch Zigtausende von Stunden an seinem Arbeitsplatz. Der Psychologe John Holland entwickelte eine der am besten getesteten und am häufigsten gebrauchten Untersuchungsmethoden, um Personen gleichzeitig nach ihrem Persönlichkeitstypus und ihrer Arbeitsumwelt zu kategorisieren.[73] Holland glaubte, dass die Berufswahl häufig ein Ausdruck der Persönlichkeit ist, und entwickelte ein Verfahren, mit dem sich untersuchen lässt, was geschieht, wenn Menschen in Bereichen arbeiten, die zu ihnen passen (oder aber nicht).

Holland definierte sechs Typen, die sich sowohl auf individuelle Charaktere als auch auf Berufe beziehen. Zu den *künstlerischen* Menschen und künstlerischen Berufen zählen Schauspieler, Musiker, Designer und bildende Künstler. *Realistische* Berufe sind solche, in denen die Menschen etwas »tun« – Ingenieure, Feuerwehrleute, Piloten, Mechaniker, Tierärzte und so weiter. *Investigative* Berufe erfordern viel Denkarbeit – dazu gehören Ökonomen, Professoren und Chemiker. *Soziale* Berufe sind helfende Berufe wie die von Geistlichen, Krankenschwestern, Lehrern und Beratern. *Unternehmende* Berufe erfordern Überzeugungsarbeit, wie sie bei Versicherungen, in der Politik und im Verkaufshandel praktiziert wird. *Konventionelle* Berufe erfordern Organisationsfähigkeit, wie man sie in der Verwaltung, bei der Finanzanalyse und Wirtschaftsprüfung braucht. Es gibt bei diesen Kategorien gewisse Überschneidungen, aber insgesamt erfassen sie recht gut die speziellen Fähigkeiten, Aufgaben und Interessen, die mit einem Beruf verbunden sind. Als wir Hollands Kategorien auf die Terman-Archive anwandten, sammelten wir (vor allem mithilfe unserer damaligen Doktorandin Kathleen Clark) Informationen aus dem Jahre 1940 über die Neigungen, Abneigungen, Berufsinteressen und Vorlieben in verschiedenen Bereichen und codierten sie. Wir analysierten etwa vierhundert Aktivitäten und prüften, ob die Terman-Männer in Berufen arbeiteten, die ihren Persönlichkeitsmerkmalen entsprachen, oder ob sie – aus welchen Gründen auch immer – in nicht kompatiblen Bereichen arbeiteten.

Wir sagten voraus, dass die Personen, die in Berufen arbeiteten, welche ihren Interessen entsprachen, weniger Stressbelastungen ausgesetzt waren und insofern gesünder und länger lebten. Wir erwarteten, dass Personen, die gern ihrer künstlerischen Arbeit nachgingen und sie schätzten, gesünder waren, wenn sie in einem künstlerischen Bereich arbeiteten, und weniger gesund, wenn sie z. B. als Finanzbeamte arbeiten mussten.

Tatsächlich aber bedeutete die Arbeit in einem passenden Beruf keineswegs immer auch ein längeres Leben. Eine Übereinstimmung von Persönlichkeit und Beruf konnte sogar ein Gesundheitsrisiko beinhalten. Unter den Personen in der *unternehmenden* Gruppe, starben diejenigen, die mit ihrem Beruf besonders stark übereinstimmten, früher – durchsetzungsfähige, überzeugungsstarke Männer, die als Handelsvertreter oder im Vertrieb arbeiteten, hatten ein größeres Risiko als durchsetzungsfähige, überzeugungsstarke Männer in anderen Berufszweigen. Die persönliche Neigung und der Beruf verstärkten sich gegenseitig und betonten die Stressbelastungen und ungesunden Verhaltensmuster, die beiden eigen sind. Männer, die aufgrund ihrer Persönlichkeitsstruktur weniger unternehmend waren, aber in unternehmenden Berufen tätig waren, hatten ebenfalls ein relativ hohes Sterblichkeitsrisiko. Die stressigen unternehmerischen Jobs begünstigten latent ungesunde Neigungen, mehr Stressbelastungen und weniger gesundheitsorientiertes Verhalten. Doch die weniger unternehmenden Personen waren nicht ganz so schlimm dran wie diejenigen, die »immer unter Strom« standen und in Berufen arbeiteten, in denen sie andauernd Erfolge nachweisen mussten.

Der einzige Fall, in dem sich die Übereinstimmung von Persönlichkeits- und Berufsprofil als vorteilhaft erwies, war die *soziale* Kategorie. Menschen mit sozialem Persönlichkeitsprofil (kooperativ, kontaktfreudig, umgänglich), die in sozialen Berufsfeldern arbeiteten (z. B. als Berater), lebten länger.

Alles in allem zeigten unsere Ergebnisse, dass die Wahl eines persönlich perfekt passenden Berufs keineswegs automatisch zu einem längeren Leben führt. Das heißt nicht, dass die Berufswahl unwichtig wäre. Wir alle kennen Dinge, die uns widerstreben, und es wäre unvernünftig, einen Beruf zu wählen, der uns Tag für Tag jahrein, jahraus zu diesen Tätigkeiten verdammt. Aber es ist nicht die Verwirklichung des eigenen Traums, was zu Gesundheit und langem Leben führte. Es ist vielmehr eine produktive Beharrlichkeit, ein Gefühl von Kompetenz und Gelingen, gepaart mit beruflichem Erfolg. Wir hoffen, dies ist eine tröstliche Botschaft für alle Studenten und jungen Leute, die kurz vor der Entscheidung stehen, welchen Beruf sie ergreifen sollen.

Alter, Produktivität und Gesundheit

Aber wie verhält es sich mit den älteren Teilnehmern? Was bedeutete die Produktivität für die Lebensdauer von Menschen, die den anstrengendsten Teil ihres Berufslebens bereits hinter sich hatten? Wir untersuchten die 720 Terman-Teilnehmer und Teilnehmerinnen, die in den 1980er-Jahren noch lebten und also zumeist über siebzig waren. Wir wollten wissen, ob sie noch produktiv und motiviert genug waren, Leistungen zu erbringen. Manche der Terman-Teilnehmer arbeiteten noch in bezahlten Stellen, sei es Teil- oder Vollzeit. Andere bildeten sich fort oder setzten sich neue Ziele und erwarben sich neue Anerkennung. Manche setzten sich für soziale Verbesserungen ein oder leisteten auf andere Weise einen Beitrag für die Gesellschaft. Wir verglichen diejenigen, die im Alter noch sehr produktiv waren, mit denjenigen, die eher ihre Ruhe genossen und von keinem sonderlichen Ehrgeiz mehr angetrieben wurden.

Die Ergebnisse waren dramatisch. In den beiden folgenden Jahrzehnten lebten die kontinuierlich produktiven Männer und Frauen sehr viel länger als ihre entspannten Altersgenossen. Diese produktive Orientierung war noch wichtiger als ihre sozialen Beziehungen oder Zufriedenheit und Wohlbefinden.[74]

Erneut war es ihre Umsicht, Verlässlichkeit und Ausdauer, die den Unterschied machte. Die hoch produktiven älteren Terman-Teilnehmer waren diejenigen, die früher im Leben als besonders diszipliniert und gewissenhaft eingestuft worden waren. Sie neigten in der Regel auch weniger zu starkem Alkoholkonsum oder Besäufnissen. Nicht die glücklichsten oder die entspanntesten älteren Teilnehmer lebten am längsten, sondern diejenigen, die sich am meisten für das Erreichen ihrer Ziele engagierten.

Aber waren sie glücklich?

Skeptiker mögen sich fragen, ob Leute, die hart arbeiten, überhaupt Spaß am Leben haben. Verpassen sie nicht das Beste? Genauso, wie wir herausfanden, dass gewissenhafte, verlässliche Menschen kein langweiliges und schales Leben führen, stellten wir nun fest, dass (auch noch im hohen Alter) produktive, hart arbeitende Menschen nicht unter Stress und Trübsal leiden, sondern zumeist glücklicher, gesünder und sozial eingebundener sind als ihre weniger produktiven Altersgenossen. Andere Forscher kamen zu dem gleichen Ergebnis (wenngleich nicht durch Studien, die die ganze Lebensspanne umfassen): Menschen, die einer sinnvollen und wichtigen Arbeit nachgehen und dies mit großem Engagement tun, sind sehr viel glücklicher als die entspannt herumhängenden Nichtstuer.[75] Menschen, die auf dem richtigen Weg zu einem langen Leben sind, arbeiten härter in ihren Berufen. Und sie bleiben nicht nur gesünder, sondern sie sind obendrein glücklicher. Menschen wie Norris Bradbury, Edward Dmytryk und Shelley Smith Mydans lassen sich auch durch schwere Krisen in ihrem Lebensmut nicht unterkriegen.

Ist Bildung der Schlüssel?

In dem Filmklassiker *Der Zauberer von Oz* klagt die Vogelscheuche voller Groll, sie habe nur Stroh und kein Hirn in ihrem Kopf. Doch als sie und die anderen Figuren die Gelbe Ziegelstraße hinunterreisen, um den Zauberer um Hilfe zu bitten, verhält sich die Vogelscheuche immer wieder sehr klug, und sie hat viele fabelhafte Ideen.

Als die Figuren schließlich das Land Oz erreichen, sagt der Zauberer zur Vogelscheuche: »Jeder kann ein Hirn haben.« Der Zauberer weist zur Erklärung darauf hin, dass in den Universitäten viele Professoren sitzen und tiefe Gedanken ausbrüten »mit nicht mehr Hirn, als du hast«. Aber der Zauberer gibt dann doch zu, dass weise, erfolgreiche und gebildete Menschen »etwas haben, das du nicht hast – ein Abschlusszeugnis!«. Also präsentiert er sein Zeugnis und die *Erwartungen*, die sich damit verbinden. Mit den richtigen Nachweisen in der Hand hat ein intelligenter Mensch nicht nur die Möglichkeit, erfolgreich zum Ziel zu kommen, sondern er hat die Motivation und das Selbstvertrauen, zu wachsen.

Die besser (aus)gebildeten Terman-Teilnehmer lebten in der Regel länger als ihre ebenso intelligenten Altersgenossen. Doch wie wir in Kapitel 6 geschrieben haben, ist der Bildungsgrad keine starke Vorhersagevariable für spätere Gesundheit oder Lebensdauer, insbesondere im Vergleich zu anderen individuellen, sozialen und beruflichen Vorhersagevariablen. Eher waren es die hohen Erwartungen, die Ausdauer und die Erfolgsmuster, die hier zählten.

Wenn man eine bessere Ausbildung hat und ein produktiveres Leben führt, erfolgreich im Beruf ist, sich weiterentwickelt und kreativ bleibt – dann überträgt sich der Erfolg auf andere Lebensbereiche. Das heißt, dass Bildung alleine nicht reicht. Vielmehr geht es darum, die Art von Mensch zu werden, die fähig und motiviert ist, in den persönlichen und sozialen Lebensfragen das Steuer zu übernehmen. Das ist der entscheidende Unterschied.

Was heißt das Ganze für Sie?
Wegweiser zu Gesundheit und einem langen Leben

Edward Dmytryks Mutter starb, als er noch sehr jung war, und er hatte eine schwere Kindheit. Er lebte ein Leben voller großer Herausforderungen und großer Erfolge. Heute ruht er auf dem Forest Lawn Cemetery in den Hollywood Hills von Los Angeles. Er wurde neunzig Jahre alt, und seine Filme werden noch sehr viel länger leben. Dmytryk und seine ähnlich hart arbeitenden, stressgeplagten und erfolgreichen Terman-Teilnehmer hatten ein erfülltes, gesundes Leben. Ihre harte Arbeit erwies sich mitnichten als ungesund, und wer lange lebte, führte keineswegs ein uninteressantes Leben.

Wie Shelley Smith Mydans hatten viele der langlebigen Terman-Teilnehmer Zeiten erlebt, in denen sie Ähnliches tun mussten wie Rüsselkäfer aus Haferflocken zu pulen. Unsere Forschung zeigt klar, dass hartes Arbeiten, um Hindernisse zu überwinden, oder sich zu viel zumuten – und es dann schaffen! –, im Allgemeinen kein Gesundheitsrisiko darstellt. Sich anstrengen, um seine Ziele zu erreichen, sich neue Ziele setzen, wenn Meilensteine erreicht sind, sowie engagiert und produktiv bleiben: Das ist die Lebensmaxime der Menschen, die den Wegweisern zu einem langen Leben folgen. Die Langlebigen scheuten nicht vor harter Arbeit zurück aus Furcht, Stress könnte ihren vorzeitigen Tod bedeuten. Das genaue Gegenteil scheint richtig!

Ein Beruf, der den Neigungen und der eigenen Persönlichkeit perfekt entspricht, garantiert weder Erfolg noch ein langes Leben. Für viele Terman-Teilnehmer war der berufliche Wunschtraum nicht in Erfüllung gegangen, und dennoch hatten sie großen Erfolg und waren mit ihrem Arbeitsleben sehr zufrieden. Andere, die den perfekten Beruf für sich gefunden hatten, riskierten schließlich ihre Gesundheit, weil die beruflichen Anforderungen ihre natürliche Neigung zu ungesunden Verhaltensmustern begünstigten. Die erfolgreichen Terman-Teilnehmer wurden nicht von ihrem Traumberuf oder einer guten Berufsberatung angespornt, sondern es waren ihr energischer Zugriff und die Übernahme von Eigenverantwortung, was sie so leistungsfähig machte und, überraschenderweise, mit einem besonders langen Leben beschenkte.

Was der Zauberer zur Vogelscheuche sagte – »Jeder kann ein Hirn haben« –, das hätte Terman ebenso zu seinen Teilnehmern sagen können. Sie waren alle sehr intelligent, aber das allein brachte sie nicht weit. Intelligenz war kein Garantieschein für ein langes Leben, aber wer sein Wissen und seine Tüchtigkeit in produktive Bahnen lenkte, der hatte gute Chancen, alt zu werden.

KAPITEL 11

Langes Leben und Leben nach dem Tod

Religion und Gesundheit

Im Leben von Linda, John und Donna spielte die Religion eine denkbar unterschiedliche Rolle. Linda wurde katholisch erzogen und ging fast jede Woche in die Sonntagsschule. Mit zwanzig heiratete sie einen Katholiken, und sie blieben während ihres ganzen Lebens in der Kirche aktiv. John dagegen kümmerte sich nicht sonderlich um Religion. Als junger Erwachsener konzentrierte er sich auf seinen Beruf und hatte an allem, was mit Kirche zu tun hatte, kein Interesse. Donna war für die Terman-Teilnehmer vielleicht am repräsentativsten: In ihren Zwanzigern hatte sie ein gewisses Interesse an der evangelischen Kirche, und in den darauffolgenden zehn Jahren intensivierte sich der Kontakt zur Kirche, weil sie ihre Kinder regelmäßig zur Sonntagsschule brachte. Sie war nie so fromm wie Linda, und als ihre Kinder erwachsen wurden und auszogen, schwand auch ihr religiöses Engagement.

Spielte Religiosität für die Gesundheit und Langlebigkeit der Terman-Teilnehmer eine Rolle? Wir wissen, dass in den USA insgesamt gläubige Menschen gesünder sind und im Schnitt etwas länger leben als die ungläubigen, aber es gibt eine große individuelle Variationsbreite.[76] Ähnliche Resultate finden sich in Studien über Europa und Asien. Warum sind die Gläubigen gesünder und warum leben sie länger? Liegt es am Beten?

Einer der ältesten Ratschläge für ein langes Leben steht in den Zehn Geboten im Zweiten Buch Mose: »Du sollst deinen Vater und deine Mutter ehren, auf dass du lange lebest in dem Lande, das dir der Herr, dein Gott, gibt.« Unter den zahlreichen Kommentaren zu diesem Gebot gibt es drei, die für die Beziehung von Religion und Gesundheit wesentlich sind. Die erste Interpretation besagt, dass diejenigen, die rechtschaffen leben, mit einem langen Leben gesegnet werden. Eine zweite, alternative Interpretation besagt, dass die Ehrung der Eltern für die Nation (oder das Volk) unverzichtbar sei, um im Heiligen Land zu bleiben. Eine dritte Interpretation besagt, dass ein harmonisches, respektvolles Familienleben die soziale Keimzelle für eine stabile Kultur und ein langes Leben ist. Diese jahrhundertealten Gedanken bilden eine exzellente Basis für das moderne Nachdenken über Familien, Religion, soziale Beziehungen und Gesundheit.

Manchmal kann Religion der Gesundheit gefährlich werden. Menschen, die sich aus Glaubensgründen gegen moderne medizinische Behandlungsmethoden wehren, können sich selbst oder ihren kranken Familienangehörigen großen Schaden zufügen. Es gibt religiöse Kulte, die Gewalt und wissenschaftlich fragwürdige Praktiken predigen. Doch sind solche Gruppen eine Minderheit, und wir konzentrieren unsere Forschung auf die großen Kirchen, die sich mit dem modernen Leben und wissenschaftlichen Erkenntnissen vereinbaren lassen.

Funktionieren Gebete?

Oft wird uns die Frage gestellt, ob das Beten zu einem gesünderen und längeren Leben führt. Entweder dreht sich die Frage darum, ob Frömmigkeit mit ihren psychosozialen Begleiterscheinungen die Gesundheit positiv beeinflusst oder ob Fürsprechgebete gesundheitsfördernd wirken. Es gibt eine Reihe von Studien über Fürsprechgebete – darin wird untersucht, ob eine kranke Person mithilfe von Gebeten durch göttliche Fernheilung genesen kann. Manche dieser Studien bemühen sich um Wissenschaftlichkeit. Das heißt, sie verwenden eine Kontroll- oder Vergleichsgruppe von Kranken, für die nicht gebetet wird. Aber es wäre für viele Kranke enttäuschend, zu wissen, dass niemand für sie betet. So gibt es sogar Doppelblindstudien, in denen weder Arzt noch Patient wissen, für wen systematisch gebetet wird und für wen nicht. Das intellektuelle Interesse an diesen Dingen geht mehrere Hundert Jahre zurück auf den schottischen Philosophen David Hume, der über die zureichenden Beweisgründe philosophierte, deren es bedarf, bevor die Existenz von Wundern behauptet werden kann.[77]

Aus psychologischer Sicht ist diese Debatte faszinierend. Die meisten Befürworter der Fürsprechgebete halten sie für eine reine Sache des Glaubens. Doch für die meisten Wissenschaftler liegt der Glaube an übernatürliche Kräfte schlicht außerhalb ihres Zuständigkeitsbereichs. Das heißt nicht, dass Wissenschaftler nicht an übernatürliche Kräfte glauben können, sondern dass solche Vorstellungen eben allein vom Glauben abhängen und nichts mit Wissen zu tun haben. *Übernatürlich* heißt per se »jenseits des Natürlichen« und ist logischerweise mit naturwissenschaftlichen Gesetzen nicht erklärbar.

Warum also sollte jemand ein wissenschaftliches Experiment entwerfen, um einen Tatbestand des Glaubens zu untersuchen? Wir meinen, dass es solche Versuche wiederholt in Gesellschaften gibt, die die psychologischen, sozialen und verhaltensspezifischen Einflüsse auf die Gesundheit und das Wohlbefinden allzu leicht unterschätzen. Weil die moderne Medizin Gesundheit vorschnell auf einfache mechanische Ursache-Wirkung-Relationen reduziert, sind viele Patienten von der medizinischen Versorgung enttäuscht und frustriert. Sie »wissen«, dass ein gutes Familienleben (in dem Mutter und Vater geehrt werden) und das Engagement für andere sehr wohl ein Beitrag zur Gesundheit sein können. Unsere Studien über die Terman-Teilnehmer – ebenso wie andere Studien – haben uns zu der Überzeugung geführt, dass eine gute Gesundheit in der Tat ein sehr viel komplizierteres Phänomen ist und dass die Religion durchaus Einsichten in die Wege zu einem langen Leben vermitteln kann.

Lebenslange Frömmigkeit

Donna und die anderen Terman-Teilnehmer wurden 1950 (als sie um die vierzig Jahre alt waren) gefragt: »Wie religiös sind Sie als Erwachsene/r?« Manche waren areligiös, andere waren ein bisschen religiös und wieder andere waren moderat bis stark religiös. Donna zum Beispiel bezeichnete sich als moderat religiös. Die Frage ging nicht darum, ob jemand zu einer bestimmten Konfession tendierte oder regelmäßig den Gottesdienst besuchte. Es war vielmehr eine allgemeine Frage, die auch die private Religionsausübung einbezog.

Leider taucht in Studien über Religion und Gesundheit oft eine spezifische Verzerrung auf: Menschen, die berichten, dass sie regelmäßig zur Kirche gehen, sind vielleicht sowieso gesünder – sie können nach draußen gehen, sie sind nicht schwer depressiv und sie verfügen über genug soziale Fähigkeiten, um in einer Gemeinschaft zu funktionieren. Wir planten unsere Studien dahingehend, dass sie Gesundheitsauswirkungen messen konnten, die über diese offensichtlichen hinausgehen.

Die Beispiele von Linda, John und Donna zeigen uns, dass religiöse Praxis in vielen Aspekten durchaus gesundheitsrelevant sein kann, aber sie zeigen auch die Unterschiedlichkeit der jeweiligen Personen in ihrer Frömmigkeit und in ihrem täglichen Gesundheitsverhalten. Linda war am traditionellsten und religiösesten von den dreien. Sie war sehr mitfühlend und konnte keine Grausamkeit ertragen. Als Kind wurde sie als freundlich und liebevoll beschrieben, sie war zugleich besonnen und ehrlich – »sie sagt nie etwas Unwahres«. Ihr ganzes Leben hindurch besuchte sie regelmäßig die katholische Kirche, was diese Haltung noch verstärkte.

Lindas frühe religiöse Neigung zeigte sich bereits anfangs bei ihrer Antwort auf Termans Frage nach den Lesegewohnheiten. Er legte seinen Teilnehmern 1922 eine Liste mit 28 verschiedenen Lektürearten vor. Die Kinder sollten vor denen, die sie mochten, ein Kreuz machen, und vor denen, die sie besonders mochten, zwei. Linda vergab für zwölf Lektürearten ein Kreuz, aber nur drei erhielten ein doppeltes Kreuz: Liebesgeschichten, Gartenbücher und die Bibel. Auch 1927 rangierte bei ihr religiöse Lektüre unter den drei bevorzugten Lektürearten. Als Erwachsene befolgte Linda konsequent bestimmte Gesundheitsregeln, wie wir sie bei religiösen Menschen oft sehen: Sie rauchte nicht, und sie trank keinen Alkohol. Sie war in ihrer Gemeinde aktiv, ebenso wie ihr Ehemann.

Obwohl John und Linda zwar als Kinder gleiche oder ähnliche Eigenschaften teilten (auch er wurde als »ehrlich und offen« beschrieben und als zarter besaitet und mitfühlender als durchschnittliche Kinder), war sein Mangel an Religiosität ebenso deutlich wie Lindas Hang zum Glauben. Als Kind und als junger Erwachsener besuchte er nur selten einen Gottesdienst, und 1922 befand er 25 von 28 Lektürearten als interessant bzw. lesenswert, aber die Bibel gehörte nicht dazu.

Donna stand zwischen den beiden – sie las nicht sonderlich gern in der Bibel, aber als Teenager hatte sie religiöse Literatur als eines ihrer Lieblingsgenres angegeben. Sie besuchte in ihrer Kindheit nicht so regelmäßig die Kirche wie Linda, aber ihre Religiosität nahm mit der Zeit zu, erreichte in der Lebensmitte ihren Höhepunkt und nahm dann eindeutig ab, als ihre Söhne von zu Hause weggingen.

Wir stellten uns die Frage: War religiöses Engagement in der Mitte des Lebens eine Vorhersagevariable für ein langes Leben in den nachfolgenden Jahrzehnten? Bevor wir zu den Ergebnissen kommen, nehmen Sie sich einen Moment Zeit, um über Ihre eigene Religiosität nachzudenken.

SELBSTBEURTEILUNG: RELIGIOSITÄT

Beantworten Sie jede der folgenden Fragen so präzise, wie Sie können – manche der Fragen sind exakt die gleichen, die vor Jahrzehnten den Terman-Teilnehmern gestellt wurden.

überhaupt nicht 　[1]　[2]　[3]　[4]　[5]　sehr

1. Wie religiös sind Sie?	[1] [2] [3] [4] [5]
2. Wie gern lesen Sie religiöse Texte?	[1] [2] [3] [4] [5]
3. Wir regelmäßig gehen Sie zum Gottesdienst?	[1] [2] [3] [4] [5]
4. Wie oft beten Sie?	[1] [2] [3] [4] [5]
5. Wie oft schauen Sie sich religiöse Fernsehprogramme bzw. hören Sie sich religiöse Radioprogramme an?	[1] [2] [3] [4] [5]
6. Wie stark leben Sie in Ihrer religiösen Gemeinschaft?	[1] [2] [3] [4] [5]

Um Ihren Wert zu errechnen, brauchen Sie nur die Zahlen Ihrer Antworten zu addieren. Ihr Ergebnis muss zwischen 6 und 30 liegen. Höhere Zahlen korrespondieren mit einer größeren Religiosität, aber wie sollten wir das interpretieren? Es ist nicht, was Sie vielleicht zunächst glauben. Ein niedriger Wert ist keineswegs ein Grund zur Besorgnis, und ein hoher Wert bedeutet nicht automatisch ein langes Leben, denn wir haben herausgefunden, dass nicht alle Elemente der Religiosität gleich wichtig sind. Wir müssen die wichtigen Elemente der Religiosität trennen, wenn wir verstehen wollen, in welcher Weise Religion für die Gesundheit von Bedeutung ist.

Als wir uns anschauten, ob Religiosität in der Lebensmitte eine Vorhersagevariable für ein langes Leben war, stellten wir fest, dass Religiosität für Männer keine große Rolle spielte, ein Befund, der von anderen (über kürzere Zeiträume geführten) Studien bestätigt wird. Doch die Frauen, die religiös waren, hatten eindeutig höhere Chancen auf ein langes Leben.

In der Kindheit waren diese Frauen umsichtiger, bedachter und selbstloser als durchschnittliche Kinder. Ihre Eltern beschrieben sie im Teenageralter als besonders zärtlich, mitfühlend und liebevoll mit der Familie verbunden. Sie wuchsen glücklicher auf, aber zugleich neigten sie dazu, sich der Autorität anderer zu beugen, und sie sahen der Zukunft optimistisch entgegen. Natürlich rauchten sie nicht, tranken keinen Alkohol und nahmen keine illegalen Drogen. Wichtig ist, dass diese Frauen neben ihrer dezidierten Religiosität sozial aufgeschlossen und kontaktfreudig waren.

Lebenswege religiöser Frauen, die lange lebten

Natürlich sind die religiöse Einstellung und die Teilnahme an Gottesdiensten nicht statisch und unveränderbar. Manche Menschen sind und bleiben fromm, andere driften ab und wiederum andere werden mit der Zeit religiöser und spiritueller. Um auch Veränderungen der Religiosität im Laufe eines Lebens in unsere Untersuchungen einbeziehen zu können, taten wir uns mit Michael McCullough zusammen.[78] Mike hat sich mit seinen Studien über Rache, Vergebung sowie andere faszinierende Aspekte des Zusammenhangs von religiösem Leben und Gesundheit einen Namen gemacht. Unsere Bewertung der Religiosität der einzelnen Terman-Teilnehmer basierte auf den Antworten auf verschiedene Fragen, die sie über viele Jahre gegeben hatten. Zusätzlich zu den Fragebogen über ihre Frömmigkeit und Religionsausübung berichteten sie über ihre religiöse Erziehung, ihre Bibellektüre, ihre Gebetsgewohnheiten und so weiter. In unserer Studie beurteilten wir die Religiosität auf einer Skala, die von absoluter Areligiosität bis zu sehr starker Frömmigkeit und tiefer Gläubigkeit reichte, und zwar zu verschiedenen Zeitpunkten.

Wir analysierten darauf erneut, wer am längsten lebte. Dabei interessierte uns das umfassendere Bild der Lebenswege im Lauf der Jahrzehnte. Konnte es sein, dass die Frauen, die lange lebten, durch ihre regelmäßigen Gebete und ihren Glauben inneren Frieden und körperliche Selbstheilungskräfte gefunden hatten? Welche ihrer Eigenschaften waren für ein langes Leben entscheidend?

Die tiefreligiösen Frauen waren sehr freundlich, machten sich aber auch viele Sorgen. Wir konnten ihr langes Leben erklären, wenn wir berücksichtigten, dass sie – so wie sie sich in ihren mittleren Jahren darstellten – zugleich kontaktfreudige und verantwortungsvolle Personen waren, die gute, unterstützende soziale Beziehungen und Verhaltensweisen hatten. Mit anderen Worten, die Religion oder der Glaube war ein stabiler Kern ihrer Identität und ihres Verhaltens – und das zahlte sich für ihr langes Leben aus.

Es waren die am wenigsten religiösen Frauen, die in Gefahr standen, ein besonders kurzes Leben zu führen. Diese Frauen waren bereits als junge Erwachsene areligiös gewesen und während ihres weiteren Lebens geblieben. Sie waren alle intelligent und produktiv, aber sie waren weniger extrovertiert und vertrauensvoll, sie heirateten seltener oder blieben seltener verheiratet, sie hatten seltener Kinder und engagierten sich nicht so intensiv, um anderen zu helfen.

Was ist mit den Frauen wie Donna, deren Religiosität mit zunehmendem Alter geringer wurde? Für sie mussten wir die verschiedenen Einflüsse ins Auge fassen, die nach 1940 eine Rolle spielten, als sie älter wurden. Diese Frauen waren häufig verheiratet, hatten Kinder, sie lebten gesundheitsbewusst und engagierten sich häufig ehrenamtlich. Doch als diese Frauen ihr religiöses Interesse nach und nach verloren, waren vor allem die guten Sozialkontakte und das Gesundheitsverhalten von wesentlicher Bedeutung für das Erreichen eines hohen Lebensalters. Nach ihrer Scheidung arbeitete Donna hart, um ihre beiden Söhne zu ernähren. Sie wurde von ihren Liebesbeziehungen enttäuscht und hatte nur noch wenig Zeit und Interesse für Freunde und Aktivitäten außerhalb der Familie. Im Gegensatz zu den Frauen, denen es rundum gut ging, hatte sie nur wenige soziale Kontakte, die ersetzt hätten, was sie durch ihren Rückzug von der Kirchengemeinde verlor. Natürlich spielte auch der Umstand, dass sie am Arbeitsplatz mit ihren Kolleginnen rauchte, bei ihrem frühen Tod eine Schlüsselrolle.

Das war der Kern unserer Erkenntnis: Alles in allem war es nicht die Religiosität an und für sich, die für ein langes Leben so wichtig war, auch wenn sie vielen Frauen half. Eher waren es andere Eigenschaften, die mit der Religiosität einhergingen, die eine Erklärung dafür boten, warum diese Frauen länger lebten. Es war nicht die meditative Wirkung der Gebete oder die regelmäßige Teilnahme am Gottesdienst. Es war eine sehr viel breitere Kombination von Verhaltensweisen und Eigenschaften. Diejenigen, die sich schrittweise aus dem religiösen Leben verabschiedeten, hatten ein höheres Risiko, *falls* sie damit zugleich ihren Anteil am Gemeinschaftsleben und ihre sozialen Kontakte verloren.

Wenn diese Befunde über Religiosität und langes Leben keine Zufallstreffer sein sollen, dann müssten andere sorgfältig aufgebaute Studien zu vergleichbaren Ergebnissen kommen. Eine über sieben Jahre währende Studie untersuchte im Zuge der Women's Health Initiative die Religiosität von über 90.000 amerikanischen Frauen, die fünfzig Jahre oder älter waren.[79] Diese umfassende Studie hat bestätigt, dass die Frauen, die religiös aktiv waren, mit geringerer Wahrscheinlichkeit während der Durchführung der Studie starben. Dieses Ergebnis blieb auch dann aussagekräftig, wenn man andere Einflüsse wie Alter, ethnische Zugehörigkeit, Einkommen, Bildungsgrad und bestimmte Aspekte des Gesundheitsstatus wie Rauchen und Trinken berücksichtigte. Diese übereinstimmenden Resultate sowie die anderer neuerer Studien bestärkten uns in der Überzeugung, dass unsere detaillierten Befunde über die Terman-Teilnehmer einige zentrale Einsichten über Wege zu einer guten Gesundheit enthalten.

Was heißt das Ganze für Sie?
Wegweiser zu Gesundheit und einem langen Leben

Zwar können wir keine empirisch gestützte Antwort darauf geben, ob Gottesfürchtigkeit zur Erlangung des ewigen Lebens wichtig ist, aber wir konnten zumindest nachweisen, dass immerhin einige Aspekte der Teilnahme am religiösen Gemeinschaftsleben für die Länge des Lebens bedeutsam sind. Die Wegweiser, die wir fanden, weisen jedoch weder direkt zur Kirche, Synagoge oder Moschee, noch leiten sie uns direkt in den Mediationsgarten, mit Kerzen und Räucherstäbchen. Vielmehr sind das wichtigste Kennzeichen, insbesondere für Frauen, das soziale Netzwerk und das soziale Engagement in der Gemeinde.

Betrachten Sie noch einmal Ihre Antworten auf die Fragen zu Ihrer Religiosität, aber denken Sie nicht an Ihre Gesamtpunktzahl, sondern vielmehr daran, *wie* Sie diese Zahl erreicht haben. Unsere Ergebnisse legen den Schluss nahe, dass jemand, der viele Punkte erreicht hat, weil er sich als religiös empfindet oder weil er oft religiöse Fernsehkanäle schaut, nicht die gleichen Erfahrungen macht oder die gleichen positiven Folgen verzeichnet wie jemand, der sich in einer religiösen Gemeinde aktiv engagiert.

Für die Terman-Männer – und häufig für Männer im Allgemeinen – bleibt die Wichtigkeit der Religiosität für die Gesundheit weit hinter anderen Einflüssen zurück – nämlich denen von Familie und Beruf. Die Terman-Männer waren sozial mehr von ihren Frauen abhängig, und so waren ihre religiösen Bindungen für ihre Gesundheit nicht so entscheidend. Und solche unverheirateten, aber gesunden Männer wie John, der im traditionellen Sinne nicht religiös war, aber trotzdem ein langes Leben lebte, hatten gewöhnlich enge Beziehungen zu Freunden und Kollegen außerhalb des religiösen Kontexts.

Manche Menschen haben das Gefühl, nicht fromm genug zu sein, und sie entschließen sich, mehr zu meditieren oder zu beten. Zwar gibt das vielen ein besseres Gefühl, aber unsere Ergebnisse erweisen keinen Zusammenhang zwischen dieser Praxis und einer erhöhten Gesundheit. Vielmehr ist ein gutes Gesundheitsverhalten, das von religiöser Praxis und insbesondere durch soziales Engagement in der Gemeinde begünstigt wird, die naheliegendste Erklärung für die Gesundheit vieler religiöser Menschen.

Nachdem wir diese Entdeckung gemacht hatten, wollten wir mehr über die sozialen Bindungen wissen, die gesundheitsförderlich zu sein schienen. War es das sichere Gefühl, Teil einer Gemeinschaft zu sein, war es die ehrenamtliche Tätigkeit oder die Tatsache, viele Freunde zu haben? Welche Schritte können wir unternehmen? Wir erforschen diese Dinge und die manchmal paradoxen Ergebnisse im nächsten Kapitel.

KAPITEL 12

Freunde, Netzwerke und die Kraft des sozialen Lebens

L inda hatte viele soziale Verbindungen, darunter die sechs anderen Frauen, mit denen sie sich wöchentlich traf. Darüber hinaus lebte auch ihre weitläufige Familie in der gleichen Stadt, in Laufweite von ihrer eigenen Wohnung. Im Gegensatz dazu hatte James weniger Kontakte und Freunde, aber er fühlte sich in besonderer Weise sozial geborgen und unterstützt. Er konnte auf seine nun erwachsenen Kinder zählen und sich ihnen anvertrauen, wann immer er wollte. Es gab unter den Terman-Teilnehmern noch viele andere soziale Beziehungen und Bindungen. Wir wollten wissen, welche Aspekte sozialer Beziehungen für die Gesundheit und ein langes Leben am wichtigsten waren.

Soziale Unterstützung ist ein Sammelbegriff, der für die Beziehungen verwendet wird, die wir zu anderen Menschen haben. Aber er ist zu breit gefasst und verwirrend. Manchmal bezeichnet er den Umfang des persönlichen sozialen Netzwerks – wie viele Freunde und Verwandte man hat, insbesondere wie viele man davon regelmäßig sieht und spricht. Ein andermal definieren die Wissenschaftler soziale Unterstützung als ein Gefühl des Versorgtseins – ob eine Person Menschen hat, die sie lieben und aufmuntern, wenn es ihr nicht gut geht.

Um die Dinge noch komplizierter zu machen, sehen manche Forscher in der sozialen Unterstützung das, was man tut, um anderen zu helfen – sie messen, ob Menschen einen um Rat fragen und wie oft man Freunden und Nachbarn hilft. Anderen zu helfen, Dankbarkeit auszudrücken und als Mentor tätig zu sein – das sind gesunde Verhaltensmuster, die häufig Personen empfohlen werden, die gegen Depressionen kämpfen oder ihr allgemeines Wohlbefinden steigern wollen. Es ist erwiesen, dass solche Verhaltensmuster kurzfristig aufbauend wirken. Aber spielen sie für ein langes Leben eine Rolle?

Zuerst mussten wir uns eine Methode überlegen, wie wir die soziale Unterstützung der Terman-Teilnehmer am besten messen konnten. Viele Forscher haben Kurzzeitstudien über soziale Unterstützung durchgeführt, und sie haben dabei moderne Bewertungsmethoden benutzt, die Terman zu seiner Zeit nicht zur Verfügung standen.

Als wir – mithilfe der Doktorandin Keiko Taga – die Archive durchforsteten, entschieden wir uns, folgende Aktivitäten und Beziehungen als Merkmale sozialer Unterstützung in unsere Studie einzubeziehen: Häufigkeit der Kommunikation und (wechselseitige) Besuche von Verwandten, Freunden und Nachbarn; Hilfeleistungen für Freunde oder Nachbarn; ehrenamtliche Arbeit in der Kommune/Gemeinde; Zufriedenheit mit Freundschaften und Sozialkontakten; Zahl der vertraulichen und kameradschaftlichen Beziehungen; tiefe Beziehungen zur Familie und engen Verwandten; und die Häufigkeit von Treffen mit sozialen oder kommunalen Gruppen. In der statistischen Analyse kombinierten und verdichteten wir diese und damit zusammenhängende Informationen, sodass die wesentlichen Ansichten über soziale Unterstützung einbezogen wurden. Insbesondere betrachteten wir den Umfang der Netzwerke, das Gefühl des Eingebundenseins und die Hilfsbereitschaft für andere Menschen. Dann stellten wir sicher, dass unsere Bewertung die soziale Unterstützung genauso erfasste, wie es moderne Methoden tun (indem wir den gleichen korrelationalen Zugang wählten wie in unseren Persönlichkeitsskalen).

SELBSTBEURTEILUNG: SOZIALES UNTERSTÜTZUNGSNETZWERK

Beantworten Sie jede Frage so, wie es nach Ihrer Einschätzung oder Beurteilung am richtigsten ist.

1. Wie oft sprechen Sie in einem normalen Monat auf Privateinladungen/Partys mit unterschiedlichen Leuten?

nie
[1]
[2]
[3]
[4] -mal oder öfter

2. Wie oft haben Sie im letzten Monat an Gruppentreffen oder an Gruppenaktivitäten teilgenommen (außerhalb der Arbeit)?

nie
[1]
[2]
[3]
[4] -mal oder öfter

3. Wie viele Ihrer Freunde könnten Sie anrufen, wenn Sie dringend Hilfe brauchen?

keinen
[1]
[2]
[3]
[4] oder mehr

4. Mit wie vielen nahestehenden Verwandten haben Sie im Monat Kontakt?

mit keinem
[1]
[2]
[3]
[4] oder mehr

5. Wie viele Menschen in Ihrem Leben akzeptieren Sie vollständig so, wie Sie sind?

keiner
[1]
[2]
[3]
[4] oder mehr

6. Wie oft hatten Sie im letzten Monat das Gefühl, von Ihren Freunden oder nahestehenden Verwandten gemocht/geliebt zu werden oder dass sie sich um Sie kümmern?

nie
[1]
[2]
[3]
[4] -mal oder öfter

7. Auf wie viele Menschen können Sie zählen, die Ihnen neuen Mut machen, wenn Sie niedergeschlagen sind?	auf keinen ① ② ③ ④ oder mehr
8. Wie oft im letzten Monat haben andere mit Ihnen über wichtige Entscheidungen gesprochen, die sie treffen müssen?	nie ① ② ③ ④ -mal oder öfter
9. Wie oft haben Sie in der letzten Woche anderen (außer Personen in Ihrer Familie) bei Aufgaben geholfen, die sie erledigen mussten?	nie ① ② ③ ④ -mal oder öfter
10. Wie viele Menschen – einschließlich Ihrer Kinder, Eltern, Freunde und Nachbarn – sind darauf angewiesen, dass Sie jeden Tag etwas Wichtiges für sie tun?	keiner ① ② ③ ④ oder mehr

Um Ihren Gesamtwert zu errechnen, ignorieren Sie Ihre Antwort zu Frage 1, bei der es sich um eine unwichtige Füll-Aussage handelt, und addieren Sie Ihre Punkte für die Fragen 2 bis 10. (Geben Sie sich eine 0 für jedes »Keinen« oder »Nie« und eine 4 für jedes »4-mal oder öfter« bzw. »4 oder mehr«). Die Gesamtsumme bewegt sich irgendwo zwischen 0 (nie/keinen) und 36. Zwar unterscheiden sich die Menschen bezüglich des Umfangs ihrer sozialen Netzwerke und ihrer Wahrnehmung, wie förderlich diese Netzwerke sind, doch gehen wir davon aus, dass niemand auf dieser Skala 0 erreicht. Bereits ein Wert von unter 7 ist äußerst ungewöhnlich. Die meisten Teilnehmer rangieren mindestens im zweistelligen Bereich, und höhere Werte (über 25) repräsentieren eine starke soziale Unterstützung, die langem Leben zuträglich ist. Doch noch wichtiger als Ihr Gesamtwert ist Ihr Wert auf drei Subskalen.

Wie wir noch sehen werden, messen die Aussagen 2, 3 und 4 zusammen das wichtigste Element, nämlich ob Sie ein großes soziales Netzwerk haben. Die Aussagen 8, 9 und 10 beziffern das zweitwichtigste Element: ob

Sie anderen helfen und Unterstützung geben. Die Aussagen 5, 6 und 7 beschreiben den unwichtigsten Aspekt der sozialen Unterstützung: ob Sie das Gefühl haben, dass andere für Sie da sind. In der Tat haben wir festgestellt, dass dieser letztgenannte Faktor in seinem Wert für die Gesundheit überschätzt wird. Gefühle sind nicht der Schlüssel.

Soziale Schmetterlinge

Linda verfügte, wie gesagt, über ein großes soziales Netzwerk. Mit ihrer weitläufigen Familie in erreichbarer Nähe sah sie die meisten ihrer Verwandten mindestens einmal im Monat. Zudem hatte sie viele Freunde. Zwei ihrer Freundinnen sah sie regelmäßig in der Kirchengemeinde, mit vier weiteren Freundinnen tauschte sie sich über Gesundheitsdinge und Berufliches aus.

James fühlte sich sozial sicher aufgehoben und unterstützt – er konnte sich auf seine inzwischen erwachsenen Kinder verlassen, wenn er irgendwelche Hilfe brauchte. Er hatte das Gefühl, dass sie ihm wirklich interessiert zuhörten, wenn er mit ihnen sprach. Er hatte ein paar enge Freunde, mit denen er Karten spielte, insbesondere wenn er Sorgen hatte oder vor einer wichtigen Entscheidung stand. Im Gegensatz zu James drehten sich Johns Freundschaften eher um seinen Beruf, auch wenn er den Kontakt zu seinen Kriegskameraden aufrechterhielt.

Barbara, die Sozialarbeiterin mit dem großen Herzen, hatte eine andere Art der sozialen Unterstützung – diejenige, die entsteht, wenn man anderen hilft. Sie hatte gute soziale Kontakte nicht nur, weil sie in ihrem Job mit vielen Menschen umging, sondern auch, weil sie häufig ihren Freunden half und sich in Sozialprojekten ihrer Kirchengemeinde engagierte. An der Gemeindearbeit gefiel ihr am besten, dass sie dadurch sowohl die Chance erhielt, ihren Freunden und Nachbarn unmittelbar zu helfen als auch über ihren Freundeskreis hinaus Menschen zu erreichen, die in Not waren. Wir kommen damit zum Kern der Frage, die wir uns nach unseren Ergebnissen zur Religiosität gestellt hatten: Welches sind die wichtigsten Aspekte der sozialen Unterstützung für ein langes Leben? Welche Teile des Engagements in der Kirchengemeinde spielen für ein langes Leben die größte Rolle?

Soziale Unterstützung und langes Leben

Um die Aspekte der sozialen Beziehungen herauszufinden, die dem langen Leben besonders zuträglich waren, untersuchten wir über einen Zeitraum von zwei Jahrzehnten, welche Aspekte der sozialen Unterstützung ab dem Rentenalter ein erhöhtes Sterblichkeitsrisiko mit sich brachten. Wir nahmen an, dass ein Terman-Teilnehmer, der glaubte, sich in Krisenzeiten auf Freunde und Verwandte verlassen zu können, gesünder war. Für diejenigen, die sich geliebt fühlten oder die das Gefühl hatten, dass man sich um sie kümmerte, sagten wir voraus, dass sie am längsten lebten. Überraschung: Wir lagen falsch! Obgleich andere Studien gezeigt haben, dass Menschen, die sich geliebt und umsorgt fühlen, von einem besseren Befinden berichten – sie *fühlen sich besser* –, fanden wir keine Anzeichen dafür, dass dies ein langes oder längeres Leben zur Folge hat.

Was, wenn wir uns auf die Größe der sozialen Netzwerke statt nur auf die Gefühle konzentrieren? Spielt der regelmäßige Kontakt mit einer großen Zahl nahestehender, wohlgesonnener Menschen eine besondere Rolle? Hier war klar, dass diejenigen, die ein großes Netzwerk hatten, länger lebten. Wie wir bei unserer Untersuchung der Religiosität gesehen hatten, haben soziale Netzwerke einen großen Einfluss.

Neben der Größe des sozialen Netzwerks kam der größte positive Einfluss sozialer Beziehungen aus der Hilfe für andere.

Wer seinen Freunden und Nachbarn half, andere beriet und sich um sie kümmerte, wurde meistens alt. Menschen wie Barbara, die ein großes Netzwerk *und* gute soziale Beziehungen hatten, weil sie anderen halfen, fuhren die Ernte eines langen Lebens ein.[80]

Sterben die Guten früh?

Vor über dreihundert Jahren schrieb Daniel Defoe, der Autor des berühmten Romans *Robinson Crusoe*: »Die besten Menschen entgehen ihrem Schicksal nicht, die Guten sterben früh, die Schlechten spät.«[81] Wir haben dafür keinerlei Bestätigung gefunden, vielmehr stellten wir fest, dass viele der umgänglichsten, umsichtigsten und hilfsbereitesten Terman-Teilnehmer (einschließlich Linda) zu den Langlebigsten gehörten.

Abgesehen davon sahen wir immer wieder, dass es nicht der Wohlfühlaspekt von Freundschaften war, der mit langem Leben korrelierte. Vielmehr war es vor allem der praktische Aspekt, der am meisten zählte – den Kontakt zu Familienangehörigen sorgfältig pflegen, mit Freunden etwas unternehmen und anderen helfen. Wenn wir die vielen Merkmale des langen Lebens insgesamt in den Blick nehmen – Diszipliniertheit und Gewissenhaftigkeit, gute Ehe, gesunde Verhaltensweisen und harte Arbeit in einem erfolgreichen Beruf –, dann bleibt von Defoes Spruch wirklich nichts übrig. Zwar ist sein eingängiger Satz zu einer Art Gemeinplatz geworden, der in zahllosen Filmen, Songs und Philosophien oftmals bis zum Erbrechen wiederholt wird, aber es gibt keine wirklichen Indizien dafür, dass die Guten früh sterben. Vielmehr – auch wenn es immer ein paar Ausnahmen gibt (die deswegen bemerkenswert sind) – sind es im Allgemeinen die Guten, die ihr Schicksal selbst bestimmen. Die Schlechten sterben früh, und den Guten geht es prima.

Sind Haustiere wirklich ein Ersatz für Freunde?

Oft geben Tiere ihren Besitzern Liebe, Lebensinhalt und Sicherheit. Manche Forscher gehen sogar so weit, zu sagen, dass Haustiere ein guter Ersatz für menschliche Partner sind. Es ist wahr, dass Tiere gesunde Lebensweisen fördern können – wenn Sie täglich mit Ihrem Hund spazieren gehen, haben auch Sie Bewegung. Und sie erfordern ein gewisses Maß an Verantwortung und Organisation. Wir als Liebhaber und Besitzer von Haustieren wollten nicht gegen deren Nutzen argumentieren, aber wir wollten wissen, ob die regelmäßige Interaktion mit ihnen für die Terman-Teilnehmer einen messbaren Gesundheitsvorteil brachte.

Die Teilnehmer wurden 1977 (als sie in ihren Sechzigern waren) gefragt, wie häufig sie mit ihren Haustieren spielten – »nie«, »selten«, »gelegentlich« oder »oft«. Das war eine perfekte Fragestellung, weil jemand, der ein Haustier hatte, aber sich nie mit ihm beschäftigte, uns nicht interessierte.

Anhand dieser Frage und der Langlebigkeitsdaten wollten wir herausfinden, ob die Menschen, die öfter mit ihrem Haustier spielten, die nächsten vierzehn Jahre eher überlebten. Eine weitere Überraschung: Das war nicht der Fall. Ganz und gar nicht.[82]

Vielleicht hatten viele dieser Tierliebhaber ein gutes menschliches soziales Umfeld, sodass das Haustier keinen zusätzlichen Effekt hatte. Wenn das zutraf, dann war das Zusammensein mit Haustieren nicht für die gesamte Gruppe wichtig, sondern nur für diejenigen, die sozial isoliert waren. Für sie füllten die Haustiere möglicherweise die Lücke, die sonst durch Menschen ausgefüllt worden wäre. Wir griffen wieder zur statistischen Analyse und nahmen uns diesmal die sozial Isolierten vor. Doch das Ergebnis war das gleiche. Das Zusammensein mit Haustieren korrelierte nicht mit einem längeren Leben.

Wir kamen also zu dem Schluss, dass es keineswegs sinnvoll ist, Ihrer alten Tante, die Tiere nicht ausstehen kann, aus Gesundheitsgründen einen Hund aufzudrängen. Ein Haustier ist großartig, wenn es Freude in Ihr Leben bringt, aber wir haben keinen Hinweis darauf gefunden, dass es die Art von sozialer Bereicherung ist, die für ein langes Leben so wichtig ist.

Sozialleben und irrige Vorstellungen zur Lebenserwartung

Die durchschnittliche Lebenserwartung eines Amerikaners, der etwa zur gleichen Zeit wie die Terman-Teilnehmer geboren wurde (um 1910) lag bei 47 Jahren. Die durchschnittliche Lebenserwartung eines Amerikaners, der in den letzten Jahren geboren wurde, liegt bei etwa 79 Jahren. (In Europa gelten vergleichbare Werte, die jedoch je nach Land erheblich schwanken können.) Dennoch ist es vollkommen falsch, daraus zu schließen, dass diejenigen, die heute mittleren Alters sind, ein sehr viel längeres Rentnerleben führen werden als ihre Vorgänger.

Der Irrtum entsteht dadurch, dass die durchschnittliche Lebenserwartung von Geburt an berechnet wird. In der Generation der Terman-Teilnehmer starben viele Kinder bereits bei der Geburt oder kurz danach. Viele andere starben an Kinderkrankheiten. Das 20. Jahrhundert erlebte enorme Fortschritte im Sanitätsbereich und Wohnen, bei der Ernährung und bei Impfstoffen, die zu einer dramatischen Abnahme der Kindersterblichkeit führte. Sogenannte moderne Heilverfahren spielen bei der Verlängerung der erwachsenen Lebensspanne eine relativ geringe Rolle, aber das ist den meisten Menschen nicht bewusst.

In Wahrheit hat sich die Lebenserwartung eines sechzigjährigen weißen Amerikaners im Lauf des letzten halben Jahrhunderts um etwa vier bis fünf Jahre verlängert, und das hat zum Teil mit der besseren Wohnqualität, mit Ernährung, Sicherheit (z. B. Sicherheitsgurte) und verbesserten Sanitäranlagen zu tun. Es ist ein großes Missverständnis in unserer Gesellschaft (mit ernsten Folgen), die moderne Medizin habe die Lebensdauer amerikanischer Erwachsener in großem Maßstab verlängert.

Diese Differenzierung ist wichtig, wenn wir die Bedeutung sozialer Unterstützung und gesunder Lebensverläufe verstehen wollen. Die Terman-Teilnehmer, die gesunde Lebensverläufe und große soziale Netzwerke hatten, wurden mit deutlich größerer Wahrscheinlichkeit über siebzig, achtzig und neunzig Jahre alt, während ihre Pendants (die als Kinder ebenso gesund und intelligent gewesen waren, aber keine so gesunden Lebensverläufe hatten) oft vor dem 65. Lebensjahr aus dem Leben schieden. Die aufwendigsten chirurgischen Eingriffe und die wirkungsvollsten Medikamente gelten heute als sehr erfolgreich, wenn sie das Leben um ein paar Jahre verlängern helfen. Natürlich ist man, wenn man zu diesen Patienten gehört, sehr dankbar, aber bedenken Sie die sehr viel größeren Erfolge, die sich oft durch einen gesunden Lebenswandel erzielen lassen – vielleicht die Jahrzehnte längeren Lebens, die früher der Fortschritt im Sanitätsbereich, bei Impfstoffen und öffentlichen Gesundheitsmaßnahmen bewirkte.

Was heißt das Ganze für Sie?
Wegweiser zu Gesundheit und einem langen Leben

Die Lebensläufe der Terman-Teilnehmer zeigten, dass der Aufbau eines funktionierenden sozialen Netzwerks nicht nur für die Lebensqualität wichtig ist, sondern auch für die Lebensquantität. Sich gut fühlen, die Ruhe bewahren und tief atmen, das alles können Zeichen von Gesundheit sein, aber es sind nicht ihre Hauptursachen. Vielmehr sollten wir uns an erster

Stelle um die sozialen Beziehungen kümmern, wenn wir Gesundheit und langes Leben anstreben.

Sie erinnern sich vielleicht aus dem letzten Kapitel an John, der nicht religiös war. Gleichwohl lebte er lange, und seine sozialen Bindungen spielten dabei eine große Rolle. Für John hätte die Teilnahme am religiösen Leben nicht viel gebessert, da er bereits den größten Vorteil der Religiosität genoss – das soziale Element. Im Gegensatz hierzu hätte in Donnas Fall die Teilnahme am Leben der Kirchengemeinde eine wichtige Rolle spielen können. Sie verbrachte nicht viel Zeit mit Kollegen oder Freunden, sie konzentrierte sich stattdessen auf die Erziehung ihrer beiden Söhne und auf das wirtschaftliche Überleben der Familie nach der Scheidung. Als ihre Söhne erwachsen waren, hörten Donnas Kirchenbesuche nahezu vollständig auf, und sie geriet immer mehr in soziale Isolation. Wenn Donna sich hingegen mehr im Gemeindeleben (oder in einer anderen sozialen Organisation) engagiert hätte, und ihre beträchtliche Intelligenz dazu genutzt hätte, dort gemeinsam mit anderen etwas zu bewegen, dann hätte dies durchaus ihre Aussichten auf ein langes Leben verbessern können.

John und Barbara fanden soziale Kontakte durch ihre Berufe. Barbara unterhielt zusätzliche soziale Beziehungen in ihrer Kirchengemeinde und einem weitläufigen Freundeskreis. Linda hatte fast ausschließlich Bindungen zu ihrer Familie und zu kirchlichen Gruppen, aber das Ergebnis blieb sich gleich. Nicht wer sich sozial besonders eingebunden oder geschätzt *fühlte*, lebte am längsten, sondern wer viele tatsächliche Beziehungen in seinen sozialen Netzwerken hatte und sich für andere einsetzte.

Es lohnt sich, zu wiederholen, dass soziale Netzwerke eine wichtige – vielleicht die wichtigste – Möglichkeit darstellen, den eigenen Lebensweg zu verändern. In vielerlei Hinsicht sind soziale Kontakte ein praktikabler Ansatz, der sich relativ leicht verwirklichen lässt. Die Wiederherstellung einer belasteten

Ehe oder die Neuorientierung eines unproduktiven Berufslebens sind ebenfalls sehr wichtig für die Gesundheit, aber das ist recht schwierig und braucht eine Menge Zeit. Hingegen jede Woche ein paar Stunden ehrenamtlich tätig zu sein oder sich einer Gruppe anzuschließen, die eine Ihrer Leidenschaften teilt, vergrößert Ihr soziales Netzwerk und gibt Ihnen die Möglichkeit, anderen zu helfen. Man ist nie zu alt und es ist nie zu spät oder zu früh, um damit zu beginnen – und der Ertrag an Lebensqualität *und* -quantität kann enorm sein.

• KAPITEL 13 •

Der Geschlechter-
unterschied

Fast überall in der Welt leben Frauen länger als Männer. Diese Tatsache ist so bekannt, dass der Comedian Alan King daraus den Witz machte:»Kennen Sie die vier Worte, die in jeder Todesanzeige eines Mannes zu lesen sind? *Er hinterlässt seine Frau*.«

Passenderweise wurde King selbst nach 57 Jahren Ehe von seiner Frau Yvette überlebt. Doch obgleich dieser weibliche Vorzug in der Lebensdauer lange untersucht wurde, bleibt er ein Rätsel. Viele Dinge tragen zu diesem merkwürdigen Phänomen bei, und nicht immer so, wie man es intuitiv erwarten würde. Zum Beispiel haben Frauen während ihres Lebens öfter mit Krankheiten zu kämpfen als Männer, dennoch sterben Männer häufiger an den Hauptodesursachen, darunter Herzkrankheiten, Krebs und Selbstmord. Als wir die Lebensverläufe der Terman-Teilnehmer untersuchten, entdeckten wir zahlreiche faszinierende Hinweise, warum die durchschnittliche Frau länger lebt als der durchschnittliche Mann.

Vielleicht am verblüffendsten ist die Beziehung zwischen dem Tod von Männern und dem ihrer Ehefrauen. Der Filmregisseur Edward Dmytryk, der nach einem Leben voller Herausforderungen und Krisen mit neunzig starb, wurde von seiner

Frau, die 64 Ehejahre mit ihm geteilt hatte, überlebt. Norris Bradbury, der preisgekrönte Atomphysiker, der mit 88 Jahren starb, wurde nach fast 65 Jahren Ehe von seiner Frau überlebt. Sogar Ancel Keys, der Cholesterin-Experte, der hundert Jahre alt wurde – ja, auch er wurde von seiner Frau überlebt. Doch was ist mit den Männern, die ihre Frauen verloren? Viele der Terman-Männer, die Witwer wurden, lebten nicht mehr lange nach ihrem Verlust. Das traf sogar für Terman selbst zu – seine Frau Anna Belle Minton Terman starb Anfang 1956, und er starb kurz vor Weihnachten des gleichen Jahres.

Wir wissen, dass die Gesundheit und das lange Leben der Terman-Männer dadurch begünstigt wurden, dass sie unterstützende Frauen und eine stabile Ehe hatten, aber hing dies mit weiblichen Verhaltensweisen zusammen, wie sie für Ehefrauen typisch sind? Spielten die Männlichkeit/Weiblichkeit und damit zusammenhängende Eigenschaften der Ehepartner wirklich eine Rolle?

Das Messen von Männlichkeit und Weiblichkeit

Paul war ein zäher, maskuliner Typ, während James eher ein »Familienmensch« war. Linda war ziemlich feminin, während Donna eher burschikos wirkte. Als wir damit anfingen, Unterschiede zwischen Männern und Frauen in Bezug auf die Langlebigkeit zu untersuchen, unterschieden wir zunächst zwischen Biologie und Psychologie – was man gewöhnlich den Unterschied zwischen biologischem und sozialem Geschlecht nennt. Das biologische Geschlecht entscheidet darüber, ob man weiblich oder männlich ist – in Chromosomen ausgedrückt: XX oder XY. Das soziale Geschlecht hingegen bezieht sich auf die psychologischen Kategorien typisch männlicher gegenüber typisch weiblicher Identität und Verhaltensweisen. Das sind die

Qualitäten der Männlichkeit und Weiblichkeit, die zum Beispiel zum Ausdruck kommen, wenn man von einem »mädchenhaften Mädchen« im Vergleich zu einem »burschikosen Mädchen« spricht oder einen höflichen, sensitiven Feingeist einem eher rauen und derben »harten Burschen« gegenüberstellt. Ob man maskulin oder feminin ist, sagt nichts darüber aus, ob man homosexuell oder heterosexuell ist. Terman erklärte es vor über einem halben Jahrhundert so: »Es wäre ein schwerer Fehler, anzunehmen, dass ein M-F-Wert (das Maß maskuliner oder femininer Anteile), der sich dem Durchschnitt des anderen Geschlechts annähert, eine Diagnose über Homosexualität rechtfertige. Man kann in seinem sexuellen Temperament deutlich invertiert sein, ohne im Geringsten sexuell invertiert zu sein.«[83]

Im Übrigen nahmen natürlich auch Schwule und Lesben an Termans Studie teil, und manche waren verheiratet (mit dem anderen Geschlecht), was in den 1930er- und 1940er-Jahren nicht ungewöhnlich war. Doch wegen der manifesten Gefahren für Personen, die sich offen dazu bekannten, homosexuell zu sein, verbarg Terman ihre Identität. Er zerstörte sogar Briefe und andere Informationen. So konnten wir in unseren Analysen die sexuelle Orientierung der Männer und Frauen nicht mitberücksichtigen.

Das Thema der Männlichkeit und Weiblichkeit war ein schwieriges Untersuchungsgebiet. Wenn wir als typisch »männlich« geltende Verhaltensweisen wie Trinken, Rauchen und Promiskuität der Definition von Männlichkeit zugrunde legten, würden wir unsere Ergebnisse verzerren, weil diese Verhaltensweisen bekanntermaßen ungesund sind. Wir mussten eine Methode finden, Maskulinität und Femininität zu evaluieren, ohne ungesunde Lebensstile in unsere Messwerte aufzunehmen.

So taten wir uns mit dem bekannten Gender-Experten Richard Lippa von der California State University in Fullerton zusammen. Richard entwickelte »geschlechtsdiagnostische« Fragebögen, die darüber Auskunft gaben, wie maskulin oder feminin eine Person war. Seine Herangehensweise ist wichtig, weil viele traditionelle Männlichkeitsskalen sich auf Funktionalität zu konzentrieren scheinen – die Eigenschaft, die sich mit Zweckdienlichkeit und dem Erreichen eines Ziels verbindet. Aus vielfältigen Gründen ist Funktionalität in den westlichen Kulturen unter Männern mehr verbreitet. Viele Weiblichkeits-Skalen scheinen sich dagegen auf Emotionalität oder Ausdrucksfähigkeit zu konzentrieren – Eigenschaften, die mit Empathie und der sensiblen Wahrnehmung anderer verknüpft sind. Ausdrucksfähigkeit ist unter Frauen mehr verbreitet. Zwar sind solche Männlichkeits- und Weiblichkeitsskalen recht gut in der Erfassung stereotyper männlicher und weiblicher Eigenschaften, aber andere Aspekte dessen, was wir unter »maskulin« und »feminin« verstehen, fallen unter den Tisch. Mehr noch, sie berücksichtigen nicht ausreichend gesundheitsrelevante Hobbys, Interessen, Aktivitäten und Verhaltensweisen. Vor allem aber wollten wir herausfinden, wie männlich oder weiblich die einzelnen Terman-Teilnehmer im Vergleich zu ihren Mitteilnehmern waren.

Unsere Gender-Diagnostik ging deshalb über die traditionellen Messverfahren hinaus und berücksichtigte Informationen, die Linda, Donna, James, Paul und die anderen mit etwa dreißig Jahren gegeben hatten: über ihre Präferenzen und Interessen hinsichtlich unterschiedlicher Tätigkeitsfelder. Die Teilnehmer hatten zur Bewertung ihrer Präferenzen unter etwa einhundert Tätigkeitsfeldern drei Aussagemöglichkeiten (»mag ich«, »ist mir gleichgültig« oder »mag ich nicht«). Dann berechneten wir aufgrund dieser Präferenzaussagen mittels statistischer Techniken die Gender-Diagnosewerte. Um Stereotype zu vermeiden, gingen wir rückwärts vor und berechneten die Wahrscheinlichkeit, dass ein Teilnehmer – aufgrund der angegebenen Präferenzen – männlich oder weiblich war.

Maschinenbauingenieur, Betriebsleiter und Chemiker waren männliche Berufe, die von Terman-Männern vorgezogen wurden. Innenarchitektur, Floristik, Sozialarbeit und Bibliothekswesen wurden in der Regel von den Frauen vorgezogen. Indem wir rückwärts vorgingen, konnten wir ebenso die maskulinen Männer und die femininen Männer wie die maskulinen Frauen und die femininen Frauen identifizieren. Und wir vermieden die Stereotype. Wer lebte am längsten?

Maskuline und feminine Männer

Paul (der sarkastische Witzbold) schnitt, wie zu erwarten, als sehr maskulin ab – er gab höhere Präferenzwerte für die Berufe ab, die andere Terman-Männer wählten, und zeigte geringes Interesse an Berufen, die sonst von Frauen bevorzugt wurden. Kontaktfreudig und ein bisschen großmäulig war Paul ein klassischer »man's man«. Obgleich ihn sein Berufsleben in unterschiedliche Richtungen führte, nicht alle davon typisch männlich (wir erinnern uns: Er begann als Zeitungsreporter, wurde Vertreter, Korrektor und schließlich Leiter einer Buchhandlung), waren seine Interessen und seine Identität alles andere als feminin. Er war ein aktives Kind, wie seine Mutter berichtete, »voller Energie, ›Pep‹ und Temperament. Dynamisch und unermüdbar«. Er war neugierig und draufgängerisch, was ihn manchmal in Schwierigkeiten brachte. Er hatte zwar als Kind keine schwereren Unfälle, aber seine Knie waren oft aufgeschürft. Seine Mutter bemerkte auch, dass er »eher oft« bestraft wurde und dass körperliche Strafen am besten wirkten. Als begeisterter Sportfan – aktiv und als Zuschauer –, spielte Paul von der dritten Schulklasse bis zum College-Abschluss als Halbspieler [im Baseball die wichtige Position zwischen dem ersten und zweiten Base; Anm. d. Übs.]. Im College spielte er auch Hallen-Football und unterstützte die örtlichen Sportteams. Zu seinen weiteren Hobbys gehörten Sportjournalismus, Camping, Jagen, Elektronik und Sportwagen.

Der stets taktvolle James rangierte auf der Männlichkeitsskala tiefer. Für seine Frau Irene war er ein fürsorglicher Ehemann, für seine drei Kinder ein engagierter Vater. James' Sensibilität, die seine Mutter viele Jahre zuvor beschrieben hatte (»reagiert stark auf Anerkennung oder Ablehnung anderer Kinder; erträgt es nicht, wenn er nicht gemocht wird«), hatte sich in Richtung Empathie verwandelt. Wollte er als Kind meist im Mittelpunkt stehen (in der Grundschule galt er als ein Schüler, der »ständig um Lob buhlte«), half ihm seine Empfindlichkeit gegenüber der Wahrnehmung anderer, in seinem späteren Beruf in der Öffentlichkeitsarbeit zu glänzen. Er selbst war musikalisch nur mittelmäßig talentiert, aber er liebte Musik, und er hatte einen besonderen Sinn für die Schönheit von Farben und Formen; seine Mutter notierte, dass er bereits in frühem Alter einen »natürlichen Geschmackssinn« besessen habe. Originell und einfallsreich in seiner Kindheit, beschrieb seine Frau ihn später als Nonkonformisten, und in der Tat passten seine Hobbys nicht zum stereotypen Männerbild jener Zeit – er interessierte sich vor allem für Kunst, Filme, Musik und Theater. Mit diesen Präferenzen rangierte James ziemlich hoch im weiblichen Bereich. Er zeigte deutlich mehr Interesse an Beschäftigungen, denen Frauen zuneigten, als zum Beispiel Paul.

Maskuline und feminine Frauen

Donna, die als Kind gern Murmeln gespielt, Sport geschaut und Pfeilspitzen gesammelt hatte, fand mühelos Zugang zur traditionellen männlichen Lebensweise. Sie rauchte, sie hatte keine Probleme damit, in Gesellschaft Alkohol zu trinken, und sie behauptete sich in ihrem Beruf. Anders als viele Frauen ihrer Generation war sie Männern gegenüber nicht unterwürfig. Als wir ihre Vorlieben und Abneigungen bewerteten, rangierte sie ziemlich hoch im männlichen Bereich, wenn auch nicht so hoch wie Paul. Sie zeigte ein hohes Interesse an Berufen, die Terman-Männer ebenfalls bevorzugten.

Im Gegensatz zu Donna, die aufgrund ihrer Interessen und Aktivitäten als »Wildfang« galt, war Linda, die mit zwanzig heiratete, alles andere als jungenhaft. Ihre Interessen kreisten um den Haushalt und ihre Kinder. Zwar traf sie sich auch gern mit Freunden, aber die Familie stand bei ihr unangefochten an erster Stelle. Sie war unendlich großzügig (ihre Eltern beschrieben sie 1936 als »übertrieben freigiebig«) und auch etwas empfindlich. In ihrer Selbstbeurteilung schrieb sie, dass ihre Gefühle leicht verletzbar seien. Erfreulicherweise kam es zwischen ihr und ihrem Mann nur selten zu Meinungsverschiedenheiten. Sie planten gemeinsam die Familienfinanzen und die Ferien, sprachen über ihre Sorgen und ihren Alltag und hatten einen ähnlichen Humor.

Linda war sehr feminin, sie wählte Berufe, die auch die meisten anderen Frauen für wünschenswert hielten. James, der ebenfalls recht hohe Werte im weiblichen Bereich erzielte, lag aber nicht so hoch wie Linda – er zeigte an Berufen, denen auch Frauen zuneigten, mehr Interesse als Paul, aber weniger als Linda.

Wenn Sie sich eine der unten aufgeführten Beschäftigungen frei aussuchen könnten (das heißt unabhängig von Kosten oder Ausbildungszeit), welche würden Sie wählen? Woran haben Sie am meisten Interesse? Welche Hobbys oder Jobs fänden Sie vollkommen unattraktiv? Kreuzen Sie auf der folgenden Liste zu jeder der siebzehn Tätigkeitsarten jeweils eine Ziffer an, je nach Ihrer Neigung oder Abneigung.

Beruf/Aktivität	-2: wäre un- denkbar	-1: wäre nicht undenkbar	0: weder schlecht noch gut	+1: wäre denkbar	+2: wäre toll
Uni-Professor					
Maschinen- bauingenieur					
Innenarchitekt					
Eiskunstlauf ansehen					
Sporttrainer					
Landschafts- gärtner					
Probleme anderer Leute anhören					
Dolmetscher					
Pilot					
Arzt					
Bankkassierer					
Sozialarbeiter					
Buchhalter					
Wettkampfsport					
Romanautor					
Erfinder					
Mit Kindern arbeiten					

Um Ihren Wert auf dieser Skala zu ermitteln, streichen Sie zunächst den Arzt, Bankkassierer und Buchhalter durch. Die Männer und Frauen in der Terman-Untersuchung haben diese Berufe gleich eingeschätzt, sie sind also weder »maskulin« noch »feminin«. Uni-Professor und Romanautor sind nur leicht geschlechtsspezifisch – Männer neigen etwas mehr zum Professor, Frauen etwas mehr zum Schreiben von Romanen. Streichen Sie diese beiden also ebenfalls. Für den Innendekorateur (der »femininste« Beruf auf der Liste), Sozialarbeiter, Dolmetscher, das Arbeiten mit Kindern, das Anhören von Problemen anderer Leute, das Anschauen von Eiskunstlauf sowie für den Landschaftsgärtner kehren Sie Ihre Punktzahl um. Das heißt, ändern Sie minus zu plus (oder plus zu minus); wenn Sie eine 0 angekreuzt haben, lassen Sie sie stehen. Der Maschinenbauingenieur ist der »maskulinste« Beruf auf dieser Liste; er wird gefolgt von Erfinder, Pilot, Sporttrainer und Wettkampfsport. Bei diesen Tätigkeiten brauchen Sie keine Veränderung an der Zahl vorzunehmen. Jetzt zählen Sie Ihre Zahlen zusammen.

Der maskulinste Wert liegt bei +24, der femininste Wert bei –24. Obgleich diese Art von Fragebogen gewisse Grenzen hat, können die Vorlieben für bestimmte Berufe und Freizeitaktivitäten einen Hinweis darauf geben, wie männlich bzw. weiblich Sie sind. Und dies ist wichtig zum Verständnis der Terman-Teilnehmer. Um Ihnen ein aktuelles Vergleichsbeispiel zu geben: College-Studenten im untersten Quartil (weiblicher) schneiden heute bei etwa –12 ab, während diejenigen im obersten Quartil (männlicher) sich bei etwa +15 bewegen.

Die Zeiten haben sich geändert und mit ihnen die Geschlechterrollen und Normen, auch was Berufe, Hobbys und so weiter anbetrifft. Unter den Terman-Teilnehmern äußerten die Frauen ein größeres Interesse an der Landschaftsgärtnerei als die Männer, auch wenn dies heute vielleicht eher eine männliche Beschäftigung ist. Das ist ein gutes Beispiel dafür, wie Geschlechterrollen und dazugehörige Konzepte zum Teil durch die Gesellschaft (einschließlich der Medien) geformt und durch das sich wandelnde Verhalten der Menschen beeinflusst werden. Gleichwohl tendieren viele Menschen immer noch zur einen Seite des Spektrums und andere zur anderen Seite. Die Details mögen sich mit der Zeit ändern, doch das Prinzip bleibt sich im Grunde gleich.

Weiblichkeit und langes Leben

Unter den Männern waren die maskulinen Typen in der Regel schwerer, körperlich aktiver und hatten gefährlichere Hobbys. Die maskulineren Frauen tranken mehr und verdienten mehr Geld als ihre Geschlechtsgenossinnen. Das war einleuchtend, aber die Frage blieb: Wer lebte länger?

Auffallend an unseren Ergebnissen war, dass die männlicheren Männer *und* die maskulineren Frauen ein erhöhtes Sterblichkeitsrisiko hatten, während die weiblicheren Frauen *und* die femineren Männer relativ geschützt waren. Es scheint, dass die längere Lebenszeit von Frauen nicht daran liegt, dass sie einfach Frauen sind, sondern daran, dass sie im Durchschnitt femininer als Männer sind.[84]

Mit anderen Worten: Der Geschlechterabstand in der Lebensdauer basiert nicht nur auf dem Y-Chromosom. Weiblichere Menschen – Frauen wie Linda und Männer wie James – hatten oft ähnliche Sterblichkeitsrisiken, und das Gleiche galt für diejenigen, die männlicher waren – wie Paul und Donna.

Was macht nun die Weiblichkeit zu einer so vorteilhaften Eigenschaft, wenn es um ein langes Leben geht? Manches hat mit den Geschlechterrollen zu tun – also damit, welche Aktivitäten die Gesellschaft für Männer und Frauen vorsieht. Zum Beispiel war es früher durchaus üblich, dass Männer rauchten, während es für Frauen (insbesondere für feminine Frauen) eher ungewöhnlich war. In den 1970er-Jahren änderte sich das. Die Zigarettenmarke *Virginia Slims* wandte sich mit folgendem Slogan an die Zielgruppe der Frauen: »Du hast einen verdammt langen Weg hinter dir, Baby!« Und durch das veränderte Verhalten stiegen das Sterblichkeits- und Krebsrisiko der Frauen beträchtlich. Als das Rauchen, dessen Folgen für die Gesundheit gravierend sind, noch hauptsächlich Männersache war, auf das sich nur die abenteuerlustigeren, maskulineren Frauen einließen, war das Risiko, an verschiedenen Krebserkrankungen und anderen mit dem Rauchen verbundenen Krankheiten zu sterben, für Männer sehr viel größer als für Frauen. Als sich die Rollenbilder veränderten und Rauchen als feminines Verhalten akzeptiert wurde, begann sich dieser Unterschied im Krankheitsrisiko zu verringern. Dieser Befund ist nicht sonderlich überraschend, aber sehr wichtig.

Doch ist das Rauchen nur ein Teil der Geschichte. Als wir die Todesursachen untersuchten, stellten wir fest, dass feminine Frauen und feminine Männer nicht nur bei Krebs und mit dem Rauchen verbundenen Erkrankungen, sondern bei *allen* Krankheitsursachen besser abschnitten.

Da sich die Rollenmodelle von Männern und Frauen geändert haben, wollten wir wissen, ob sich dieser maskulin-feminine Unterschied auch in Statistiken der letzten Jahrzehnte bestätigt. Früher – in den Terman-Jahren – war es üblich, dass die Männer die finanzielle Verantwortung für die Familie trugen; sie arbeiteten in einer feindseligeren Arbeitsumwelt als die meisten Frauen, und Herz-Kreislauf-Erkrankungen waren unter den Männern sehr viel verbreiteter als unter Frauen. Das Leben der Frauen spielte sich meist im Haus und in der Nachbarschaft ab – eine sehr viel »femininere« Umwelt. Doch als die Frauen in großer Zahl in das Erwerbsleben einstiegen – und häufig traditionell männliche Kompetenzen übernahmen –, bewegten sich manche Männer in die entgegengesetzte Richtung und übernahmen sozialere und emotionalere Rollen. Damit verschwand ein weiterer Unterschied im Sterblichkeitsrisiko von Männern und Frauen (einschließlich des Risikos von Herz-Kreislauf-Erkrankungen).[85] Es ist in unseren Augen sehr gut möglich, dass diese Verschiebungen mit den Veränderungen der Männlichkeit und Weiblichkeit bei Männern und Frauen zusammenhängen.

Soziale Bindungen und Geschlecht

Vielleicht ging es nicht um Stress, sondern um Bewältigung. Stimmungsabhängigkeit bei den Terman-Kindern war nur für die Jungen mit einem erhöhten späteren Sterblichkeitsrisiko verbunden, nicht für die Mädchen.[86] Ebenso waren es später im Leben die Terman-Männer, die nach mentalen Problemen und Zusammenbrüchen dem höchsten Risiko für einen früheren Tod ausgesetzt waren.[87] Das Rollenklischee würde die Annahme nahelegen, dass diese Männer ihre stressbelastete Situation durch ungesunde Verhaltensweisen – wie erhöhten Alkoholkonsum – zu bewältigen versuchten. Es stellte sich aber heraus, dass die Unterschiede in der Stressbewältigung durch Rauchen und Alkoholkonsum die Sterblichkeitsdiskrepanz nicht hinreichend erklärten.

Was bedeuten die maskuline und die feminine Persönlichkeit hinsichtlich sozialer Bindungen? Unsere Annahme war, dass stimmungsabhängige Frauen oder solche, die mentale Gesundheitsprobleme hatten, eher Hilfe und Unterstützung fanden, weil sie andere über ihre Probleme in Kenntnis setzten. Generell sprechen Frauen mehr über Krankheitssymptome (sowohl körperliche wie mentale), sie suchen mehr Fürsorge und sind eher bereit, zuzugeben, dass sie Hilfe brauchen.[88] Maskuline Männer hingegen sind vielleicht besonders unwillig, Schwäche einzugestehen oder Hilfe in Anspruch zu nehmen. Die Daten bestätigten, dass die Menschen, die typisch maskuline Eigenschaften zeigten, weniger kontaktfreudig und sozial aufgeschlossen waren und schwächere soziale Unterstützungsnetzwerke hatten. Die maskulinsten Personen neigten dazu, andere Menschen emotional auf Distanz zu halten. Wir stellten uns daher die Frage, was mit maskulinen Männern geschah, nachdem sie ihre Partnerinnen verloren hatten.

Männliche Gesundheit nach dem
Verlust der Partnerin

Was wird aus Männern, insbesondere maskulinen Männern, wenn ihre Frau stirbt und damit ihre wichtigste soziale Unterstützung wegbricht? Wie wir schon gesehen haben, kann eine stabile und gesunde Ehe in der Tat lebensverlängernd wirken, während die Belastung, die mit einer Scheidung einhergeht, gesundheitsschädlich ist. Wir sahen zugleich, dass sich die Folgen der Scheidung für Männer und Frauen dramatisch unterscheiden – die Männer erlitten deutlich mehr Gesundheitseinbußen als die Frauen. Kann es sein, dass Frauen und Männer ebenso unterschiedlich mit dem Verlust ihres Lebenspartners umgehen? Und würden die Persönlichkeitsmerkmale des überlebenden Partners eine wesentliche Rolle spielen?

Zwar legen verschiedene wissenschaftliche Studien den Schluss nahe, dass das Sterberisiko eines Mannes nach dem Tod seiner Frau ansteigen kann, doch die Ursachen dafür sind noch nicht erforscht. Manchmal scheinen die Männer an »gebrochenem Herzen« zu sterben – ohne eine enge soziale Bindung verlieren sie den Lebenswillen. In anderen Fällen war die Ehefrau ein wichtiges Regulativ im Gesundheitsverhalten, und ohne ihre Erinnerung und Unterstützung kümmerten die hinterbliebenen Männer sich nicht genug um ihre Gesundheit. Daher wollten wir wissen, welche persönlichen Eigenschaften dazu beitrugen, dass es manchen Witwern gleichwohl gut erging.

Wie unterschied sich die Erfahrung von Witwen und Witwern, und inwiefern beeinflusste die Persönlichkeit den Umgang mit dem Verlust? Die meisten Studien über die Auswirkungen eines Verlusts sind begrenzt, weil sie kurz nach dem Verlust oder gelegentlich unmittelbar davor einsetzen. Mit anderen Worten, wenn jemand die Auswirkungen des Todes eines Partners untersuchen will, dann beginnt er damit, Eheleute zu suchen, die ihren Partner verloren haben (oder ihn bald verlieren werden). Das entspricht schlichter Logik, aber in wissenschaftlicher Sicht ist es aus zwei Gründen unbefriedigend: Die Eigenschaften einer Person können sich während des Trauerprozesses verändern, und es gibt keine angemessene Vergleichsgruppe – von Menschen, die keinen Partner verloren haben. Keine Studie hat bisher umfassend vorher existierende Persönlichkeitsmerkmale untersucht, um festzustellen, ob diese Einfluss darauf haben, wie gut Menschen nach einem Verlust mit ihrem Leben zurande kommen – im Vergleich zu Menschen, die keinen Ehepartner verloren haben.

Wir kehrten zur Persönlichkeitsbeurteilung der Terman-Teilnehmer zurück und stützten uns dabei auf ihre Aussagen aus dem Jahr 1940, als sie etwa dreißig Jahre alt waren, beschränkten uns jetzt aber auf diejenigen, die verheiratet waren. Wir klassifizierten sie danach, ob sie in den darauffolgenden vier Jahrzehnten Witwen bzw. Witwer wurden und sahen uns dann an, wie lange sie in den mehr als sechzig Jahren nach der Befragung lebten.

Insgesamt lebten die Frauen natürlich länger als die Männer. Nicht nur das, sondern die verwitweten Frauen blühten häufig auf – sie lebten länger als die noch verheirateten Frauen. In der Tat lebten viele verwitwete Frauen außerordentlich lange.[89]

Es gab nicht nur Unterschiede zwischen Männern und Frauen, auch die Persönlichkeit spielte eine Rolle. Das überraschendste Ergebnis bezog sich auf die sensiblen, neurotischen, überbesorgten Männer. Menschen streben gewöhnlich nicht danach, neurotisch zu sein. Niemand möchte allzu ängstlich, besorgt und deprimiert erscheinen. Und im Allgemeinen sind neurotische Persönlichkeitszüge einem langen Leben nicht förderlich. Verwitwete Frauen hatten zum Beispiel keine solchen Neigungen; sie wandten sich ihren Freunden und Kindern zu, statt besorgt um sich selbst zu kreisen. Bei den verwitweten Männern ergab sich dagegen ein dramatisch anderes

Bild. Wenn Männer, die ihre Frau verloren hatten, zugleich hoch neurotisch waren, sank ihr Sterblichkeitsrisiko – um die Hälfte![90]

Für die Männer, die keinen Verlust erlitten hatten, wirkten sich neurotische Charakterzüge nicht auf die Lebensdauer aus. Was geschah hier? Es scheint, dass die Schwarzmaler sich sehr viel eher um ihre Gesundheit sorgten, nachdem ihre Frau verstorben war. Im Großen und Ganzen ist ein maskuliner Mann weniger bereit, seine Prostata untersuchen zu lassen, einen Sicherheitsgurt anzulegen, sich seinem Arzt anzuvertrauen oder den eigenen Blutdruck zu kontrollieren. Das ist vor allem dann ein Problem, wenn das Korrektiv der Frau fehlt. Doch bei Schwarzmalern nimmt das Risiko ab. In dieser spezifischen Situation kompensierte die Besorgtheit den Verlust der sozialen Bindung.

Diese Erklärung passt zu allem anderen, was wir sonst über Männer, Ehe und Gesundheit wissen. Sie traf in jedem Fall auf James zu, der seine Frau 1987 verlor, kurz nach ihrer goldenen Hochzeit. In den mittleren Jahren hatte er sich selbst als stimmungsabhängig und pessimistisch beschrieben – als Menschen, dem es manchmal nicht gelang, quälende Gedanken aus seinem Kopf zu verbannen. James gehörte zu den Witwern, die auch nach dem Tod ihrer Frau recht lange überlebten. In gewisser Weise dienten jene neurotischen, quälenden Gedanken und ängstlichen Nadelstiche dazu, dass er sich um seine Gesundheit kümmerte und sein Leben verlängerte.

Dieses verblüffende Ergebnis hinsichtlich neurotischer Männer erinnert uns noch einmal daran, wie komplex das Wechselspiel zwischen persönlichen Eigenschaften und äußeren Faktoren (wie der Verlust eines Partners) tatsächlich ist. Nur wenn wir die individuellen Lebenspfade über lange Zeiträume studieren, werden wir diese besonderen Gefahren und Vorteile für die Gesundheit richtig verstehen und berücksichtigen können.

Was heißt das Ganze für Sie?
Wegweiser zu Gesundheit und einem langen Leben

Frauen leben signifikant länger als Männer, nicht nur unter den Terman-Teilnehmern, sondern in fast jeder Gruppe. Die Gründe für diesen Unterschied sind komplex, und noch niemand hat sie alle erklärt. Doch unsere Langzeitstudien über die Terman-Männer und -Frauen haben verblüffende Hinweise zutage gefördert. Zwar lebt der Durchschnittsmann kürzer als die Durchschnittsfrau – fünf bis sieben Jahre kürzer –, aber es gibt doch auch Überschneidungen und Schwankungen.

Man hätte vielleicht vermutet, dass die maskulineren Frauen, die ihr Leben selbst in die Hand nehmen, länger leben würden als Frauen, die traditionellere, häuslich orientierte Tätigkeiten wie Innenarchitektur oder Arbeit mit Kindern vorzogen. Aber wir kamen zu einem ganz anderen Ergebnis. Man würde vielleicht auch denken, dass es unter den Männern die Sportler und Sportfans seien, die fit bleiben und lange leben. Aber auch hier zeigte sich über die Jahrzehnte ein anderes Bild. Für die meisten Terman-Teilnehmer war mit Femininität eher Schutz verbunden, mit Maskulinität eher ein Gefahrenpotenzial.

Durch James' femininere Seite – z. B. sein Interesse für Theater und Musik – entwickelten sich ein weitläufiges Netzwerk von Freunden und ein enger Familienzusammenhalt. Ja, er war sensibel und ein Schwarzmaler, aber das half ihm, Herausforderungen (darunter den Tod seiner Frau) gut zu bestehen.

Insgesamt entdeckten wir in den unterschiedlichsten Studien immer wieder, dass die Frauen sich vom Verlust ihres Mannes, sei es durch Scheidung oder Tod, erholten und später sogar aufzublühen begannen. Das lange Leben schien häufig von sozialen Beziehungen abzuhängen. Frauen und weniger maskuline Männer waren eher in der Lage, tiefere soziale Beziehungen zu knüpfen und aufrechtzuerhalten, was ihnen oft das Leben rettete.

Die Daten über die Männlichkeit und Weiblichkeit der Terman-Teilnehmer machten uns klar, dass es besonders sinnvoll ist, eine spezifisch weibliche Eigenschaft zu entwickeln: die soziale Verbundenheit. Immer wieder hat unsere Untersuchung die Bedeutung sozialer Netzwerke erwiesen. Zu einem gesunden Altern gehört der Kontakt zur Familie und zur sozialen Gemeinschaft. Tiefe Beziehungen zu anderen sind eine der Hauptursachen, warum das Engagement in einer Kirchengemeinde der Gesundheit förderlich ist. Eine enge, liebevolle Verbindung mit dem Ehepartner begünstigt ein langes Leben. Und wer in seiner Kindheit die Scheidung der Eltern erleben musste, kann durch gute soziale Beziehungen das Risiko, das mit einer so belastenden Erfahrung verbunden ist, entschärfen.

In der Welt von heute liegen die Vorteile männlicher Eigenschaften auf der Hand – wer unabhängig ist und aggressiv seine Interessen verteidigt, setzt sich beruflich häufig durch. Sein Erfolg ist greifbar und sichtbar. Die Vorteile weiblicher Eigenschaften sind dagegen nicht so auffällig – insbesondere die Fähigkeit, enge soziale Beziehungen zu knüpfen. Und doch sind es genau diese Eigenschaften, die schwere Schicksalsschläge abpuffern können. Männer und Frauen profitieren häufig von einer Vertiefung zwischenmenschlicher Beziehungen, die femininere Personen anscheinend leichter entwickeln können. Und Eltern können ihren Kindern helfen, enge Bindungen zu entwickeln, indem sie selbst vorbildhaft empathische Beziehungen leben.

Solche Ergebnisse legen nahe, die eigenen persönlichen Eigenschaften und Verhaltensweisen innerhalb bestimmter Situationen und Kontexte zu überdenken. Manche Leute glauben, sie müssten Perfektionisten sein, sich immer richtig verhalten und dieses Verhalten einüben. Aber das führt oft zum Empfinden des eigenen Ungenügens oder der Erschöpfung, wenn sich die »korrekten« Persönlichkeitseigenschaften nicht mühelos einstellen wollen. Wir haben jedoch festgestellt, dass wichtige

Stärken oft unerwartet auftreten. Der bewusst angenommene lebenslange Entwicklungspfad eines selbstreflektierten Individuums, das bereit und fähig ist, notwendige Anpassungen vorzunehmen, birgt schließlich die größten Chancen zu einem langen Leben. Und darüber hinaus können bestimmte persönliche Charakterzüge und Verhaltensweisen, die man vielleicht als unzuträglich einschätzen würde (zum Beispiel Schwarzmalerei wie bei James) – wenn sich der Wind dreht –, genau das werden, was einen am Leben erhält. Die Terman-Teilnehmer lehrten uns also, dass es keineswegs immer vernünftig ist, komplexe Charakterzüge wie Neurotizismus als »gut« oder »schlecht« einzustufen. Die Ängstlichkeit und Besorgtheit, die in manchen Kontexten alles andere als ideal sind, waren für diejenigen Männer von Vorteil, die ihre Ehefrauen verloren hatten und auf sich allein gestellt waren.

Viele interessante Aspekte des Geschlechts, der Männlichkeit und Weiblichkeit, sind immer noch unerforscht. Die aufgeschlossene, unabhängige Shelley Smith Mydans, die mehr belastende Abenteuer als ein Glücksritter erlebt hatte, lebte sehr lange, wurde aber von ihrem Mann überlebt. Dieser Fall und verschiedene andere werfen eine faszinierende Frage auf: Spielt es nicht nur eine Rolle, wie maskulin oder feminin man selbst ist, sondern auch, wie maskulin oder feminin der Partner oder die Partnerin ist? Was ist für eine eher maskuline Frau gesünder: mit einem maskulineren oder einem feminineren Partner zusammenzuleben? Soviel wir wissen, wurde diese Frage noch nie ernsthaft untersucht.

• KAPITEL 14 •

Der Preis von Krieg und Trauma

Warum es manchen gut geht

Philipp wurde 1941 Soldat. Wie ungefähr 350 andere Terman-Teilnehmer diente er im Zweiten Weltkrieg. Etwa die Hälfte dieser Männer wurde als einfache Soldaten einberufen, aber viele traten ihren Dienst auch als Offiziere an. Einer brachte es bis zum Brigadegeneral. Fünf der anderen Teilnehmer fielen im Krieg, einer von ihnen war in Corregidor in die Hände der Japaner gefallen und starb auf dem Weg in ein Gefangenenlager in China. Doch viele wurden *indirekt* Opfer des Krieges, sie starben Jahre später infolge der belastenden Kriegserfahrungen.

Stress wird oft als der schwarze Mann des modernen Lebens angesehen – als Ursache allen Übels. Geben Sie acht, oder er wird Sie kriegen! Doch viele Menschen werden mit sehr schweren und unerwarteten Belastungen konfrontiert – sogar mit Krieg und Terror –, und sie führen danach trotzdem ein gutes Leben. Viele ältere Veteranen erinnern sich an entsetzliche Situationen und Traumata, aber sie sind gesund und munter. Warum schaffen es andere nicht? Die erstaunliche, über Jahrzehnte gesammelte Datenfülle half uns nicht nur, zu verstehen, warum viele Veteranen ein erfolgreiches Leben hatten – sondern auch, warum jeder, der ein traumatisches Erlebnis zu verkraften hat, sehr wohl in der Lage sein kann, davon zu genesen, neuen Tritt zu fassen und im Leben voranzukommen.

Philipp und viele der Terman-Männer in der Armee nahmen an Kampfhandlungen teil, aber eine signifikante Zahl diente fern von der Front in unterstützender Funktion. Manche gingen nach Übersee, andere dienten in Washington, D. C., oder am Heimatstandort. Viele andere unterstützten die Kriegsanstrengungen in ihren zivilen Funktionen, insbesondere als Flugzeugingenieure, Architekten, Chemiker und in der Militärverwaltung, sei es innerhalb der Regierung oder außerhalb. Was sie taten und warum sie es taten, das war für ihre spätere Gesundheit von entscheidender Bedeutung.

Krieg und Stressbelastung

In Philipps Fall war der Preis des Krieges hoch. Als Kind im Jahre 1922 wurde der zappelige Philipp als charismatisch und ein bisschen selbstverliebt beschrieben, er war kein sonderlich fleißiger Schüler und auch ein bisschen ängstlich. Er gehörte nicht zu den disziplinierteren, gewissenhafteren Terman-Kindern, aber wegen seiner Intelligenz und seines gewinnenden Wesens kam er sehr gut zurecht. Mit seiner Frau Arlene, die er 1935 geheiratet hatte, teilte er das Interesse an Musik und sozialen Aktivitäten. Sie bekamen ein kleines Mädchen, Margaret. Doch trotz seiner guten Gesundheit, einer liebevollen Familie und einer stabilen Anstellung blieb Philipp, nach dem Urteil seiner Eltern, eher unsicher. Seine Selbstbeurteilung aus dem Jahre 1940 bestätigte das. Es hatte den Anschein, als ob seine Neigung zu Neurotizismus und mangelnder Gewissenhaftigkeit in seinem Erwachsenenleben nicht nachgelassen hätte. In ihrem Bericht von 1936 sprachen seine Eltern von Philipps offenbarer Unfähigkeit, mit Geld sparsam oder vernünftig umzugehen – trotz der wirtschaftlich desaströsen Umstände.

Philipp meldete sich zur Armee und wurde bald als Unteroffizier auf die Aleuten abkommandiert. Als er 1945 nach Hause zurückkehrte, hatte er an Kämpfen auf den Philippinen und an der entscheidenden Schlacht um Guadalcanal auf den Salomon-Inseln teilgenommen. Zusätzlich zur Stressbelastung durch die Kampfhandlungen empfand Philipp die Trennung von seiner Frau und Tochter als schmerzlich. Kurz nach seiner Rückkehr berichtete er von ambivalenten Gefühlen seinem Kriegsdienst gegenüber. Zwar erkannte er durchaus auch positive Aspekte seines Militärdienstes, aber er war frustriert und mit seiner Lebenssituation unzufrieden. Er hatte das Gefühl, dass sowohl die Beziehung zu seinem Kind als auch seine Ehe unter seiner Abwesenheit gelitten hatten.

Philipp und Arlene trennten sich kurz nach seiner Rückkehr vom Pazifik, dann fanden sie wieder zusammen, dann trennten sie sich wieder. Er hatte den Eindruck, dass sie nichts mehr »für ihn übrighatte« und dass seine Zeit in Übersee zu einer Entfremdung zwischen ihnen geführt hatte. 1947 ließen sie sich scheiden. Kein Jahr darauf heiratete Philipp erneut. War Philipp vor dem Krieg dem Alkoholgenuss nur wenig oder moderat zugeneigt gewesen, trank er nach seiner Heimkehr deutlich mehr. Forschungsstudien haben dies immer wieder bestätigt – Männer, die einem Trauma oder extremem Stress ausgesetzt waren, steigern oft ihren Alkoholkonsum oder nehmen Drogen.

Philipp beantwortete 1950 eine Frage nach seinem Alkoholkonsum mit dem Bescheid: »Ich trinke ziemlich viel; es kommt oft vor, dass ich über den Durst trinke, aber ich habe nicht das Gefühl, dass es meine Arbeit oder meine Beziehungen zu anderen ernsthaft gefährdet.« Er liebte immer noch Musik und war Mitglied der Handelskammer, beim Army and Navy Club sowie beim Baseballclub der Elks.

Fünf Jahre später (1955) berichtete Philipp von zu hohem Blutdruck, Schlafstörungen und Herzinsuffizienz. 1960 hatte er noch mehr Gesundheitsprobleme, darunter »leichte Herzprobleme« und Angina Pectoris. Er war immer noch Mitglied im Army and Navy Club, gab aber an, dass seine Freizeit »weniger körperliche Aktivität« enthalte. Seine Versuche, mit dem Trinken aufzuhören, waren erfolglos. Auf die Frage, mit welchen Aspekten seines Lebens er am zufriedensten sei, nannte er seine Ehe an erster Stelle und seine Kinder an zweiter. In den nächsten zehn Jahren hielt Philipp an seinen Trinkgewohnheiten fest. Er berichtete, dass er an Depressionen leide und seine Herzerkrankung schlimmer werde. 1972 nannte er seinen Gesundheitszustand »mittelmäßig« und meinte, er müsse wegen seines niedrigen Energieniveaus einige seiner Aktivitäten einschränken. Er bezeichnete seine Arbeit als »erträglich«, wollte aber so rasch wie möglich in Rente gehen, was in wenigen Jahren möglich sei. Er freute sich darauf, dann »mehr Dinge tun zu können, für die uns bisher immer die Zeit gefehlt hat«. Wenn er sich sein Rentnerdasein vorstellte, konnte er aber nicht sagen, dass er diese Jahre von Grund auf genießen werde; stattdessen meinte er, er habe »keine genaue Vorstellung davon, wie das Leben dann sein wird«. Philipp sollte das nicht mehr herausfinden, denn er starb im Alter von 64 an einem schweren Herzinfarkt.

Schreibtischhengste versus Infanteristen: Die Folgen belastender Kampfeinsätze

Über zweihundert Terman-Männer zogen nach Übersee in den Krieg, während rund einhundert in den USA stationiert blieben. Um die Langzeitfolgen des Militärdienstes zu untersuchen, schlossen wir uns mit dem Soziologen Glen Elder und seinen Kollegen Scott Brown und Elizabeth Clip zusammen.[91]

Die Forschungsassistenten des Teams, die sich mit der amerikanischen Militärgeschichte auskannten, entwickelten Profile, in denen die Kriegserfahrungen jedes Veteranen aus der Terman-Studie dokumentiert wurden.

Nachdem wir festgestellt hatten, wer von den Soldaten nach Übersee gegangen war, analysierten wir, ob sie an Kampfhandlungen teilgenommen hatten. Zu der Kampferfahrung, die sich aus den Profilen ergab, gehörten: unter Beschuss geraten, Zeuge von Tod und Zerstörung sein sowie vermisst werden bzw. in Gefangenschaft geraten. Wir wussten auch, wer militärische Auszeichnungen erhalten hatte.

Allerdings konnten wir nicht präzise sagen, wie intensiv die Kampferfahrung jeweils gewesen war. Das heißt, unsere Befunde über die Folgen des Krieges sind Unterschätzungen, da ein präzises Messinstrumentarium fehlt. Die Dinge sind wahrscheinlich noch schlimmer als das, was wir herausfanden.

Als wir uns das Sterberisiko in dem halben Jahrhundert nach dem Krieg anschauten, entdeckten wir, dass die Männer, die in Übersee gedient hatten, in jedem Jahr (nach dem Krieg) das anderthalbfache Sterberisiko aufwiesen im Vergleich zu Veteranen, die nur an der Heimatfront gedient hatten. Das bedeutet, dass diejenigen, die nach Übersee gegangen waren und ihren Einsatz überlebt hatten, in den Jahren nach ihrer Heimkehr sehr viel eher krank wurden und starben als ihre Kameraden. Lag es an der hohen Stressbelastung?

Wo die Schlachten geschlagen wurden

Die Schlachten im Pazifik um Midway, die Marshallinseln, Iwojima und andere waren besonders hart – es waren Kämpfe auf See oder auf den Inseln sowie Luftkämpfe mit der Unterstützung von Flugzeugträgern. Also konzentrierten wir uns auf die Kämpfe in diesem Gebiet. Wir gingen der Frage nach, ob der

Kriegsdienst im Pazifik – den auch Philipp geleistet hatte – andere Langzeitfolgen hatte als der Militärdienst in Europa. Auch wenn der Kampf gegen die Nazis kein Zuckerschlecken war, so zeichnete sich das Kriegsgeschehen im Pazifik durch besondere Brutalität aus. Die Soldaten, die in Asien kämpften, waren Tropenkrankheiten ausgesetzt, sie mussten sich von Insel zu Insel vorkämpfen, hatten mit fremden Kulturen und einer extrem grausamen Kriegsführung des Feindes zu tun.

Im Gegensatz zu Philipp arbeitete John drei Jahre lang beim Geheimdienst in England. Zwar war sein Beitrag für den Ausgang des Krieges von großer Bedeutung und mit einer Menge Stress verbunden, doch brauchte er gewöhnlich nicht um seine Sicherheit zu bangen und konnte regelmäßigen Kontakt zu seinen Eltern und Geschwistern in Palo Alto, Kalifornien, aufrechterhalten. Gegen Ende des Krieges erlebte er das Grauen, das die Nazis in den Konzentrationslagern angerichtet hatten. Manche seiner Kameraden landeten am *D-Day* in der Normandie, doch keiner seiner engeren Freunde fiel im Kampf. Nach seiner Heimkehr in die USA hielt er den Kontakt zu seinen Kriegskameraden aufrecht. Seine Rückkehr in den bürgerlichen Beruf und ins zivile Leben verlief ziemlich reibungslos.

In einer Reihe von statistischen Analysen kamen wir zu dem Ergebnis, dass Männer wie Philipp, die im Pazifik gegen die Japaner gekämpft hatten, in den fünf Nachkriegsjahrzehnten ein deutlich höheres Sterblichkeitsrisiko aufwiesen als Männer wie John, die an anderen Orten in Übersee gedient hatten. Der Einsatzort machte einen großen Unterschied.

Als wir uns das Sterblichkeitsrisiko nach 1945 für die Männer ansahen, die in Übersee in Kampfhandlungen verstrickt gewesen waren, und ihr Risiko mit denjenigen verglichen, die am selben Ort nicht in Kampfhandlungen verstrickt gewesen waren, zeichnete sich ein konsistentes Bild ab. Die Kampfveteranen hatten eine geringere Chance auf ein langes Leben. Jede der Belastungen – Dienst in Übersee, Dienst im Pazifik und

Teilnahme an Kampfhandlungen – stellte ein eigenes Risiko-potenzial dar. Je fremdartiger und verstörender die Situation, desto nachteiliger für die spätere Gesundheit.

Persönlichkeit und Kampferfahrung: Die überraschende Auswahl

Als wir mit der statistischen Analyse begannen, zeigte sich, wie häufig in unseren Terman-Studien, eine unvorhergesehene Wendung – ein Ergebnis mit Auswirkungen sogar für Menschen, die nie eine Uniform tragen werden. Wir hatten zuvor gesehen, dass die Lebenspfade der Teilnehmer sehr viel weniger zufällig verliefen, als es zunächst den Anschein hatte. Traf das auch auf Kriegserlebnisse zu, die so stark von militärischen Notwendigkeiten geprägt sind? Wir wussten, dass die Gewissenhaftigkeit, die in der Kindheit gemessen worden war, für eine Vielzahl späterer Gesundheitsverläufe von großer Bedeutung war. War sie vielleicht auch im Krieg so wichtig?

Selbst uns überraschte die Entdeckung: Je gewissenhafter die Teilnehmer waren (wie John), desto geringer war die Wahrscheinlichkeit, dass sie in den Krieg im Pazifik geschickt wurden. Das heißt, je sorgloser, eitler und impulsiver ein Mann in seiner Kindheit gewesen ist (wie Philipp), desto größer war die Wahrscheinlichkeit, dass er im Pazifik im hochgefährlichen Kampf gegen die Japaner eingesetzt wurde.

Als Kind war Philipp stürmisch und voller Energie. Trotz seiner launenhaften Anfälle und seines nach Aufmerksamkeit heischenden Benehmens hatte er viele Freunde. Während seines ganzen Lebens schien er mehr Gesundheitsprobleme zu haben als der durchschnittliche Terman-Teilnehmer. Obgleich keine dieser Erkrankungen besonders schwer war, berichtete er bei jedem Befragungszyklus von körperlichen Beschwerden – von Mandelentzündung in der Kindheit bis zu einem

Magengeschwür, Pilzinfektion und Nasennebenhöhlenvereiterung im Erwachsenenalter. Philipps finanzieller Status als Erwachsener schwankte; mehr als einmal berichtete er Terman von Geldsorgen.

Zwar kam es manchmal vor, dass ein Terman-Teilnehmer wie aus heiterem Himmel von einem Schicksalsschlag getroffen wurde, aber in der Mehrzahl der Fälle führte die Akkumulation kleiner Entscheidungen und Reaktionen schließlich zu schweren Konsequenzen. Zwar haben wir keine direkte Information darüber, warum die weniger Gewissenhaften (wie Philipp) mit höherer Wahrscheinlichkeit im Pazifik landeten, doch führt uns dieser merkwürdige Tatbestand – im Kontext mit unseren anderen Ergebnissen – zu interessanten Hypothesen hinsichtlich der Wege zu einem langen Leben: Diejenigen, die gefährliche Seitenpfade gingen, erlitten häufig Schiffbruch, und es steckte meist mehr als bloßes Pech dahinter.

Zwei Drittel der Menschen, die ein schweres Trauma durchleiden, haben keine langfristigen Probleme bzw. leiden nicht an einer sogenannten posttraumatischen Belastungsstörung (PTBS). Gewiss können sie in bestimmten Situationen, die die Erinnerung an das traumatische Ereignis wecken, ängstlich reagieren, oder vielleicht sind sie sich der Zerbrechlichkeit des Lebens bewusster, aber die meisten von ihnen leiden nicht unter ständigen Albträumen, fortwährender Reizbarkeit oder zerstörten sozialen Beziehungen. Ein Drittel der Trauma-Opfer allerdings leidet an PTBS. Eine solch schwere Belastung ist, so haben wir festgestellt, mit einem großen Gesundheitsrisiko verbunden.

Warum ist traumatischer Stress gefährlich?

Wissenschaftler wissen eine Menge darüber, was im menschlichen Körper unter Stressbedingungen vor sich geht, während das Hirn versucht, die Gesundheit des Körpers aufrechtzuerhalten. Hormone werden ausgeschüttet, wenn der Körper sich darauf einstellt, gegen einen Feind zu kämpfen, vor einer Gefahr zu fliehen, einen Krankheitserreger kaltzustellen, eine Wunde zu schließen oder einen Verlust zu bewältigen. Insofern ist Stress in vielerlei Hinsicht etwas Positives. Das Problem beginnt dann, wenn sich der Körper nicht mehr beruhigen kann, sondern stattdessen weiter auf Hochtouren läuft – was man gewöhnlich chronische Stressbelastung nennt. Das ist fast so, als ob die Bremsen versagen und das Auto jederzeit außer Kontrolle geraten könnte.

Gleichwohl haben wir Wissenschaftler bisher wenig über Stressbelastung in langen Zeiträumen herausgefunden. Man kann nicht einfach mit dem Stress »aufhören«, so wie man etwa mit dem Rauchen aufhört, und man sollte es auch nicht. Denn die Stressreaktion ist für die Erhaltung der Gesundheit von wesentlicher Bedeutung.

Die Lebenszeit-Studie von Terman erlaubt uns, nicht nur innerkörperliche Phänomene wie Krankheit, Lebensdauer und Todesursache zu betrachten, sondern auch die Bedingungen *außerhalb* des Körpers. Das heißt, die Daten aus der Gesamtlebenszeit gewähren einen Blick darauf, wie eine Stressbelastung zu einem bestimmten Zeitpunkt eine Reihe von späteren Problemen verursacht.

Die unterschiedlichen Lebenswege der Terman-Teilnehmer enthüllten eine einfache, aber bedeutungsvolle Tatsache über Stress: Gesundheitsprobleme tauchen dann auf, wenn man von einem gesunden Lebenspfad abweicht und dann nicht mehr zurücksteuern kann. Als sich Patricias Eltern beispielsweise scheiden ließen und ihre Welt sich von oben nach unten kehrte, musste sie reagieren und sich an die neue Situation anpassen. Sie wählte nicht Donnas Pfad, zu dem Rauchen und Trinken gehörte. Vielmehr blieb sie an der Schule, behielt ihre gewissenhaften Freunde und führte später eine gute Ehe und hatte ein erfülltes Berufsleben. Sie lebte lange. Doch bei Menschen wie Donna kann sich chronischer Stress verselbstständigen und zu immer destruktiveren Verhaltensmustern führen. Insbesondere diejenigen, die auf dem Weg zu einem langen Leben waren, kombinierten ihre persönlichen Stärken mit ihren guten sozialen Beziehungen, um zu gesünderen Verhaltensweisen zurückzufinden.

Das Gleiche gilt für den schwereren, traumatischen Stress. Die Kriegsveteranen unter den Terman-Teilnehmern, die traumatische Stressbelastungen erlitten hatten und jung starben, gerieten auf die schiefe Bahn. Für viele, die Kampfeinsätze erlebt hatten, war Alkohol eines der späteren Schlüsselprobleme. In Übereinstimmung mit anderen Untersuchungen stellten wir fest, dass diese Terman-Männer mit höherer Wahrscheinlichkeit Alkoholprobleme entwickelten, was wiederum ihr Sterblichkeitsrisiko nach dem Krieg erhöhte. Viele, wenn auch nicht alle, schlossen auch ihr Studium nicht gewissenhaft ab, das sie vor dem Militärdienst begonnen hatten. Traurigerweise starben sie nicht nur besonders häufig an Krankheiten, die man gemeinhin mit Stressbelastungen verbindet – Herzkrankheiten, Verletzungen oder Unfälle. Der stresserfüllte Lebensweg forderte seinen Tribut überall in ihrem Körper.

Depression und Herzerkrankung

Ein enger Begleiter von chronischem Stress – und ein schlechtes Zeichen – ist die Depression. So war es bei Philipp, der regelmäßig depressive Phasen hatte, keine schweren, aber doch genug, um sich Sorgen zu machen. Wie eine Vielzahl von Forschungen heute dokumentiert, deutete die Tatsache, dass er unter chronischem Stress litt und ein Schwarzmaler war, darauf voraus, dass er Depressionen entwickeln würde. Und die Tatsache, dass er Depressionen hatte, machte es wiederum wahrscheinlich, dass er an einer Herzerkrankung und in relativ frühem Alter sterben würde. Depression ist ein Risikofaktor für viele Krankheiten, aber vor allem ein gut dokumentierter Risikofaktor für Herzerkrankungen.

In Philipps Fall ist noch unklar – und das gilt ebenso für viele Millionen andere, die mit Depressionen zu kämpfen haben –, ob die Depression per se das Problem war oder nicht. Dies ist eine der allerwichtigsten Fragen im Gesundheits- und im Vorsorgebereich, und doch glauben wir, dass es gerade hier ein enormes Missverständnis gibt.

Wenn die Stressbelastung durch Krieg oder Trauma zu einer schweren Depression und dann zu Selbstmord führt, liegt es auf der Hand, dass die Depression eine Ursache des frühen Todes war. Eine ärztliche Behandlung würde sich also auf die Depression konzentrieren. Und das funktioniert ja auch häufig – bei Personen, die aus ihrem depressiven Zustand herauskommen, sinkt das Selbstmordrisiko dramatisch.

Doch ist der Zusammenhang von Stress, Depression und Herzkrankheit viel komplexer. Vor einigen Jahren führten Howard Friedman und seine Studentin Stephanie Both-Kewley mehrere quantitative wissenschaftliche Abhandlungen – sogenannte Metaanalysen – wichtiger Untersuchungen über Depression und andere Krankheiten durch. Erstaunlich ähnliche Muster zeigten sich zwischen mehreren psychologischen Vorhersagevariablen wie Depression und multiplen Krankheiten. Das widersprach der damals vorherrschenden Ansicht, dass es bestimmte Persönlichkeitstypen gäbe, die eher zu Herzerkrankungen (Typ A) oder eher zu Magengeschwüren (Typ B) usw. neigten.

Dieses größere Muster – eine krankheitsanfällige Persönlichkeit zu haben – deutete darauf hin, dass negative Merkmale wie Depressionen und komplementäre Eigenschaften – Feindseligkeit und Aggressivität – Kennzeichen für ein erhöhtes

Risiko sowohl für Herzerkrankungen als auch für eine Reihe anderer Krankheiten ist.[92] Dieser Schluss ist seither von anderen bestätigt worden. So etwas wie eine Persönlichkeit, die nur zu Herzerkrankungen neigt, wurde nicht gefunden – was den Schluss nahelegt, dass möglicherweise zugrunde liegende Variablen sowohl die Wahrscheinlichkeit für Depressionen als auch die Wahrscheinlichkeit für Herzerkrankungen beeinflussten. Wenn dies zuträfe, dann würde die Behandlung einer Depression nicht automatisch auch das Risiko für eine Herzerkrankung minimieren.

Um hier Klarheit zu gewinnen, evaluierte eine umfassende landesweite Untersuchung, welche Rolle Depressionen bei Herzinfarkten spielen.[93] Über zweitausend Männer und Frauen, die einen Herzinfarkt erlitten hatten, wurden in dieser Studie auf Depressionen untersucht. Darauf wurde die Hälfte der Teilnehmer behandelt, sei es in einer Therapie oder, wenn nötig, auch mit Antidepressiva. Der Rest der Patienten erhielt die normale medizinische Versorgung. Lebten diejenigen, deren Depressionen behandelt wurden, länger oder hatten sie weniger Herzprobleme? Mitnichten! Die Behandlung der Depression hatte keinerlei Einfluss auf die verbleibende Lebensdauer, und sie beugte auch keinem weiteren Herzanfall vor. Die Depression war *nicht die Ursache* für die Herzerkrankung.

Die Terman-Studie gibt uns einen Hinweis darauf, was hier wahrscheinlich geschehen ist. Menschen, die unter Depressionen leiden, befinden sich auf einer Lebensbahn, die mit schlechter Gesundheit und erhöhtem Sterberisiko *verbunden* ist. Ihre Depression kommt aus vielen Richtungen und verursacht viele Wellen – die biologische Prädisposition ist eine davon. Ebenfalls gehören dazu: eine ungesunde Lebensweise, die mangelnde Fähigkeit, Stress zu bewältigen sowie gestörte Sozialbeziehungen.

Wenn dem so ist, dann müssten die Terman-Teilnehmer, die im Allgemeinen mental gesünder und besser angepasst waren, länger leben. Wir kehrten zu den Daten zurück und entwickelten einen Index für psychologische Verhaltensstörungen in der Lebensmitte, die Terman und seine Kollegen 1950 (fünf Jahre nach Kriegsende) diagnostiziert hatten. Die meisten Teilnehmer wurden mit den Herausforderungen ihres Lebens fertig. Doch andere fühlten sich überfordert, zeigten signifikante Angst- oder Depressionssymptome oder hatten einen Nervenzusammenbruch erlitten. Wir entwickelten dann einen zweiten Index – unser eigenes Messinstrument für gesunde Anpassung – auf der Basis des Fragebogens aus dem Jahr 1950, in dem die Teilnehmer nach Selbstvertrauen und Zufriedenheit befragt wurden, ob sie mit anderen gut auskamen, unter Minderwertigkeitsgefühlen und Stimmungsschwankungen litten und sensibel und dünnhäutig seien.

Wir werteten die statistische Analyse zur Vorhersage der Langlebigkeit aus, und natürlich erwies es sich, dass eine geringere mentale Gesundheit und Reife im Jahr 1950 mit einem höheren Sterblichkeitsrisiko in der folgenden Jahrhunderthälfte verbunden war. Das galt insbesondere für die Männer. Es waren die Personen, die sich in ihren Vierzigern von gesünderen Lebenspfaden entfernt hatten, häufig veranlasst durch ihre belastenden Kriegserfahrungen. Nicht nur hatten diejenigen, die 1950 nicht gut angepasst waren, ein höheres Risiko, an jeder beliebigen Ursache zu sterben, sondern sie starben insbesondere häufiger durch Gewalteinwirkung (einschließlich Selbstmord) und Herz-Kreislauf-Erkrankungen.[94]

Viele Kliniker und Forscher irren, wenn sie glauben, Depression sei ein Risikofaktor vergleichbar mit Rauchen. Wenn man zu rauchen aufhört, nimmt das Krankheitsrisiko sofort ab. Depression ist eher wie eine im Erwachsenenalter einsetzende Diabetes oder andere Stoffwechselkrankheit – sie hat die unterschiedlichsten Ursachen und Folgen und lässt sich nicht einfach für immer heilen. Vielmehr führt das Befolgen eines gesünderen Lebenspfads langsam, aber sicher zu einer Verbesserung der Depression und anderer Gesundheitsaspekte.

Wenn Sie, ein Freund oder Ihr Partner im jungen Erwachsenenalter schwere Angst- oder Depressionssymptome zeigen, dann ist das möglicherweise nicht nur eine kurzfristige Bedrohung der Gesundheit – durch Essstörungen, Alkoholkonsum, Drogenmissbrauch, Autounfälle und sogar Selbstmord und andere Gewalt –, sondern auch eine Warnung vor langfristigen Gesundheitsgefahren. Doch sollte sich die Behandlung nicht nur auf die schwere Angstneurose und Depression fokussieren. Uns scheint ein breiterer Blick wichtig, der den Betroffenen langsam wieder in die unterstützende Gemeinschaft integriert, ihn in einen stabilen Beruf, in eine Familie oder Gruppe von engen Freunden zurückführt. Das ist nicht leicht zu bewerkstelligen, aber wenn jemand auf diesen neuen Pfad findet, dann ist das Resultat oft bemerkenswert weitgreifend und nachhaltig.

Frauen und Kriegstrauma

Wie die meisten US-amerikanischen Frauen im Krieg waren wenige Terman-Frauen direkt am Kriegseinsatz beteiligt. Nur etwa ein Dutzend gehörten formell der Armee an. Viele Terman-Frauen waren andernorts an den Kriegsanstrengungen beteiligt: bei der Regierung, in der Industrie oder in anderen wichtigen Positionen wie beim Roten Kreuz oder in gefährlichen geheimdienstlichen Einsätzen (so wie Shelley Smith Mydans, die *Life*-Reporterin, die von den Japanern in Manila gefangen genommen wurde). Aber wir hatten nicht genug Informationen, um die Auswirkungen der weiblichen Kriegserfahrungen und -beiträge auf die spätere Gesundheitsentwicklung der Frauen zu evaluieren.

Denken Sie an die schwersten und traumatischsten Ereignisse, die Ihnen im Leben widerfahren sind, so zum Beispiel das Erleiden einer ernsten Gewalttat oder eines Terroranschlags; Teilnahme an einer Kampfhandlung im Krieg; Verlust eines nahen Freundes oder Angehörigen durch Selbstmord oder Mord; Vergewaltigung oder sexuellen Missbrauch; das Erleben eines Großbrands, einer Überschwemmung oder ähnlicher Katastrophen. (Wenn Sie das Glück hatten, keine dieser Herausforderungen bestehen zu müssen, hatten Sie wahrscheinlich keine solche Stressbelastung.) Bewerten Sie, inwieweit die folgenden Aussagen auf Sie zutreffen.

Trifft überhaupt nicht zu [1] [2] [3] [4] [5] Trifft genau zu

1. Ich vermeide immer, an mein Stress-
   erlebnis zu denken.
   [1] [2] [3] [4] [5]

2. Ich versuche Stresserlebnisse zu vermeiden, weil sie sonst vielleicht die
   traumatischen Gefühle wieder auslösen.
   [1] [2] [3] [4] [5]

3. Seit dem Ereignis weine ich leicht oder
   ich bekomme selbst bei kleinen Störungen Herzrasen und Schweißausbrüche.
   [1] [2] [3] [4] [5]

4. Ich habe es aufgegeben, für die Zukunft
   zu planen.
   [1] [2] [3] [4] [5]

5. Ich habe sehr lebendige, wiederkehren-
   de Albträume.
   [1] [2] [3] [4] [5]

6. Ich fühle mich emotional taub, wie
   abgeschnitten von mir nahestehenden
   Menschen.
   [1] [2] [3] [4] [5]

7. Ich rege mich auf, wenn ich an das
   Trauma erinnert werde, und vermeide
   Situationen, die mich daran erinnern
   könnten.
   [1] [2] [3] [4] [5]

8. Ich habe (tagsüber) Flashbacks von
   dem Ereignis.
   [1] [2] [3] [4] [5]

9. Bei mir wurden Depressionen diagnos-   ☐1 ☐2 ☐3 ☐4 ☐5
   tiziert, wahrscheinlich ausgelöst von
   einem Trauma oder einer schweren
   Stressbelastung.

10. Bei mir wurde eine posttraumatische   ☐1 ☐2 ☐3 ☐4 ☐5
    Stressbelastung (PTSB) diagnostiziert.

Da diese Art von Stressbelastung komplizierte psychische Reaktionen auslösen und unmittelbar gesundheitsschädlich sein kann, haben wir für diese Skala auf eine Bewertung verzichtet. Aber je höher Sie liegen, desto größer ist die Möglichkeit, dass Sie an gesundheitsschädlichem chronischem Stress leiden. Die Aussagen machen die psychischen Aspekte von chronischem Stress deutlich, im Unterschied zu normalen Sorgen. Wenn Sie den Eindruck gewinnen, dass viele der Aussagen auf Sie oder einen Ihnen nahestehenden Menschen zutreffen, dann ist die Hilfe von Psychologen oder Psychotherapeuten ratsam. Es gibt heute sehr erfolgreiche Behandlungsmöglichkeiten.

Stress und Veranlagung

Hier befinden wir uns in einem Dilemma. Viele Menschen halten es für sehr gut möglich, dass Stress und Instabilität zu Gesundheitsbelastungen führen. Zugleich glauben dieselben Leute, dass Gesundheit vor allem eine Frage der Gene ist. Wir hören immer wieder von bestimmten erblich, also genetisch bedingten Krankheiten. Zum Beispiel litt der berühmte amerikanische Folksänger Woody Guthrie an der Huntingtonkrankheit. Dabei handelt es sich um eine genetisch bedingte neurodegenerative Krankheit, bei der defektes Erbgut Nervenzellen zur Atrophie (Muskelschwund) und zum Absterben bringt. Die genetische Mutation führt zu der verheerenden Krankheit. Wir wissen natürlich, dass viele verbreitete individuelle Merkmale zutiefst genetisch sind: Der größte Terman-Teilnehmer war knapp über zwei Meter groß, und das lag nicht daran, dass er ein ruhiges Gemüt hatte und viel Milch trank. Viele Menschen glauben daher, dass unserer Gesundheit – ähnlich wie unsere Körpergröße – in hohem Maß von unserem genetischen Schicksal beeinflusst wird. Was aber ist nun wahr – ist es der Stress oder sind es die Gene?

Sowohl die Stressbelastung als auch die Gene spielen eine wichtige Rolle – und das ist keine Absicherung nach allen Seiten, sondern eine wissenschaftliche Erkenntnis. Die meisten Gesundheitsgefahren im Erwachsenenalter werden nicht einfach direkt durch defekte Gene verursacht. Andererseits ist auch nicht die Umwelt oder das Verhalten allein verantwortlich. Die meisten Menschen mit Lungenkrebs sind oder waren Raucher. Aber obgleich Rauchen eine der gesundheitsschädlichsten Verhaltensweisen ist, erkranken die meisten Raucher nicht an Lungenkrebs – ihre Gene schützen sie.

Eine der informativsten Studien über die Rolle, die die Gene bei Stress und bei der Gesundheit spielen, wurde an einer Gruppe von annähernd eintausend Personen aus Dunedin in Neuseeland durchgeführt. Diese Kinder wurden etwa dreißig Jahre lang von den Forschern begleitet. Viele der Kinder entwickelten Depressionen, die meisten jedoch nicht.[95]

Manche der Teilnehmer hatten genetisch bedingt ein niedriges Serotonin-Niveau – der chemische Botenstoff im Hirn, dessen Produktion von Antidepressiva wie Prozac angekurbelt wird. Und einige hatten eine Reihe von höchst stressbelasteten Lebenssituationen zu bewältigen.

Es stellte sich heraus, dass sich das Depressionsrisiko aufgrund der Kombination (oder Interaktion) eines bestimmten genetischen Musters und stressbelasteter Herausforderungen im Leben vorhersagen ließ. Wer »riskante« Gene hatte, sich aber ansonsten auf einem gesunden Lebenspfad befand, entwickelte keine Depressionen. Wer Stresssituationen durchlebte, aber keine Risikogene hatte, die die Anfälligkeit erhöhten, entwickelte wiederum nur im Ausnahmefall Depressionen.

Eine vergleichbare Situation besteht wahrscheinlich für viele stressbedingte Gesundheitsrisiken. Wir haben nicht nur festgestellt, dass manchen Menschen mehr Stress begegnet als anderen, sondern auch, dass manche für die schädlichen Stresswirkungen empfänglicher sind. Die lebenslang geführte Terman-Studie ist deshalb so wertvoll, weil sie verdeutlicht, wie ein Risiko zu einem weiteren führen kann und wie solche Muster kumulative Folgen verursachen.

Die Übereinstimmung mit anderen Veteranen-Studien

Unsere Ergebnisse über die schädlichen Langzeitfolgen von Kampferfahrungen sind von anderen Studien bestätigt worden. Das verwandteste Forschungsprojekt ist George Vaillants Studie über das Leben von Studenten des Harvard College, die sich 1937 im zweiten Studienjahr befanden. Mehr als drei Viertel dieser jungen Männer dienten im Zweiten Weltkrieg. Wie die Terman-Teilnehmer gab es eine große Variationsbreite hinsichtlich der Intensität der Feindberührung. Vaillant stellte fest, dass die Männer, die an schweren Kampfhandlungen teilgenommen hatten, später eher an chronischen Krankheiten litten. Und wie die Terman- Männer und -Frauen bestand auch bei diesen traumatisierten Veteranen die erhöhte Wahrscheinlichkeit eines früheren Todes. Schließlich bestätigte Vaillants Studie, dass diejenigen, die dem höchsten Stress im Krieg ausgesetzt waren, am ehesten Symptome der posttraumatischen Belastungsstörung entwickelten.[96]

Eine vergleichbare Studie befasste sich mit mehreren Tausend amerikanischen Männern, die aus dem Vietnamkrieg (1965–71) heimgekehrt waren. Diese Veteranen wurden in den 80er-Jahren interviewt und beurteilt und danach über mehr als fünfzehn Jahre begleitet.[97] Manche hatten mindestens einen Einsatz in Vietnam gehabt, andere hatten anderswo in Übersee gedient und eine dritte Gruppe hatte nur in den Vereinigten Staaten gedient. Auch diese Studie kam zu dem Ergebnis, dass der Dienst im Kriegsgebiet (Vietnam) das Risiko eines frühen Todes nach dem Krieg steigerte.

Doch gab es noch andere interessante Parallelen in der Studie über die Vietnamveteranen. Veteranen, die nicht verheiratet waren, sehr viel tranken, rauchten, geringere Einkommen hatten und insgesamt ungesunde Verhaltensweisen an den Tag legten, standen unter einem erhöhten Risiko. Das galt insbesondere dann, wenn sie an einer posttraumatischen Belastungsstörung litten und Depressionen hatten. Ihnen drohte nicht nur ein früherer Tod, sondern insbesondere auch ein Tod durch eine Herz-Kreislauf-Erkrankung. Diese amerikanischen Vietnam-Veteranen waren in einer anderen Zeit aufgewachsen und hatten andere Herausforderungen zu bestehen als die Veteranen aus dem Zweiten Weltkrieg. Doch die Lebenspfade zu langem Leben waren mehr oder weniger gleich. Tatsächlich zeigte sogar eine Studie über traumatische Kriegserlebnisse von Veteranen des amerikanischen Bürgerkriegs (1861–65) solch langfristigen Stressauswirkungen auf die Gesundheit.[98]

Was heißt das Ganze für Sie?
Wegweiser zu Gesundheit und einem langen Leben

Das Nationale Mahnmal für die amerikanischen Soldaten des Zweiten Weltkriegs wurde 2004 in Washington, D.C., eröffnet, sechzig Jahre nach Kriegsende. Seither haben viele Tausende Veteranen das Mahnmal besucht, und viele andere haben ihre Namen im dortigen Online-Archiv eingetragen. Diese Veteranen sahen sich oft schweren Stressbelastungen ausgesetzt und wurden doch über achtzig, neunzig und sogar über hundert Jahre alt. Was können wir von ihnen lernen?

Unsere Untersuchungen der Terman-Teilnehmer haben gezeigt, dass der psychische Stress im Krieg nicht notwendig eine große Bedrohung für die Gesundheit darstellt. Vielmehr ist es die Kaskade ungesunder Verhaltensweisen, die manchmal dem Kriegseinsatz folgt. Je schwerer die Stresserfahrung, desto mehr Strategien zur Anpassung und Bewältigung sind nötig. Soldaten, die fern von ihren Familien in fremden Ländern entsetzliche Kampfszenen mit ansehen mussten, waren besonders gefährdet – und das umso mehr, wenn sie schon vorher zu ungesunden Entscheidungen neigten und auf einem einsamen, ungesunden Lebenspfad unterwegs waren. Trinken, Rauchen, Überernährung, Schlafstörungen, Stimmungsschwankungen und andere Zeichen von chronischem Stress treten oft zusammen auf und verstärken einander.

Doch den Menschen, die in einer traumatischen Erfahrung – wie dem Krieg oder einem terroristischen Anschlag – einen Sinn finden und ihr Sicherheitsgefühl in der Welt wiederherstellen können, gelingt es gewöhnlich, zu einem gesunden Lebenspfad zurückzukehren.[99] Häufig gehört dazu, mit Freunden und Kollegen zusammenzuarbeiten, um die Welt für andere besser zu machen. Zum Beispiel tat sich John mit seinen Freunden aus der Kriegszeit zusammen, um für junge Veteranen Stipendien zu organisieren. Was das Verhalten angeht, so waren diejenigen bessergestellt, die ihren Kummer nicht ertränkten, sondern sich stattdessen dem Sport, der Geselligkeit und produktiver, harter Arbeit zuwandten.

Die erfolgreichsten Personen sind aber nicht diejenigen, die auf Stress lediglich produktiv *reagieren*, sondern diejenigen, die sich von Anfang an auf einen besseren Lebenspfad begeben. Diese Menschen, so zeigt das Beispiel von John und vielen anderen langlebigen Terman-Teilnehmern, sind von vornherein weniger stressbelasteten Situationen ausgesetzt. Und wenn sie mit traumatischen Erfahrungen konfrontiert werden, neigen sie weniger dazu, sich von dem nachfolgenden Druck überwältigen zu lassen. Sie greifen zu altbewährten Mitteln, den Stress abzuwenden, bevor er chronisch und schädigend wird. Sie sind motiviert, ausdauernd und vorausschauend. Sie passen auf sich selbst auf, vermeiden katastrophisches Denken und stellen sich engagiert den Herausforderungen des Lebens – zur Not picken sie die Rüsselkäfer aus ihrem Müsli. Und am wichtigsten: Sie wenden sich ihren guten sozialen Beziehungen und Kontakten zu, die ein Kennzeichen ihres gesunden Lebensstils sind.

KAPITEL 15

Individuelle Wege zu Gesundheit und langem Leben

(Und warum wir keine Polypillen nehmen)

Vor einiger Zeit nahm die Tochter eines sehr alten Terman-Teilnehmers Kontakt zu uns auf. Sie wollte uns mitteilen, wie stolz ihr Vater darauf war, bereits fast neunzig Jahre an dieser einzigartigen lebenslangen Studie teilzunehmen, seit Terman ihn 1921 aus dem Klassenzimmer in San Francisco geholt hatte. Dieses Gespräch mahnte uns, vor lauter Begeisterung über die faszinierenden Entdeckungen nicht am Ende das größere Bild aus den Augen zu verlieren, warum wir diese Arbeit überhaupt machten. Was nützte die ganze Forschung über das Projekt des langen Lebens, wenn wir am Ende nicht ein paar Schlussfolgerungen ziehen konnten, wie sich die Gesundheit und Lebensdauer der Menschen verbessern ließen?[100]

Polypillen: Wir sind die Angeschmierten

Vor vielen Jahren, als die Gesundheitspsychologie sich gerade als moderne naturwissenschaftliche Disziplin etablierte, pflegten wir, die wir uns für die neue Forschungsrichtung interessierten, über Polypillen zu witzeln. Es war uns klar, dass das Gesundheitswesen »übermedikamentiert« war. Jedes menschliche Leiden, jedes Laster und jede Schwäche wurde zu einer *Krankheit* erklärt, die von Ärzten behandelt werden musste, gewöhnlich mit Tabletten. Und im Gegenzug wurde für fast jedes Gesundheitsproblem eine eigene staatliche Behörde gegründet, beispielsweise Institute für Krebsleiden, Alkoholmissbrauch, mentale Gesundheit, Drogenmissbrauch, Taubheit und andere Kommunikationsstörungen sowie das National Center on Minority Health and Health Disparities und das National Institute of Aging (das unsere eigene Arbeit großzügig unterstützt hat).[101] Und es gibt noch viele, viele andere. Natürlich sind das alles wichtige Themen, die wissenschaftliche Beachtung verdienen. Aber differieren sie nicht in vielen Dimensionen, die auseinandergehalten werden sollten, und überschneiden sie sich nicht in vielen Aspekten, die zusammengefasst werden sollten? Das heißt, diese staatlichen Institute sind enorm produktive und gut geführte Organisationen, aber sind solche Aufsplitterungen von Nutzen, wenn wir Gesundheit in einem umfassenderen Sinne verstehen wollen?

Der Fokus auf spezifische Krankheiten und Behandlungsformen ist so stark, dass ein neuer Begriff erfunden werden musste, um die Gesundheitsförderung und Krankheitsprävention in den Blick zu bekommen. Der Begriff *Wellness* – er ist nur wenige Jahrzehnte alt – wurde von Lebens- und Sozialwissenschaftlern entwickelt und in die Öffentlichkeit getragen, um der inhumanen Fixierung auf die Gerätemedizin und der Überspezialisierung der Ärzte entgegenzuwirken. Wenn Sie jedoch gesund bleiben und als ganzer Mensch behandelt werden wollten, mussten Sie sich an einen Arzt wenden, der das Wellness-Konzept vertrat, Spezialisten konnten nur Ihre Krankheit behandeln.

So sind viele Wellness-Programme entstanden. Doch wenn man einmal genauer darüber nachdenkt, stellt sich die Frage, was an dem guten alten Wort *Gesundheit* eigentlich falsch ist? Falsch war, dass der Umgang mit der Gesundheit so an Krankheit gekoppelt wurde, dass Wissenschaftler, die sich für die positiven Aspekte der Gesundheit interessierten, sich von dem Begriff verabschiedeten und nunmehr Wellness erforschten.

Diese Vermischung von Gesundheit und Krankheit hat zu vielen unguten Entwicklungen geführt. Die Menschen begannen sich wegen aller möglichen Probleme an Ärzte zu wenden, die früher mit der Hilfe von Freunden, älteren Familienangehörigen, Pfarrern, Chefs und anderen, die Rat gaben, gelöst worden waren. Medizinische Tests und Behandlungen wurden an Menschen vorgenommen, die im Grunde vollkommen gesund waren, die vielleicht nur eine Beratung brauchten und die mit der Zeit und guter sozialer Unterstützung von selbst wieder auf die Beine gekommen wären. Oft konnten Ärzte wirklich helfen, aber es gab auch Nebenwirkungen, medizinische Fehlentscheidungen und eine kaum mehr zu überschauende Kostenspirale. Die medizinische Versorgung verschlang einen immer größeren Teil des Bruttoinlandsprodukts. Wir konnten voraussehen, dass sich diese Entwicklung nicht aufrechterhalten lassen und der schiere ökonomische Druck eines Tages eine Neueinschätzung dieses verengten Gesundheitsbegriffs erzwingen würde. Unser Tag würde kommen.

Das Gesundheitssystem war so damit beschäftigt, jedes Problem mit Medikamenten zu behandeln, dass wir witzelten, eines Tages werde jemand eine Riesenpille voller hochwirksamer Arzneistoffe erfinden, die jeder einmal am Tag einzunehmen hätte. Man stelle sich vor, mit genügender pharmazeutischer Unterstützung könnten wir jeden Abend eine gewaltige Tablette schlucken und damit Cholesterin, Übergewicht, Alkoholismus, Schlafstörungen, Kopfschmerzen, Alter, Depressionen, Schüchternheit, Sonnenbrand, Bluthochdruck, Unaufmerksamkeit, Trägheit und Erektionsstörungen auf einmal behandeln!

Doch leider zeigt sich nun, dass sich der Witz gegen uns kehrt. Es sind tatsächlich »Polypillen« in der Entwicklung, und es gibt ernst gemeinte Vorschläge, sie jedermann zugänglich zu machen. Verabreicht aller Welt diese Riesenpille, und die Krankheitsraten werden nur so purzeln!

Aber nicht mit uns, denn wir wissen, dass es viele Dinge gibt, die man tun kann, um sich einen eigenen Pfad zu Gesundheit und langem Leben zu bahnen und sich auf einen weniger holprigen Weg zu begeben. Zielgerichtete Tabletten haben Millionen Menschen geholfen und viele Leben gerettet. Sie sind notwendig für spezifische Beschwerden und lebensbedrohliche Krankheiten. Doch Polypillen – oder jedes schnelle Allheilmittel – sind untauglich, um Menschen auf den Weg zu einem langen Leben zu bringen.

Natürlich lässt sich nicht ausschließen, dass man plötzlich von einem Auto angefahren wird oder sich eine ansteckende Krankheit zuzieht. Es hat keinen Sinn, dem Opfer die Schuld zu geben, denn es gibt keine 100-prozentige Kontrolle über die Gesundheit. Oft geschehen schreckliche Dinge ohne einen vernünftigen Grund. Doch haben wir in unseren Studien immer wieder festgestellt, dass manche Wege sehr viel gesünder sind als andere, und viele Menschen haben ihr Glück gemacht, als sie sie gingen.

Der größte Teil der Forschung über langes Leben konzentriert sich auf Gene und auf Pharmaka, die das Altern hinauszögern. Das ist wichtige und faszinierende Forschung, aber sie hält keine Wunderpillen bereit. Ironischerweise übersehen oder missverstehen viele Menschen die weniger exotischen, aber dafür effektiveren Methoden, die uns bereits zur Verfügung stehen.

Geheimnisse des Körpers

Die Muster und Verhaltenspfade zu langem Leben, die wir entdeckt haben, wirken sich signifikant auf Gesundheit und Lebensdauer aus – im Durchschnitt machen sie fünf oder mehr Lebensjahre aus. Wenn man sie zusammenfasst, findet man Gründe, warum viele intelligente, gesunde Kinder über siebzig, achtzig und sogar über neunzig oder hundert Jahre alt wurden, während andere intelligente, gesunde Kinder es nur über die fünfzig oder sechzig schaffen.

Es ist vielleicht überraschend, dass es nur wenige Dinge gibt, bei denen man mit Sicherheit sagen kann, dass sie unmittelbar und ausnahmslos der Gesundheit abträglich sind. Die komplexen Bedingungen, die eine gute Gesundheit umgeben, sind der Hauptgrund dafür, warum viele angepriesene Abhilfemaßnahmen zunächst sinnvoll klingen, in Wahrheit aber nur Märchen sind. Was sind die einfachen, unmittelbaren Gefährdungen und was sind die weniger sichtbaren, komplizierteren?

Die erste direkte Gefährdung geht von Giften (oder Toxinen) in genügender Dosis aus. Wenn man Tabakrauch inhaliert, kommt ein ganzer Mix von Chemikalien direkt mit empfindlichen inneren Organen in Kontakt. Pestizide, Schwermetalle oder Blei (aus Bleifarbe oder Autoabgasen) aufzunehmen tötet eindeutig menschliche Körperzellen und schädigt Organe.

Die zweite Form der direkten Gesundheitsgefährdung ist Radioaktivität. Wer ihr in zu hohem Grade ausgesetzt ist, wird krank oder stirbt, ob es sich dabei um die Radonbelastung im Keller handelt, um den Fallout von Atomexplosionen oder von Atommüll oder um zu viele Röntgenaufnahmen (insbesondere Computertomografien) im Krankenhaus. Radioaktive Belastung ist kumulativ, das heißt, mit jeder neuen Strahlendosis wächst das Risiko.

Die dritte Form der Gesundheitsgefährdung sind virulente Infektionskrankheiten – durch bestimmte Viren, Bakterien und Pilze –, die die natürlichen körperlichen Abwehrkräfte außer Kraft setzen, insbesondere wenn diese ohnehin schon geschwächt sind. Hier werden die Leistungen des Gesundheitswesens gebündelt. Das heißt, hier funktioniert unser Gesundheitssystem hervorragend, indem es Impfstoffe entwickelt und vorrätig hält und indem die Ärzte mit pharmazeutischen Behandlungen schwere Infektionen bekämpfen.

Zu den offensichtlichsten direkten Gesundheitsgefährdungen gehören Traumata – Autounfälle mit Schädelbrüchen, Ertrinken und Gewalt einschließlich Schusswaffengebrauch. In diesen Fällen vollbringen Chirurgen und Notärzte wahre medizinische Wunder.

Doch dann werden die Dinge kompliziert. Signifikante genetische Anomalien, manchmal ererbt, manchmal durch Umweltschädigung verursacht, verursachen eine bedeutende Zahl von Krankheiten und Todesfällen. Doch oft wird das Problem erst manifest, wenn die Umweltbedingungen es begünstigen oder auslösen. Wenn man zum Beispiel genetisch für bestimmte Allergien oder Suchtkrankheiten oder Depressionen disponiert ist, hat man kein Problem, solange das Allergen oder die suchterzeugende Substanz oder der auslösende Stressfaktor nicht vorhanden ist.

Bei anderen verbreiteten Themen der Gesundheitsvorsorge besteht keine Sicherheit – wie man sich ernähren, welche Medikamente man nehmen, zu welchen Untersuchungen man gehen, welche Art von körperlicher Aktivität man unternehmen soll, wie man Stress vermindern kann und welche Persönlichkeitsmerkmale mit Risiken verbunden sind. Das sind sehr wichtige Fragen, auf die es aber keine einfachen Antworten gibt. Warum sind diese Gesundheitsaspekte mit so großer Unsicherheit behaftet?

Der menschliche Körper befindet sich ständig im Wandel und in der Entwicklung, und so kann jede einzelne Intervention zu unterschiedlichen Ergebnissen führen. In den Extremen sind die Folgen klar – nicht nur ist Dehydrierung gefährlich, auch das Trinken von zu viel Wasser kann zum Tod führen. Ein hoher Stresspegel ist problematisch, aber ebenso übermäßige Langeweile. Die richtige Balance lässt sich zu einem spezifischen Zeitpunkt immer nur schwer bestimmen. Das ist der Grund, warum Verhaltensgewohnheiten und Lebenspfade – insbesondere lange Lebenspfade – so wichtig sind. Die gesunden Terman-Teilnehmer wussten noch nichts von Fitness-Studios, Meditationspausen und Glücksseminaren, wobei natürlich körperliche Bewegung, der Abbau von Stress und mentale Gesundheit wichtig sind. Ihre gesunden Lebenspfade halfen ihnen, in der Spur zu bleiben, und wenn Herausforderungen sie aus der Bahn warfen, ließen sie nicht locker, bis sie auf den richtigen Weg zurückgefunden hatten.

Die Wege zu einem gesunden und langen Leben

Was haben wir darüber gelernt, wie man gesund bleibt und was die einzelne Person dafür tun kann? Erstens, holen Sie tief Luft. Zweitens, blicken Sie tiefer.

Das Leben der Terman-Teilnehmer hat gezeigt, dass es nicht genügt, sich nur auf unsere Körper zu konzentrieren. Zwar werden Körper krank, und Ärzte behandeln Patienten – nicht die Freunde und Angehörigen der Patienten –, doch ist es genauso wichtig, die Familien, die Arbeit und die sozialen Beziehungen in den Blick zu nehmen. Das soziale Umfeld und soziale Bindungen haben sich über die Jahrzehnte als entscheidende Bestandteile der Gesundheit erwiesen. Soziale Beziehungen beeinflussen das eigene Verhalten, die täglichen Aktivitäten, langfristige Pläne und den Umgang mit Problemen. Das Familienumfeld, die Scheidung der Eltern und die Stressbelastung durch eine zu frühe Einschulung beeinflussten die Gesundheit der Terman-Kinder viele Jahre lang; und ihre Gesundheit im hohen Alter hing eindeutig mit der beruflichen Zufriedenheit, ihrem sozialen Netzwerk, ihrer Ehe und ihren Freunden zusammen.

Aus wissenschaftlicher Sicht macht es keinen Sinn, den menschlichen Körper nur als eine Maschine zu betrachten, die man ölen und tunen muss, oder als eine Pflanze, die man wässern und düngen muss. Im Kern hängt die individuelle Gesundheit von der sozialen Gesundheit ab.

Welchen Weg wählen?

Wenn man Gesundheitsgefahren durchschauen und die besten Verhaltensänderungen herausfinden will, ist es am praktischsten, seine eigenen Neigungen mit einem der Wege, die wir entdeckt haben, in Einklang zu bringen. Die Selbstbeurteilungen in den vorhergegangenen Kapiteln können helfen, ein persönliches Profil zu erstellen. Füllen Sie die Fragebogen aus, zählen Sie Ihre Werte zusammen und entwickeln Sie ein Bild der Hauptmerkmale Ihres Lebens. Es gibt viele unterschiedliche gesunde und ungesunde Lebenspfade, aber hier folgen einige der verbreitetsten.

Die Hauptstraße

Wenn Sie – wie Patricia – gewissenhaft sind, gute Freunde haben und eine glückliche Ehe führen, befinden Sie sich wahrscheinlich auf einem sehr gesunden Lebensweg. Die Umsicht und Ausdauer, die solche Menschen in ihre Beziehungen investieren, fördern ein langes Leben – ganz natürlich und automatisch, selbst wenn Probleme auftauchen. Ironischerweise sind solche bedachten, beständigen Erfolgsmenschen mit einer stabilen Familie und sozialer Unterstützung gewöhnlich diejenigen, die sich am meisten Gedanken darüber machen, was sie tun können, um gesund zu bleiben. Aber sie tun es bereits.

Wir haben nirgendwo präzise Hinweise darauf gefunden, dass das Ausleben der eigenen Träume für die Gesundheit eine sonderliche Rolle spielt. Und auch die perfekte Kongruenz mit dem eigenen Beruf war nicht immer Vorzeichen für ein längeres Leben. Vielmehr waren es wiederum die bedachte Planung und die Ausdauer, das Gefühl, die Kontrolle zu haben und das Geplante umsetzen zu können, die zählten – und oft wurden sie durch den beruflichen Erfolg bestärkt.

Der schwierige Weg

Norris Bradbury, der Wissenschaftler und Terman-Teilnehmer, der viele Jahre während der Spannungen des Kalten Krieges das Arsenal amerikanischer Atomwaffen beaufsichtigte, wurde von der ständigen Belastung, die seine Verantwortung mit sich brachte, nicht geschwächt. Gewiss, solche Personen müssen unter Hochdruck Fristen einhalten und werden zuweilen von Adrenalin regelrecht überschwemmt, aber unsere Studien besagen, dass harte Arbeit und Erfolg starke Vorhersagevariablen für ein langes Leben sind. In seiner 64 Jahre dauernden Ehe führte Bradbury mit seiner Frau, seinen Kindern, Enkelkindern und Urenkeln ein erfülltes Leben. Shelley Smith Mydans, die *Life*-Reporterin, war Weltreisende, Kriegsgefangene und in ihrer Arbeit als Korrespondentin oft bedroht, zugleich aber ließ sie sich von den vielfältigen Stressbelastungen nie unterkriegen. Wer am erfolgreichsten war, trug das geringste Sterberisiko in jedem beliebigen Alter. Ehrgeiz war kein Problem, und Fünfe gerade sein lassen war nicht gesund. Vielmehr verzeichneten die Männer, die in der Kindheit sorglos, unzuverlässig und ohne Ehrgeiz gewesen waren und später im Beruf wenig bis nichts zustande brachten, ein gewaltiges Ansteigen ihres Sterberisikos. Wenn man freilich eine große Verantwortung trägt, aber kaum Ressourcen und nur wenig Unterstützung von den Mitarbeitern hat, ist es Zeit für eine Veränderung.

Abseits vom ausgetretenen Pfad

Wenn Sie wie John sind, der schüchterne Wissenschaftler, dann haben Sie vielleicht einen weniger bekannten, aber dennoch gangbaren Weg zu einem langen Leben gefunden. Zwar heiratete John nie, dafür fand er aber große Befriedigung und ein lohnendes Feedback in seinem Beruf. Er hatte einen kleinen, aber stabilen Kreis von Freunden, mit denen er in enger Verbindung blieb, und in seinem Beruf konnte er seine Stärken ausleben – seine Genauigkeit, Beharrlichkeit und seine Freude daran, Neues zu lernen. John, der ein wahrheitsliebender, sensibler und schüchterner Junge war, entdeckte seinen Pfad zur Gesundheit durch seine wissenschaftliche Karriere. Er blieb mit seinen Kriegskameraden (aus seiner Zeit im Nachrichtendienst) in Kontakt, doch die meisten Freunde fand er durch seine Arbeit. Er half immer, wenn Not am Mann war, er beriet seine Kollegen und Studenten, und er blieb gesund.

Wenn Sie in der Nähe eines Technologiekonzerns, einer Universität oder ähnlicher kreativer Gedankenschmieden leben – also dort, wo John arbeitete –, dann gibt es ein interessantes Experiment für Sie, das verstehen hilft, warum John so lange gesund blieb. Achten Sie einmal auf die Menschen in Ihrer Umgebung, die nicht zu diesen wissenschaftlichen Instituten gehören – wie viel sie wiegen, was sie essen, wie sie sich verhalten und so weiter. Dann gehen Sie in das Institut und beobachten Sie die Wissenschaftler. Wahrscheinlich werden Sie einen gewaltigen Unterschied zwischen diesen engagierten Wissenschaftlern und den anderen intelligenten Menschen in der normalen Umwelt feststellen – einen Unterschied, der sich in der Körperfülle, im Trink- und Rauchverhalten und in den sozialen Aktivitäten niederschlägt. Die Gesundheitsunterschiede sind keiner einzelnen Ursache geschuldet, sondern dem gesamten psychosozialen Milieu. Wissenschaftler wie John sind einem ganzen Spektrum von Einflüssen ausgesetzt, das sie auf gesunde Lebenspfade führt und sie dort festhält. Ein ähnlicher Vergleich ließe sich anhand einer Gruppe von Pfarrern anstellen. Oder schauen wir uns Leute an, die in einem Biolandwirtschaftsbetrieb oder einem Fitness-Studio arbeiten. Die Gruppen, denen man sich anschließt, bestimmen oft, welche Art von Mensch man wird. Für Menschen, die ihre Gesundheit verbessern wollen, ist der Anschluss an andere gesunde Menschen häufig der beste und unkomplizierteste Weg, einen Wandel herbeizuführen.

James war kein Wissenschaftler wie John, aber er fand einen analogen, wenn auch ungewöhnlichen Weg zum langen Leben. Einfühlsam und kontaktfreudig, aber ursprünglich nicht sonderlich gewissenhaft, gelang es James dennoch, eine Reife zu entwickeln, die jedes Jahr zunahm. Seine Eltern hatten sich scheiden lassen, aber er selbst führte eine gute Ehe, schloss seine Ausbildung ab und blieb mit seinen ästhetischen Interessen im Einklang – er entwickelte eine tiefe Zufriedenheit in seiner Arbeit und seinen Hobbys, insbesondere in seiner Musik und Bühnenarbeit. Menschen mit künstlerischen oder philosophischen Neigungen blieben gesund, wenn sie körperlich aktiv blieben, in einer stabilen Ehe lebten und Verantwortung übernahmen.

Der Katastrophenweg

Wenn jemand wie Douglas Kelly dem Beispiel seines Forschungsgegenstandes folgt – dem berüchtigten Nazi Hermann Göring – und Zyankali schluckt, dann kommt das selten wie aus heiterem Himmel. Für die meisten Selbstmorde und anderen Tode durch Leichtsinn und Gewalteinwirkung gibt es warnende Vorzeichen – offen sichtbare Zeichen gefährlicher Lebenspfade. Diejenigen, die sich aufgrund einer Enttäuschung in einer mentalen Abwärtsspirale befinden, schlagen oft eine Richtung ein, die durch Alkohol, Angst, Depression und Schwarzmalerei gekennzeichnet ist und auf Unfälle oder Gewalt vorausweist. Zwar versuchen manche, ihre Probleme hinter einer Fassade übertriebener Fröhlichkeit zu verbergen, aber meistens lassen sich Personen, die in dieses Muster passen, leicht erkennen: Wie der gut gelaunte Paul vermeiden sie entweder etwas Bedrückendes oder sie sind deutlich zu sorglos und leichtsinnig.

Wenn man sich auf einem ungesunden Weg befindet, sollte einen das keineswegs an dem Versuch hindern, wieder auf die Beine zu kommen. Die Terman-Teilnehmer, die erfolgreich ihre Gedanken in den Griff bekamen und ihr katastrophisches Denken beendeten, fanden häufig auf einen guten Weg zurück, gewöhnlich mit der Hilfe eines Ehepartners, Therapeuten oder engen Freundes.

Der Weg der Heiterkeit

Für einen Außenstehenden schien Paul – fröhlich und gesellig, männlich und beliebt – alles zu haben, was man sich wünschen konnte, aber er lebte leider nur kurz. Im Gegensatz zu ihm hatte Jess Oppenheimer eine schwierige Kindheit – die Mitschüler hackten auf ihm herum und prügelten ihn –, aber die ironische Beharrlichkeit, die aus dieser Herausforderung resultierte, kam ihm später, als er ein erfolgreicher Autor von Hollywood-Komödien wurde, sehr zustatten. Er heiratete, wurde Vater und führte ein stabiles, sehr aktives und kreatives langes Leben. Einer der Hauptunterschiede zwischen den beiden lag in der Funktion der Spaßmacherrolle. Jess lernte, Humor in einer warmherzigen, bedeutungsvollen Weise zu benutzen, indem er die Schwächen der Menschen aufzeigte, aber zugleich auch die Wichtigkeit von Beziehungen. Für ihn war Humor ein Instrument, gut zu verdienen. Für Paul hingegen schien der Humor eine andere Funktion zu haben – er war mehr selbstbezogen und sarkastisch. Aufgrund seiner optimistischen, sorglosen Haltung unterschätzte er Gesundheitsrisiken und verfolgte seine Berufsziele nur halbherzig. Sie hinderte ihn sogar an der Entwicklung jener engen sozialen Bindungen, die für ein langes Leben so wichtig sind. Er stand auf Partys im Mittelpunkt, aber er hatte kaum vertraute Freunde. Sie sollen keineswegs Lustigkeit oder Ihren Humor dämpfen, aber wir wollen die Vorstellung hinterfragen, Humor mache automatisch gesund. Vielmehr haben wir festgestellt, dass Fröhlichkeit nicht die Ursache von Gesundheit ist. Fröhlichkeit und Gesundheit entstehen, wenn man sich auf dem richtigen Weg befindet.

Die wenig befahrene Straße

Ein verblüffendes Ergebnis erhielten wir für solche Personen – meist Frauen –, die sich häufig nicht an soziale Konventionen hielten. Emma folgte einem Lebensweg, den viele junge Frauen damals vermieden: Sie heiratete nie. Mit leidenschaftlichem Engagement ging sie ihrem Beruf nach, und ihr Leben war reich und erfüllt. Sie reiste viel. Sie war unabhängig, hatte aber eine Gruppe naher Freunde (und ihre Geschwister), mit denen sie ihre Freuden teilte und die ihr in schweren Zeiten Mut machten. Emmas Berichte gegenüber Terman spiegeln keine Frau, die ihr Leben als unvollständig empfand. Vielmehr erkennt man eine lebhafte Frau, sehr liebenswürdig, aber ernsthaft, die ihre Chancen nutzte, wo sie sich ihr boten. Zwar kann eine gute Ehe zu Gesundheit und Wohlbefinden beitragen, aber eine Ehe kann auch Schwierigkeiten mit sich bringen, einschließlich einer möglichen Trennung mit ihren gesundheitsschädlichen Auswirkungen.

Barbara, selbstlos und liebenswürdig, ging als junge Erwachsene einen konventionelleren Weg als Emma – sie heiratete. Doch dann begab auch sie sich auf einen weniger begangenen Weg, sie ließ sich scheiden und ging danach keine zweite Ehe mehr ein. Wie viele der Frauen (aber nicht der Männer), die geschieden waren, blieb sie gesund. Sie hatte wie Emma enge Freunde, und ihr Beruf als Sozialarbeiterin gab ihr viele Gelegenheiten, mit anderen Menschen in Kontakt zu kommen. Wie bei vielen Terman-Frauen zeigte auch Barbaras Leben einen unerwarteten, aber verbreiteten gesunden Weg für eine Frau – nach der Scheidung allein zu bleiben.

Der Weg zur Resilienz

Der erfolgreiche Hollywood-Regisseur Edward Dmytryk, einer der am härtesten arbeitenden Terman-Teilnehmer, führte ein extrem stresserfülltes Leben und wurde doch neunzig Jahre alt. Wer sich um andere kümmerte, wer liebenswürdig, aber nicht unbedingt gesellig war, blieb oft auch unter widrigen Umständen gesund. Wie Dmytryk suchten diese Menschen in anderen nur das Beste, ein wesentlicher Beitrag zur Resilienz. Das Gleiche lässt sich von den Kindern sagen, deren Eltern sich scheiden ließen. Diejenigen, die zurück in die Spur fanden, die in ihrem Beruf Erfolg hatten und selbst eine glückliche Ehe führten, lebten lange.

Wir konnten nicht feststellen, dass Konkurrenz und Ehrgeiz ungesunde Merkmale waren. Im Gegenteil: Wer von seiner eigenen Leistung enttäuscht war, starb am frühesten. Es wäre naiv, zu glauben, dass erfolgreiche Hollywood-Regisseure wie Dmytryk, Drehbuchautoren wie Jess Oppenheimer und ihresgleichen sich nicht robust gegen Kontrahenten durchsetzen könnten, wenn es hart auf hart kommt. Aber sie besaßen das Durchhaltevermögen, die Motivation und insbesondere die Unterstützung einer Partnerin oder eines engen Freundes, um nach einer belastenden Erfahrung wieder Tritt zu fassen. Resilienz war keine Eigenschaft, mit der sie auf die Welt gekommen waren, und auch keine innere Einsicht, sondern ein Prozess der Beharrlichkeit und harten Arbeit.

Der lange gewundene Weg

Viele der Terman-Kinder waren im ersten Drittel ihres Lebens auf einem sehr gesunden Lebensweg – sie waren körperlich aktiver (vor allem die Jungen), gut angepasst und hatten viele Freunde und Mannschaftskameraden. Doch mit sechzig Jahren hatten die meisten an Kraft und Energie verloren (und ähnelten dann denjenigen, die weniger aktiv gewesen waren). Ihre Aktivitätslevel in der Kindheit führten nicht einfach zu einem längeren Leben. Stattdessen waren es diejenigen, die aktiv begonnen hatten und aktiv blieben, und diejenigen, die weniger aktiv begonnen hatten, ihre körperliche Aktivität aber gesteigert (und beibehalten) hatten, die am längsten lebten.

Körperlich aktiv zu bleiben war für die Gesundheit und ein langes Leben zweifellos wichtig. Aber nicht diejenigen waren erfolgreich, die gute Vorsätze fassten, Joggen zu gehen. Eher schnitten diejenigen gut ab, deren Verhaltensgewohnheiten, Routinen und soziale Netzwerke Bewegung förderten und es schwierig machten, an einem Platz sitzen zu bleiben. Die Terman-Teilnehmer kannten die meiste Zeit ihres Lebens keine Joggingpfade und Marathons, keine Fitness-Studios und Laufbänder, keine Laufschuhe und kein schweißabsorbierendes Sportoutfit. Gleichwohl blieben viele aktiv, schlank und fit. Die modernen Entwicklungen in der Sportindustrie können Menschen helfen, ihre Fitness zu optimieren und zu verbessern, aber es sind doch übergeordnete Verhaltensmuster und Gewohnheiten, die diese Fitness über viele Jahre erhalten.

Ein analoges Resultat ergab sich für die Gewissenhaftigkeit. Wer in seiner Kindheit gewissenhaft gewesen war und im Erwachsenenalter ausdauernd und bedacht blieb, lebte am längsten. Gleichwohl konnten auch diejenigen größtenteils aufholen, die als Kinder wenig Gewissenhaftigkeit gezeigt hatten, aber im späteren Leben Positionen bekleideten, die Reife und Wachstum erforderten, und damit ihre Gewissenhaftigkeit und Ausdauer zu steigern vermochten. Solche unter den Terman-Teilnehmern verbreiteten Muster zeigten, dass es Neigungen und Verhaltensgewohnheiten gab, die in der Kindheit in Gang gesetzt worden waren, doch in jungem Alter war nur wenig fixiert und nichts unabänderlich. Wer also auf den gesündesten Lebenspfaden blieb und wer den Weg zu den gesündesten Pfaden fand, erfreute sich in der zweiten Lebenshälfte guter Gesundheit.

Der weibliche Weg – die Wichtigkeit sozialer und emotionaler Bindungen

Viele der Terman-Männer waren, was ihre sozialen Bindungen und ihre emotionale Gesundheit anging, völlig von ihren Frauen abhängig. Wenn sie ihre Partnerin durch Scheidung oder Tod verloren, waren die Folgen oft verheerend. Unter den Männern lebten die stabil Verheirateten am längsten. Das Gleiche galt aber nicht für die Frauen. Wie schon bemerkt, konnten Frauen leichter soziale und emotionale Bindungen mit anderen herstellen. Die Terman-Teilnehmer – männliche oder weibliche –, die über die feminine Eigenschaft sozialer Verbundenheit verfügten, blieben gesünder. Die maskulineren Männer *und* die maskulineren Frauen starben früher, während die femimineren Frauen *und* die feminineren Männer länger lebten.

Die weniger sonnige Seite der Straße

Anders als das Schwarzmalen hatte ein moderates Besorgtsein durchaus Vorteile für die Gesundheit. James, taktvoll und sensibel, wurde sein ganzes Leben lang von Sorgen geplagt. Aber es stellte sich heraus, dass ihm seine Besorgtheit für seine Gesundheit einen guten Dienst leistete, insbesondere nach dem Tod seiner Frau. Vor allem bei Menschen, die keinen Partner oder keine nahen Familienangehörigen haben, welche ihnen auf den richtigen Pfad helfen können, und vor allem bei Männern können sich neurotische Tendenzen positiv auf die Lebensdauer auswirken. Neurotische Sorgen als Teil eines Syndroms aus Angst, Depression und Schwarzmalerei waren mit einem erhöhten Risiko verbunden, aber für viele Menschen waren nagende Gedanken und lästige Sorgen ein wichtiger Anlass, sich um ihre Gesundheit zu kümmern. Auch dies war ein unerwartetes Ergebnis, das herkömmlichen Ansichten widersprach.

Es gibt also für sorgenvolle Menschen keinen Grund zur Beunruhigung, dass diese Eigenschaft ihre Gesundheit bedrohen könnte. Solange Ihre Sorgen nicht Ihre Freundschaften zerstören oder Ihre Arbeit behindert, können Sie ganz nützlich (und gesundheitsförderlich) sein, wenn Sie Herausforderungen gegenüberstehen, die sorgfältiger Überlegung bedürfen.

Der Weg des Glaubens

Religiöse Menschen leben häufig länger. Zum Teil liegt das an ihrem gesünderen Lebensstil, was niemanden überraschen dürfte. Manchmal ist dieser lebenslange Vorteil ein Scheinbefund, der sich daraus ergibt, dass kranke Menschen weniger fähig sind, am religiösen Leben teilzunehmen. Doch was am religiösen Engagement, insbesondere bei Frauen, geht über diese Binsenweisheiten hinaus? Sich als Individuum geschätzt zu fühlen war kein Schlüsselelement für die Gesundheit. Der beruhigende Aspekt von Gebeten, Meditation und so weiter erwies sich ebenfalls nicht als bedeutsam, auch wenn sie ohne Zweifel manchen Menschen bei der Stressbewältigung helfen können. Stattdessen war von zentraler Bedeutung, dass viele religiöse Menschen (und viele nicht religiöse Terman-Teilnehmer) sich aktiv in ihrem gesellschaftlichen Umfeld engagierten. Sie hatten enge Freunde und soziale Bindungen, auf die sie sich verlassen konnten. Diejenigen, die mit anderen Menschen in lebendiger Beziehung standen, lebten länger.

Donna wandte sich immer mehr von der Religion ab. Nahm sie als junge Frau in gewissem Maß am religiösen Leben teil, entfernte sie sich später von der Kirche. Sie war geschieden und hatte einen sehr anspruchsvollen Beruf in der Werbebranche, der ihr wenig Zeit für Freunde ließ. Das deckte sich mit ihren anderen eher maskulinen Eigenschaften. Als sie aus ihrer Gemeinde austrat, schuf sie eine wirkliche Leerstelle in ihrem Leben. Menschen wie Donna wäre es wahrscheinlich sehr viel besser ergangen, wenn sie enge soziale Kontakte aufrechterhalten hätten, sei es durch kirchliche oder vergleichbare Gruppen. Die Scheidung ihrer Eltern scheint bei ihr einen Weg vorgezeichnet zu haben, auf dem eine Gesundheitsbedrohung auf die nächste folgte. Auch eine Polypille hätte ihr nicht helfen können.

Das nachhaltige, konsequente und soziale Leben

Die 1.528 Terman-Teilnehmer waren alle sehr intelligent und hatten einen guten Start ins Leben. Mit zehn Jahren waren sie gut in der Schule, waren ihren Lehrern aufgefallen und nahmen an dem Untersuchungsprogramm eines Stanford-Professors teil – Lewis Terman. Viele wurden später erfolgreich, aber eine beträchtliche Zahl der Teilnehmer wurde mit Enttäuschungen konfrontiert – in der Liebe, im Beruf, in der Aussicht auf ein langes Leben. Manche der Erfolgreichen hatten Glück, aber viele andere waren ihres eigenen Glückes Schmied.

Über die Spanne des ganzen Lebens gesehen ergaben sich viele Vorhersagevariablen, die einen Schluss darauf zuließen, wer besser und wer schlechter abschneiden, wer länger leben und wer früher sterben würde. Nicht Fröhlichkeit, Beliebtheit oder Extravertiertheit waren dafür ursächlich. Auch lebten nicht diejenigen am längsten, die das Leben leicht nahmen, auf Nummer sicher gingen oder Stress vermieden. Vielmehr waren es diejenigen, die – durch ein häufig komplexes Muster aus Ausdauer, Klugheit, harter Arbeit und engem Kontakt zu Freunden und Gruppen – sinnerfüllte, interessante Lebenswege gingen und, wie wir gezeigt haben, jedes Mal, wenn sie aus der Bahn geworfen wurden, ihren Weg zu diesen gesunden Strukturen zurückfanden.

Die Eigenschaften und Lebensstile, die von Menschen auf diesem langlebigen Weg gepflegt wurden, verweisen auf ein aktives Verfolgen von Zielen, eine tiefe Zufriedenheit mit dem Leben sowie ein starkes Gefühl, etwas erreicht zu haben. Das heißt nicht, dass diese Menschen ständig überdurchschnittlich glücklich gewesen wären – wir haben beschrieben, wie Fröhlichkeit und gute Laune keineswegs zu einem langen Leben führen müssen. Aber wenn man ein großes soziales Netzwerk hat, körperlichen Aktivitäten nachgeht, die einem liegen, seinem Lebensumfeld etwas zurückgibt, im Beruf Erfüllung und Erfolg findet und eine gesunde Ehe oder enge Freundschaften unterhält, dann schenkt einem das nicht nur zusätzliche Lebensjahre. Zusammen repräsentieren solche Strukturen ein sinnerfülltes Leben, das aus harter Arbeit entsteht und daraus, auf andere Menschen zuzugehen und sich wieder aufzurappeln, wenn es einem einmal schlecht geht.

Wie faszinierend ist es, zu sehen, dass Menschen, die sich in einem sinnerfüllten Leben anderen Menschen zuwenden, zusätzlich auch noch ihre eigene Gesundheit stark verbessern. Natürlich sind viele sinnerfüllte Lebensläufe tragisch früh unterbrochen worden, und manchem langen Leben scheint der Erfolg versagt. Auf einen gesunden Lebenspfad zu kommen beziehungsweise auf ihm zu bleiben kann eine lebenslange Herausforderung darstellen. Dennoch ist es ermutigend, dass man nur die Lehren der Terman-Teilnehmer befolgen muss, ein sozial reicheres und produktiveres Leben anzustreben, um seine Chancen auf ein *langes* Leben zu erhöhen.

Langes Leben und das Gesundheitswesen

Was die Gesellschaft tun sollte

U nsere Forschungsergebnisse führen zu dem überraschenden Schluss, dass die meisten der üblichen Empfehlungen und Richtlinien zur Gesundheit fehlgeleitet sind. Diese acht Jahrzehnte überspannende Studie über die erfolgreichen Wege zu Gesundheit und langem Leben deuten darauf hin, dass die traditionellen Methoden der Gesundheitsfürsorge und -förderung beunruhigende Defizite aufweisen.

Die Kosten für das Gesundheitswesen explodieren, während die Gesundheit der Gesamtbevölkerung gleich bleibt. Viele Wissenschaftler sagen voraus, dass die Lebenserwartung bald zum ersten Mal wieder abnehmen wird. Sie weisen darauf hin, dass die Menschen den medizinischen Rat nicht befolgen: Sport zu treiben, abzunehmen, genug zu schlafen, sich vor der Sonne zu schützen, entspannt zu sein, auf richtige Ernährung zu achten, regelmäßig zur Vorsorgeuntersuchung zu gehen, keine illegalen Drogen zu nehmen und die Tabletten so zu nehmen, wie sie vom Arzt verschrieben wurden. Nachdem wir zwei Jahrzehnte lang das Leben der Terman-Teilnehmer untersucht haben, sehen wir die Lage optimistischer.

Unsere Erkenntnisse über Langlebigkeit werden jetzt Stück für Stück von anderen Forschern an anderen Menschen überprüft, die später geboren sind und anderen Subkulturen und Ethnien angehören. Doch die Wege zu einem langen Leben scheinen sich zu gleichen. Die neueste Forschung deutet darauf hin, dass die zentralen Ergebnisse der Terman-Studien auch für die Gesundheit von heute große Relevanz besitzen.

Lewis Terman starb 1956, kurz vor seinem 80. Geburtstag. Das war ein recht langes Leben für jemanden seiner Generation, vor allem für jemanden, der in seiner Jugend an rezidivierender Tuberkulose erkrankt war (die schließlich seinen Tod beschleunigte). Wahrscheinlich war es kein Zufall, dass seine Frau früher im gleichen Jahr gestorben war, nach über fünfzig Jahren Ehe. Bis zum Ende bereitete ihm der Kontakt mit seinen Forschungsteilnehmern große Freude, und er blieb mit fast allen in Verbindung. Als ein gewissenhafter, aktiver und hart arbeitender Mann, der viel Stress bewältigen musste, hatte er sich vorgenommen, die Eigenschaften und Erfolge von begabten Menschen zu untersuchen, aber er musste erkennen, dass Begabung sehr viel komplexer war, als er gedacht hatte. Das Gleiche lässt sich heute über das Verständnis der Grundlagen von Gesundheit und langem Leben sagen.

Falsche Vorstellungen von Gesundheit

Politiker und Laien sitzen hinsichtlich Gesundheit und langem Leben zwei grundlegenden Irrtümern auf. Erstens neigen sie dazu, die Wichtigkeit der biologischen Erbanlagen zu überschätzen. Unsere Körpergröße ist stark von den Genen beeinflusst, die wir von unseren Eltern erben, und unsere Augenfarbe ist vorbestimmt, aber die eigene Gesundheit und Lebensdauer von der der Eltern abzuleiten, ist wenig zielführend. Gewiss gibt es in Familien eine Anfälligkeit für bestimmte Krankheiten, und manche sind eindeutig genetisch bedingt. Dieses Wissen ist wichtig, um Vorsorgeuntersuchungen durchführen zu lassen und auf gewisse Warnsignale zu achten. Doch als Vorhersagevariable, ob man einen Herzinfarkt erleiden oder lange leben wird, ist die Erfahrung unserer Verwandten alles andere als präzise. Unser eigener Lebensweg zählt mehr.

Der zweite zentrale Irrtum, den wir in unserer Forschung oben beschrieben haben, ist die Idee, wir könnten auf Gesundheit und Lebenslänge einen großen Einfluss ausüben, wenn wir den Menschen Listen mit Gesundheitsempfehlungen an die Hand geben. Oft hören wir Ärzte sagen: »Solche Empfehlungen wie ›Ernähren Sie sich gesund, hören Sie mit dem Rauchen auf, nehmen Sie ab, schlafen Sie mehr, treiben Sie Sport‹ usw., sollten natürlich die ersten Maßnahmen sein, wenn man gesund bleiben will – aber die meisten meiner Patienten sind dazu nicht in der Lage. Deshalb ist es so wichtig, dass wir diese effektiven Medikamente haben.« Solche Äußerungen sind vollkommen plausibel, denn wenn man Patienten eine Liste mit lebensverändernden Vorschlägen in die Hand drückt, werden die meisten sie nicht befolgen.

Die Terman-Teilnehmer, die lange lebten, bekamen nie eine solche Liste. Gleichwohl fanden sie ihren Weg zu einem gesunden Leben. Wenn der gesellschaftliche Diskurs über Gesundheit von Drohungen und Krankheiten beherrscht wird, richten wir unser Augenmerk darauf, was im Körper der Menschen schiefgeht – das heißt auf Infektionen, Blockaden, genetische Anomalien und hormonelles oder chemisches Ungleichgewicht. Unsere Ärzte versuchen dann, den Fehler zu reparieren. Wie gesagt, kann diese Vorgehensweise bei einer akut kranken Person oder bei jemandem, dessen Zustand sich zusehends verschlechtert, wahre Wunder wirken – hier liegen die Vorteile der modernen Medizin. Doch ist diese Art medizinischer Praxis nur ein Teil der Angelegenheit, und die Wege zu einem langen Leben werden zu unserem eigenen Schaden ignoriert.

Aufgrund der Daten aus den über achtzig Jahren der Terman-Studie und nachdem wir neue Informationen über das Leben, die Gesundheit, Lebensdauer und Todesursache der Teilnehmer gesammelt hatten, entdeckten wir viele Dinge, die wir nicht erwartet hatten. Wir erkannten die manchmal komplizierten, aber keineswegs zufälligen Wege, die Persönlichkeit, Prädisposition, Verhalten, soziale Gruppen, Arbeitsumfeld sowie Gesundheit und Lebensdauer miteinander verknüpfen.

Im Unterschied zu Penicillin für die Infektionsbekämpfung und Blutverdünnern gegen Schlaganfälle gibt es für mangelnde Gewissenhaftigkeit und Diszipliniertheit, Eheprobleme, traumatischen Stress, soziale Isolation, berufliches Versagen und psychosoziale Entfremdung keine einfachen Heilverfahren. So wie sich die Individuen und ihre sozialen Gruppen mit der Zeit verändern, so wandeln sich auch die Herausforderungen.

Warum Listen wenig bringen

Als John F. Kennedy sein Amt als Präsident der Vereinigten Staaten antrat, wies er mit Nachdruck auf die Wichtigkeit der Gesundheit hin und auf die Notwendigkeit, von Regierungsseite aus die körperliche Fitness zu fördern. Plötzlich kamen 50-Meilen-Wanderungen in Mode. Es war das gleiche Jahr, als der Terman-Teilnehmer Ancel Keys im *Time*-Magazin verkündete, die Amerikaner äßen zu viel. Heute, ein halbes Jahrhundert später, ist ein Großteil der amerikanischen Bevölkerung nicht nur fettleibiger, sondern auch weniger fit denn je. Das heißt nicht, dass Präsident Kennedys Bemühungen irregeleitet gewesen wären oder die heutigen Probleme verursacht hätten. Aber es deutet darauf hin, dass solche traditionellen Kampagnen auf lange Sicht oft nichts bewirken.

Allzu schlichte Empfehlungen haben die Lage womöglich noch verschlimmert. Vor einer Weile kam die Furcht vor Fett auf, als wohlmeinende Experten im Verzehr von Fett das krank machende Schreckgespenst schlechthin erkannten. Daraufhin wurden alle möglichen fettreduzierten Nahrungsmittel produziert und vermarktet. Im Gegenzug nahmen viele Menschen mehr Kohlenhydrate zu sich. Doch der Fett- und Kohlenhydratstoffwechsel im Körper ist kompliziert, und es ist alles andere als erwiesen, dass eine Kohlenhydratdiät als Ersatz für Fett gesund ist. Wir kennen nicht alle Ursachen, aber seit die Gesundheitsapostel gegen zu viel Fett zu Felde gezogen sind, hat sich die Fettleibigkeit in der amerikanischen Bevölkerung drastisch erhöht.

Viele weitere Beispiele ließen sich dafür anführen, wie solche »Tue dies«- und »Unterlasse das«-Empfehlungslisten sich später als zu eng, irreführend oder völlig falsch erwiesen haben. Selbst wenn die Empfehlungen gut begründet sind, haben sie doch oft nicht die erhoffte Wirkung. Wenn Sie eine der typischen Listen mit guten Vorsätzen für das neue Jahr aufstellen, ist es höchst unwahrscheinlich, dass Sie sich im Alleingang langfristig daran halten werden.

Termans »Verzerrungen«

Als Lewis Terman im Jahre 1919 begann, seine große Studie zu planen, durften die amerikanischen Frauen noch nicht wählen, sie hatten nur eingeschränkte Eigentumsrechte und zu vielen Colleges keinen Zugang. Die meisten Männer und die meisten Frauen glaubten nicht, dass Frauen in gleichem Maße über intellektuelle Führungsqualitäten verfügten wie Männer, und auch Terman glaubte nicht daran. Doch spricht für ihn, dass er überhaupt Mädchen in seine Studie aufnahm.

Afroamerikaner, Latinos, Amerikaner asiatischer Herkunft und andere gingen zu jener Zeit der Rassentrennung häufig auf getrennte und ungleichwertige Schulen und hatten einen ähnlich erschwerten Zugang zu Colleges und Universitäten. Terman machte sich wenig oder keine Mühe, separierte Minderheiten in seine Studien aufzunehmen. Er war beileibe kein liberal denkender Wissenschaftler außer vielleicht in einer Hinsicht: Er war von Daten fasziniert und ließ nicht zu, dass Vorurteile die Informationen über seine 1.528 Teilnehmer beeinflussten. Seine Datenanalysen waren sorgfältig. Er dokumentierte Erfolge ebenso wie Misserfolge. Als sich die Zeiten wandelten und seine Studien auf bestimmte Ergebnisse hinwiesen, änderte Terman seine Ansichten. Während manche Wissenschaftler Intelligenztests und Leistungsüberprüfungen benutzten, um ihre vorgefertigten politischen Ansichten zu untermauern, präsentierte Terman nur Unmengen von Datenmaterial.

Der mental-körperliche Aspekt der Gesundheit

Die meisten Gesellschaften geben bestimmte Geldsummen für den sozialen Zusammenhalt, das ökonomische Potenzial und die mentale Gesundheit ihrer Bürger aus – dazu gehören Programme zur Bildung, zur Drogenprävention, zur Familienförderung, aber auch öffentliche Parks, Schulungsmaßnahmen und andere Programme, die Menschen aus der Armut führen sollen. Unterschiedliche Geldtöpfe und Ressourcen werden für das Gesundheitswesen ausgegeben, um Ärzte auszubilden, Krankenhäuser zu bauen, medizinische Forschung zu finanzieren sowie Krankenversicherungen und Zugang zur medizinischen Behandlung bereitzustellen. All das basiert auf der Grundannahme, dass die meisten Menschen gesund bleiben werden – wenn aber jemand zufällig krank wird, sollen gut ausgebildete Ärzte zur Verfügung stehen, die ihn behandeln können.

Die vielen Jahre, die wir mit dem Studium der Terman-Teilnehmer verbracht haben, führten uns zu einer anderen

Schlussfolgerung. Unsere Studien deuten darauf hin, dass eine Gesellschaft mit gewissenhaften und zielorientierten Bürgern, die gut in ihr gesellschaftliches Umfeld integriert sind, mit großer Wahrscheinlichkeit eine Gesellschaft gesunder Menschen ist, die ein langes Leben führen. Natürlich ist das vor allem dann der Fall, wenn diese Gesellschaft über sauberes Wasser, saubere Luft und Nahrung, über gute Schulen und sichere Straßen verfügt. Doch nur wenige Menschen erkennen, wie eng die körperliche Gesundheit an die mentale Gesundheit gebunden ist. Und ebenfalls wenige begreifen, wie wichtig es ist, soziale Beziehungsmuster zu entwickeln, die jedem Einzelnen erlauben, den für ihn richtigen Weg in die Zukunft zu gehen, Schritt für Schritt.

Zu ähnlichen Schlussfolgerungen sind Neurowissenschaftler gekommen, die Stressbelastungen in der Kindheit untersuchten. Forscher an der Rockefeller University vertreten zum Beispiel die Ansicht, dass biologische Störungen in frühen Lebensjahren Kräfte freisetzen, die sich Jahrzehnte später in Krankheiten niederschlagen.[102] Es ist noch zu früh, um eindeutig sagen zu können, wie viele Gesundheitsrisiken früh in unser biologisches System eingebracht werden und wie viel von den späteren psychischen und sozialen Prozessen abhängt, die das ganze Leben über prägend auf uns einwirken. Doch sind die Implikationen ähnlich: Gut angepasste Kinder, die in eine sozial stabile Gesellschaft hineinwachsen, haben deutlich größere Chancen auf ein gesundes und langes Leben.

Als die junge, begabte, gewissenhafte Schülerin Patricia im September 1921 aus dem Klassenzimmer gerufen wurde, um von Professor Terman getestet zu werden, wussten weder sie noch ihre Lehrerin noch Lewis Terman, welche Lebenswege sie und einige ihrer Klassenkameradinnen befähigen würden, über neun Jahrzehnte in guter Gesundheit zu leben. Terman erwähnte den Begriff der »Langlebigkeit« so gut wie nie, doch 1947, als seine Studie sich der Halbzeit näherte, schrieb er: »Es ist noch zu früh, um den Beitrag der Teilnehmergruppe zu Wissenschaft, Lehre, Literatur und sozialer Wohlfahrt exakt festzustellen oder um ihre Fruchtbarkeit, ihre Langlebigkeit und die Rate von Geisteskrankheiten und Scheidungen zu bestimmen.«[103] Es ist heute nicht mehr zu früh. Wir hoffen, die Wegweiser auf dem Pfad zu einem langen Leben, wie sie von den Terman-Teilnehmern aufgestellt wurden, lösen Veränderungen in unserem Sozial- und Gesundheitswesen aus, sodass wir alle gesündere Wege gehen können. Unsere zukünftige Arbeit wird sich auf die Entwicklung und Implementierung einer solchen Politik konzentrieren.

Danksagung

Jedes bedeutende Forschungsprojekt im Gesundheitsbereich bedarf der Mithilfe vieler Kollegen und Mitarbeiter, und wir sind den Menschen, die uns in unserer Arbeit unterstützt haben, zutiefst dankbar. Die wichtigsten wissenschaftlichen Mitarbeiter unserer verschiedenen Forschungsarbeiten werden im nächsten Kapitel aufgezählt.

Weitere Unterstützer und Förderer werden in den Anmerkungen genannt. Zugleich spielten viele andere begabte Doktoranden, Studenten und Fakultätsmitglieder eine wertvolle Rolle. Unser zwanzigjähriges Forschungsprojekt basiert auf der acht Jahrzehnte überspannenden Studie von Lewis Terman – ihm und seinen vielen Mitarbeitern, die wir nicht alle namentlich aufführen können, gebühren ebenfalls unser Dank und unsere Bewunderung.

Bei der Herstellung dieses Buches haben uns mit Rat und Tat beiseite gestanden: Carlin Flora, Jhoshua Friedman, Joel Haldeman, Dr. Karen Shaw, Dr. Miriam Schustack, Rebecca Shiffman und Michael Tyler. Eli Friedman sorgte für die nötige Computer-Expertise. Wir danken unseren Kollegen an der University of California, Riverside, und der La Sierra University – insbesondere Michael Yonezawa für seine exzellente Bibliotheksberatung und Dianne Fewkes für ihre Hilfe bei der Forschungskoordination.

Unsere Literaturagentin Barbara Lowenstein setzte sich vorbildlich für dieses Projekt ein. Außerdem danken wir den Mitarbeitern von Hudson Street Press, insbesondere Caroline Sutton, die sehr früh eine klare Vision von der Gestalt dieses Buches hatte, sowie Anna Sternoff, die sich um die unendlich vielen Daten und Befunde gekümmert und für die Richtigkeit aller Einzelheiten gesorgt hat.

Wissenschaftliche Mitarbeiter

Die Ergebnisse, über die wir in diesem Buch berichten, basieren auf zwanzig Jahren Forschung unseres Forschungsteams sowie auf unserer Bearbeitung der über achtzig Jahre umfassenden Daten der Terman-Teilnehmer. Die unten genannten Mitarbeiter spielten in einer oder mehreren Studien eine wichtige Rolle. Die Interpretationen und Schlussfolgerungen in diesem Buch sind unsere eigenen, sie wurden von unseren Forschungsmitarbeitern nicht überprüft oder bestätigt. Alle dezidierten Ansichten oder Fehler haben wir daher allein zu verantworten, nicht unsere Mitarbeiter.

Dr. Joan S. Tucker promovierte 1993 an der University of California, Riverside, und ist heute leitende Verhaltensforscherin der Rand Corporation in Santa Monica, Kalifornien. Sie ist eine der weltweit führenden Expertinnen für Sozialbeziehungen, Verhalten und Gesundheit. Ihr besonderes Augenmerk in unseren Terman-Studien galt der Ehe-Stabilität und den sozialen Netzwerken der Teilnehmer. Doch auch in vielen anderen Aspekten unseres Projekts hat sie eine wichtige Rolle gespielt.

Dr. Carol Tomlinson-Keasey begann in Gesprächen mit Howard Friedman 1989 die Idee eines »Kurzprojekts« zu entwickeln (ein halbes oder ganzes Jahr war der ursprüngliche Plan), in dem sie den Zusammenhang von Persönlichkeit und Lebensdauer in der Terman-Stichprobe untersuchen wollte. Carol nahm an vielen unserer frühen Forschungsstudien in unserem Labor teil. 1999 wurde sie Gründungskanzlerin der University of California. Sie starb 2009.

Dr. Joseph E. Schwartz ist Professor an der Fakultät für Psychologie und Verhaltensforschung des Stony Brook University Medical Center und am Columbia University Medical Center. Als Experte in der Methodologie der Gesundheitsforschung führte er unsere erste Studie über das mit soziodemografischen Vorhersagevariablen in der Kindheit zusammenhängende Sterblichkeitsrisiko durch und spielte als unser erster Biostatistiker eine entscheidende Rolle bei der Entwicklung unserer analytischen Strategien. Joe war Howard Friedmans Zimmernachbar in der Universität.

Dr. Michael H. Criqui arbeitete viele Jahre als unser Epidemiologe in unserem Team mit. Er ist Professor und Fakultätsleiter der Familien- und Präventionsmedizin an der San Diego's School of Medicine, University of California. Ein preisgekrönter Forscher in der Epidemiologie und Prävention von Herzkreislauferkrankungen, übernahm Mike in unserem Projekt vor allem die Überprüfung der nosologischen Kodierung aller Sterbeurkunden der Terman-Teilnehmer. Einen großen Beitrag leistete er für uns auch, indem er uns immer wieder auf den Zusammenhang von Gesundheitsverhalten und Todesursachen hinwies.

Dr. Richard A. Lippa ist bekannt durch seine Studien über genderspezifische individuelle Unterschiede (Maskulinität/Femininität) und zahlreiche kognitive und soziale Aspekte der Persönlichkeit. Er ist zurzeit Professor der Psychologie an der California State University in Fullerton. Richard entwickelte die Fragen zur Gender-Diagnose und arbeitete eng mit uns zusammen, als wir dem Zusammenhang von Gesundheitsrisiken und Maskulinität bei den Terman-Teilnehmern auf die Spur kamen.

Dr. Michael E. McCullough ist ein anerkannter Experte für Religion, Vergebung und Dankbarkeit, zurzeit an der University of Miami. Mike hatte die Idee, die Entwicklung und Veränderung der religiösen Haltung bei den Terman-Teilnehmern zu untersuchen und diese Ergebnisse mit unseren über ihre Persönlichkeit, Sozialbindungen und Lebensdauer zu kombinieren. Er und sein älterer Kollege Dr. Craig Ender brachten überdies ihre Expertise im Bereich der statistischen Modellierung ein, um unsere Untersuchung der religiösen Einstellung der Terman-Teilnehmer zu unterstützen.

Dr. Glen H. Elder Jr., ist Professor der Soziologie und Psychologie an der University of North Carolina in Chapel Hill und ein führender Experte der Entwicklung von Lebensverläufen. Er befasste sich vor allem mit den Spätfolgen des Einsatzes im 2. Weltkrieg für die betroffenen Terman-Teilnehmer. Seine Mitarbeiter Dr. James Scott Brown und die verstorbene Dr. Elizabeth Clipp waren ebenfalls an unserem Forschungsprojekt beteiligt.

Dr. Daniel R. Seldin promovierte 1999 an der University of California, Riverside, und trug insbesondere zu unseren Analysen des Sexual- und Berufslebens bei. Er arbeitet heute in der Evaluierung von Forschungsprogrammen.

Dr. Kathleen M. Clark promovierte 2000 an der University of California, Riverside, und war eine unserer Hauptwissenschaftlerinnen in den mittleren Jahren unseres zwanzigjährigen Forschungsprojekts und arbeitete an zahlreichen Studien mit. Heute ist sie als Forschungsdirektorin im Gesundheitswesen tätig.

Dr. Keiko A. Taga promovierte 2006 an der University of California, Riverside, und trug Entscheidendes zu unseren Studien über Trauerfälle und soziale Unterstützung bei.

Dr. Margaret L. (Peggy) Kern promovierte 2010 an der University of California, Riverside. Peggy ist eine der zentralen Mitarbeiterinnen bei vielen wichtigen Aspekten unserer Forschungsarbeit, insbesondere bei den Studien über körperliche Aktivität, Früherziehung, Berufserfolg und gesundes Altern. **Dr. Chandra A. Reynolds** ist Professorin der Psychologie an der University of California, Riverside, und eine führende Expertin in der Analyse von Langzeitstatistiken und in der Entwicklungspsychologie der Lebenszeit. Chandra brachte viele der Datenanalysen ein, die sich mit der Veränderung über längere Zeiträume befassten, und half substanziell bei den Studien über körperliche Aktivität, Berufsleben und Partnerbeziehungen mit.

Loryana Vie macht ein Promotionsstudium an der University of California, Riverside, und arbeitete insbesondere bei den Studien über eheliche Zufriedenheit und Gesundheit mit.

Andere wichtige Mitarbeiter: **Dr. Deborah L. Wingard** ist Professorin für Familien- und Präventionsmedizin an der University of California, San Diego, und eine Expertin für Epidemiologie und Frauengesundheit. Sie hat während der ersten fünf Jahre unseres Projekts wesentliche Beiträge zu einer Reihe von Studien geleistet; **Dr. Catherine M. Tsai** hat an unserer Studie über Haustiere und Lebensdauer mitgearbeitet und ist danach zur medizinischen Fakultät gewechselt; **Dr. Sharon Edelstein** hat uns als Biostatistikerin in vielen unserer Analysen der Lebensspanne und Lebensdauer unterstützt; **Dr. Charlotte N. Markey** promovierte an der University of California, Riverside, und arbeitete an verschiedenen unserer Studien über lebenslange Gesundheit mit; **Dr. Renee Goodwin**, Epidemiologin an der Columbia University, arbeitete an der Studie über Diszipliniertheit und chronische Erkrankungen mit; **Dr. Christopher Peterson** von der University of Michigan und **Dr. Martin E. P. Seligman** von der University of Pennsylvania arbeiteten an unserer Studie über Schwarzmalerei mit und gehören zu den Mitbegründern der positiven Psychologie; und **Gloria Luong**, die noch als Studentin Koautorin eines unserer wichtigsten Forschungsberichte war und die nun ihre Promotion in Psychologie anstrebt.

Zusätzlich zu unserer eigenen Forschung bauten wir natürlich auf die Arbeiten des verstorbenen Lewis Terman und vieler seiner Mitarbeiter und Nachfolger auf. Dies sind viel zu viele, als dass wir sie alle namentlich aufführen könnten, aber insbesondere möchten wir Mrs Eleanor Walker nennen, ehemals Stanford University, die uns am Anfang bei unseren Archivarbeiten half, sowie die vielen Wissenschaftler, die mit Dr. Terman oder seinem Projekt in Verbindung standen, darunter vor allem Melita Oden, Dr. Robert R. Sears, Dr. Al Hastorf und Dr. Ed Shneidman.

Anmerkungen

Einleitung

1. Lucille Balls Geheimnis ewiger Jugend findet sich zitiert in: A. Adam, *An Uncommon Scold* (New York: Simon and Schuster, 1989), S. 17. Was das schnelle Essen betrifft – 1922 wurden etwa die Hälfte der Jungen und ein Drittel der Mädchen als Schnellesser identifiziert –, so fanden wir nicht den geringsten Hinweis darauf, dass langsames Essen einem langen Leben förderlich ist.
2. Der Nachruf auf Shelley Smith Mydans erschien in der *New York Times* vom 9. 3. 2002.

Kapitel 1

3. In diesem Buch teilen wir Ergebnisse über große Gruppen, gemeinsame Lebensverläufe und Wege zu langem Leben mit. Wenn wir öffentlich bekannt gewordene Terman-Teilnehmer beschreiben (wie Jess Oppenheimer und Shelley Smith Mydans), haben wir ihre Namen nicht geändert. Personen hingegen, denen Terman selbst in seinen Darstellungen Pseudonyme gegeben hat, erhalten auch in unserer Beschreibung andere als ihre wirklichen Namen, um die von Terman den Eltern und Kindern zugesicherte Vertraulichkeit zu bewahren.
4. Ein neuerer Überblick über Persönlichkeitstheorien findet sich in: H. S. Friedman und M. W. Schustack, *Personality: Classic Theories and Modern Research*, 4. Aufl. (Boston: Pearson Ailyn and Bacon, 2009).

Kapitel 2

5. Die Selbstbeurteilungen in diesem Buch sollen dem Leser helfen, die vorgestellten Konzepte besser zu verstehen. Sie sind nicht für den klinischen oder therapeutischen Gebrauch bestimmt. Es geht um Annäherungswerte.
6. Zitat aus dem Buch von Dale Carnegie: *How to Win Friends and Influence People* (1936). Fälschlicherweise oft Benjamin Franklin zugeschrieben.
7. Vgl. hierzu: L. R. Martin und H. S. Friedman, »Comparing Personality Scales across Time: An Illustrative Study of Validity and Consistency in Life-Span Archival Data«, *Journal of Psychology*, 68 (2000), S. 85–110.

8. Zu unseren Untersuchungen über Gewissenhaftigkeit in der Kindheit siehe: L. R. Martin, H. S. Friedman und J. E. Schwartz, »Personality and Mortality Risk across Lifespan: The Importance of Conscientiousness as a Biopsychosocial Attribute«, *Health Psychology, 26* (2007), S. 428–36.

9. Zu Informationen über Yisroel Lipkin (Rav Yisroel Salanter) siehe: D. Katz, *The Musar Movement: Its History, Leading Personalities and Doctrines* (Tel Aviv: Orly Press, 1975); sowie I. Salanter et al.: *Ohr Yisrael: The Classic Writings of Rav Yisrael Salanter and His Disciple Rav Yitzchak Blazer* (Southfield, MI: Targum 2004).

10. Zu unserem Review über Gewissenhaftigkeit und langem Leben siehe: M. L. Kern und H. S. Friedman, »Do Conscientious Individuals Live Longer? A Quantitative Review«, *Health Psychology, 27* (2008), S. 505–12.

11. Zu unserer Studie mit der Epidemiologin Renee Goodwin siehe: R. G. Goodwin und H. S. Friedman, »Health Status and the Five Factor Personality Traits in a Nationally Representative Sample«, *Journal of Health Psychology, 11* (2006), S. 643–54.

Kapitel 3

12. Zu Details vgl. H. S. Friedman et al., »Do Non-scientists Really Live Longer?«, *The Lancet, 343* (1994), S. 296

13. Unsere Ergebnisse über Persönlichkeit und Gesundheitsverhalten finden sich in: J. S. Tucker et al., Childhood Psychosocial Predictors of Adulthood Smoking, Alcohol Consumption, and Physical Activity«, *Journal of Applied Social Psychology, 25* (1995), S. 1884–99.

14. Vgl. hierzu: Philip J. Corr (Hrsg.), *The Reinforcement Sensitivity Theory of Personality* (New York: Cambridge University Press, 2008).

Kapitel 4

15. Über Krebs und Psychotherapie siehe: J. C. Coyne et al., »Time to Let Go of the Illusion That Psychotherapy Extends the Survival of Cancer Patients: Reply to Kraemer, Kuchler, and Spiegel«, *Psychological Bulletin, 135*, Nr. 2 (2009), S. 179–82.

16. Das Salinger-Zitat stammt aus *Hebt den Dachbalken hoch, Zimmerleute und Seymour wird vorgestellt* (Reinbek bei Hamburg: Rowohlt Taschenbuch Verlag, 1968), S. 50.

17. Vgl. hierzu: L. R. Martin et al., »A Life Course Perspective on Childhood Cheerfulness and Its Relation to Mortality Risk«, *Personality and Social Psychology Bulletin, 28* (2002), S. 1155–65.

18. Hierzu umfassend: Anne Harrington, *The Cure Within: A History of Mind-Body Medicine* (New York: W. W. Norton, 2008).

19. Vgl. N. D. Weinstein, »Exploring the Links between Risk Perceptions and Preventive Health Behavior«, in: *Social Psychological Foundations of Health and Illness*, Hrsg. J. Suls und K. Wallston, S. 22–53 (Oxford, England: Blackwell, 2003).

20. Siehe hierzu auch: M. Mather und L. Carstensen, »Aging and Motivated Cognition: The Positive Effect in Attention and Memory«, *Trends in Cognitive Sciences, 9* (2005), S. 496–502.

21. Mehr hierzu in: G. E. Vaillant, *Aging Well: Surprising Guideposts to a Happier Life from the Landmark Harvard Study of Adult Development* (Boston: Little, Brown, 2002).

22. Zur Nonnen-Studie siehe: David Snowdon, *Aging with Grace: What the Nun Study Teaches Us about Leading Longer, Healthier, and More Meaningful Lives* (New York: Bantam, 2002).

23. Zur ersten Studie siehe: A. E. Korten et al., »Health, Cognitive, and Psychosocial Factors as Predictors of Mortality in an Elderly Community Sample«, *Journal of Epidemiology and Community Health, 53* (1999), S. 83–89. – Zur zweiten Studie siehe: A. Weiss und P. T. Costa, Jr., »Domain and Facet Personality Predictors of All-Cause Mortality among Medicare Patients Aged 65 to 100«, *Psychosomatic Medicine, 67* (2005), S. 724–33.

24. Hierzu: Jean M. Twenge, *Generation Me: Why Today's Young Americans Are More Confident, Assertive, Entitled – and More Miserable Than Ever Before* (New York: The Free Press, 2006).

Kapitel 5

25. Zu unserer Studie über das Schwarzmalen vgl. C. Peterson et al., »Catastrophizing and Untimely Death«, *Psychological Science, 9* (1998), S. 127–30.

26. Zu mehr Informationen über die Risiken des Schwarzmalens siehe: C. Peterson, S. F. Maier und M. E. P. Seligman, *Learned Helplessness: A Theory for the Age of Personal Control* (New York: Oxford University Press, 1993).

27. Ein kurzer biografischer Abriss über Douglas Kelley findet sich in: »Douglas McGlashan Kelley, Criminology: Berkeley«, in: *In Memoriam* (University of California, 1959).

28. Vgl. C. Tomlinson-Keasey et al., »Suicide among Gifted Women: A Prospective Study«, *Journal of Abnormal Psychology, 95* (1986), S. 123–30.

29. Siehe hierzu: E. Shneidman, The Suicidal Mind (New York: Oxford University Press, 1998).

30. Zur Cornell-Studie siehe: N. Hattaingadi et al., »Failing to Act: Regrets of Terman's Geniuses«, *International Journal of Aging and Human Development, 40* (1995), S. 175–85.

31. Vgl. David Lester, »Completed Suicide in the Gifted«, *Journal of Abnormal Psychology, 100* (1991), S. 604–06.

32. Vgl. R. I. Horwitz et al., »Treatment Adherence and Risk of Death after a Myocardial Infarction«, *Lancet, 336*, Nr. 8714 (1990), S. 542–45.

Kapitel 6

33. Zu unserer Studie über das Stillen siehe: D. L. Wingard et al., »Is Breast-Feeding in Infancy Associated with Adult Longevity?«, *American Journal of Public Health, 84* (1994), S. 1458–62.

34. Siehe hierzu: M. L. Kern und H. S. Friedman, »Early Educational Milestones as Predictors of Lifelong Academic Achievement, Midlife Adjustment, and Longevity«, *Journal of Applied Developmental Psychology, 30* (2009), S. 419–30.

35. Die Details aus Lee Cronbachs »biografischen Erinnerungen« publizierte Richard J. Shavelson in den *Proceedings of the American Philosophical Society, 147*, Nr. 4 (Dezember 2003).

Kapitel 7

36. Siehe hierzu: J. E. Schwartz et al., »Sociodemographic and Psychosocial Factors in Childhood as Predictors of Adult Mortality«, *American Journal of Public Health, 85*, Nr. 9 (1995), S. 1237–45.

37. Zu unserer Follow-up-Studie siehe: J. S. Tucker et al., »Parental Divorce: Effects on Individual Behavior and Longevity«, *Journal of Personality and Social Psychology, 73* (1997), S. 381–91.

38. Vgl. hierzu: K. Hemminki und B. Chen, »Lifestyle and Cancer: Effect of Parental Divorce«, *European Journal of Cancer Prevention, 15*, Nr. 6 (2006), S. 524–30.

39. Zu Risikofamilien siehe auch: R. L. Repetti, S. E. Taylor und T. E. Seeman, »Risky Families: Family Social Environment and the Mental and Physical Health of Offspring«, *Psychological Bulletin, 128* (2002), S. 330–66.

40. Hierzu mehr in: L. R. Martin et al., »Longevity following the Experience of Parental Divorce«, *Social Science and Medicine, 61* (2005), S. 2177–89.

41. Für weitere Forschung über Scheidungsfolgen siehe: P. R. Amato, L. S. Loomis und A. Booth, »Parental Divorce, Marital Conflict, and Offspring Well-Being during Early Adulthood«, *Social Forces, 73* (1995), S. 895–915.

42. Siehe hierzu auch: B. M. D'Onofrio et al., »A Genetically Informed Study of the Processes underlying the Association between Parental Marital Stability and Offspring Adjustment«, *Developmental Psychology, 42*, Nr. 3 (2006), S. 486–99.

Kapitel 8

43. Zur K-Ration siehe: Franz A. Koehler, »Special Rations for the Armed Forces, 1946–53«, *QMC Historical Studies, Series II*, Nr. 6 (Washington, DC, 1958).

44. Vgl. hierzu: M. L. Kern, C. A. Reynolds und H. S. Friedman, »Predictors of Physical Activity Patterns across Adulthood: A Growth Curve Analysis«, *Personality and Social Psychology Bulletin* (in Vorbereitung).

45. Die Zitate von Mark Twain übersetzt nach: http://www.pbs.org/marktwain/learnmore/writings_seventieth.html.

46. Mehr hierzu in: H. S. Friedman et al., »Stability of Physical Activity across the Lifespan«, *Journal of Health Psychology, 13* (2008), S. 966–78.

47. Neil Armstrong in einem Interview mit Walter Cronkite, enthalten in: L. Eisenberg, *Fifty Who Made the Difference: A Celebration of Fifty American Originals* (New York: Random House, 1984).

48. Mehr hierzu in: M. A. Martinez-Gonzalez et al., »Physical Activity, Sedentary Lifestyle and Obesity in the European Union«, *International Journal of Obesity and Related Metabolic Disorders, 23* (1999), S. 1192–1201.

49. Vgl. hierzu: C. M. Albert et al., »Effect of Folic Acid and B Vitamins on Risk of Cardiovascular Events and Total Mortality among Women at High Risk for Cardiovascular Disease: A Randomized Trial«, *Journal of the American Medical Association, 299*, Nr. 17 (2008), S. 2027–36.

50. Bei der angesprochenen Studie handelt es sich um: H. D. Lewis et al., »Protective Effects of Aspirin against Acute Myocardial Infarction and Death in Men with Unstable Angina: Results of a Veterans Administration Cooperative Study«, *New England Journal of Medicine, 309*, Nr. 7 (1983), S. 396–403.

Kapitel 9

51. Siehe hierzu: T. H. Holmes und R. H. Rahe, »The Social Readjustment Rating Scale«, *Journal of Psychosomatic Research, 11*, Nr. 2 (1967), S. 213–18.
52. Weitere Informationen unserer Studie über Ehe und langes Leben finden sich in: J. S. Tucker et al., »Marital History at Midlife as a Predictor of Longevity: Alternative Explanations to the Protective Effect of Marriage«, *Health Psychology, 15* (1996), S. 94–101.
53. In: H. L. Mencken, *A Little Book in C Major* (New York: John Lane, 1916), S. 14.
54. Siehe hierzu: R. E. Lucas und A. E. Clark, »Do People Really Adapt to Marriage?«, *Journal of Happiness Studies, 7* (2006), S. 405–26.
55. Die South-Carolina-Studie wird beschrieben in: D. A. Sbarra und P. J. Nietert, »Divorce and Death«, *Psychological Science, 20* (2009), S. 107–13.
56. Siehe unsere Studie: J. S. Tucker et al., »Age-Related Changes in the Associations of Social Network Ties with Mortality Risk«, *Psychology and Aging, 14*, Nr. 4 (1999), S. 564–71.
57. Siehe hierzu: L. Vie et al., »Marital Happiness as a Predictor of Healthy Aging«, Präsentation am 20. 11. 2009 beim *Annual Scientific Meeting of the Gerontological Society of America in Atlanta, GA.*
58. Einen Überblick über Studien zu Ehe und Gesundheit bieten J. K. Kiecolt-Glaser und T. L. Newton, »Marriage and Health: His and Hers«, *Psychological Bulletin, 127*, Nr. 4 (2001), S. 472–503.
59. Ebd.
60. Der Begriff »Orgasmuszufriedenheit« (orgasm adequacy) findet sich in: L. M. Terman und M. H. Oden, *Genetic Studies of Genius*, Bd. 4, *The Gifted Child Grows Up: Twenty-five Years' Follow-up of a Superior Group* (Stanford, CA: Stanford University Press, 1947), S. 249.
61. Siehe hierzu: D. R. Seldin, H. S. Friedman und L. R. Martin, »Sexual Activity as a Predictor of Life-Span Mortality Risk«, *Personality and Individual Differences, 33* (2002), S. 409–25.
62. Vgl. auch: G. D. Smith, S. Frankel und J. Yarnell, »Sex and Death: Are They Related? Findings from the Caerphilly Cohort Study«, *BMJ, 315* (1997), S. 1641–44.

Kapitel 10

63. Über Edward Dmytryk schrieb Richard English den Artikel »What Makes a Hollywood Communist«, *Saturday Evening Post*, 19. Mai 1951. Der Nachruf findet sich in der *New York Times* vom 3. Juli 1999. 1978 erschien Dmytryks Autobiografie *It's a Hell of a Life but Not a Bad Living* (New York Times Books).
64. Einen Überblick über Persönlichkeit, Immunität und Krankheit gibt: H. S. Friedman, »The Multiple Linkages of Personality and Disease«, *Brain, Behavior, and Immunity, 22* (2008), S. 668–75.
65. Das Terman-Zitat findet sich in: Terman und Oden, *Genetic Studies of Genius*, Bd. 4, *The Gifted Child Grows Up, 314* (Stanford University Press, 1997), S. 314.
66. Der Nachruf auf Norris Bradbury erschien in der *New York Times* vom 22. April 1997.
67. Siehe hierzu: M. L. Kern et al., »Conscientiousness, Career Success, and

Longevity: A Lifespan Analysis«, *Annals of Behavioral Medicine, 37* (2009), S. 154–63.

68. Die erwähnte Studie von E. K. Pavalko, G. H. Elder und E. C. Clipp erschien im *Journal of Health and Social Behavior, 34* (1993), S. 363–80.

69. Siehe R. R. Sears, »Sources of Life Satisfactions of the Terman Gifted Men«, *American Psychologist, 32* (1977), S. 119–28.

70. Mehr zu Melita Odens Leben findet sich in: »Melita Oden, 95, Researcher, Caretaker of Saratoga's History«, *San Jose Mercury News* (CA), 21. April 1993.

71. Termans Dank in: Terman und Oden, *Genetic Studies of Genius*, Bd. 4, *The Gifted Child Grows Up*, S. XI.

72. Der Bericht über das Entfernen der Rüsselkäfer erschien im *Time-Magazin* vom 31. Dezember 1945.

73. Mehr zu Dr. Hollands Klassifikationssystem in: J. L. Holland, *The Psychology of Vocational Choice: A Theory of Personality Types and Model Environments* (Waltham, MA: Blaisdell, 1966).

74. Siehe hierzu: H. S. Friedman, M. L. Kern und C. A. Reynolds, »Personality and Health, Subjective Well-Being, and Longevity«, *Journal of Personality, 78* (2010), S. 179–215.

75. Vgl. hierzu: S. Lyubomirsky, L. A. King und E. Diener, »The Benefits of Frequent Positive Affect: Does Happiness Lead to Success?«, *Psychological Bulletin, 131* (2005), S. 803–55.

Kapitel 11

76. Ein kritischer Überblick über die Forschung zu Religiosität und Gesundheit findet sich in: M. E. McCullough et al., »Religious Involvement and Mortality: A Meta-Analytic Review«, *Health Psychology, 19* (2000), S. 211–22.

77. Wir beziehen uns auf David Hume, *An Enquiry concerning Human Understanding*, publiziert 1748.

78. Wir beziehen uns auf unsere Studie mit McCullough: M. E. McCullough et al., »Does Devoutness Delay Death? Psychological Investment in Religion and Its Association with Longevity in the Terman Sample«, *Journal of Personality and Social Psychology, 97* (2009), S. 866–82.

79. Siehe hierzu: E. Schnall et al., »The Relationship between Religion and Cardiovascular Outcomes and All-Cause Mortality in the Women's Health Initiative Observational Study«, *Psychology and Health, 25*, Nr. 2 (2010), S. 249–63.

Kapitel 12

80. Vor wenigen Jahren wurden wir von einem Insektenforscher aus einer anderen Universität angesprochen, der uns um unseren Rat bat für ein Computermodell zur sozialen Netzwerkbildung auf der Grundlage des Verhaltens der sozialsten Insekten, der Termiten. Wir mussten ihm erklären, dass wir nicht die Insektenspezies, sondern menschliche Termiten erforschten: die Terman-»Termiten«.

81. Das Zitat von Defoe stammt aus: *The Character of the Late Dr. Samuel Annesley, by Way of Elegy* (London: E. Whitlock, 1697).

82. Genaueres hierzu in: J. S. Tucker et al., »Playing with Pets and Longevity among the Elderly«, *Psychology and Aging, 10* (1995), S. 3–7.

Kapitel 13
83. Vgl. Terman und Oden, *Genetic Studies of Genius*, Bd. 4, *The Gifted Child Grows Up*, S. 201.
84. Vgl. hierzu: R. A. Lippa, L. R. Martin und H. S. Friedman, »Gender-Related Individual Differences and Mortality in the Terman Longitudinal Study: Is Masculinity Hazardous to Your Health?«, *Personality and Social Psychology Bulletin, 26* (2000), S. 1560–70.
85. Vgl. hierzu: I. Waldron, »Contributions of Changing Gender Differences in Behavior and Social Roles to Changing Gender Differences in Mortality«, in: D. Sabo und D. F. Gordon (Hrsg.), *Men's Health and Illness: Gender, Power, and the Body* (Thousand Oaks, CA: Sage, 1995), S. 22–45.
86. Siehe hierzu unseren Bericht: J. E. Schwartz et al., »Sociodemographic and Psychological Factors in Childhood as Predictors of Adult Mortality«, *American Journal of Public Health, 85* (1995), S. 1237–45.
87. Vgl. hierzu: L. R. Martin et al., »An Archival Prospective Study of Mental Health and Longevity«, *Health Psychology, 14* (1995), S. 381–87.
88. Siehe hierzu auch: C. M. Gijsbers van Wijk et al., »Symptom Sensitivity and Sex Differences in Physical Morbidity: A Review of Health Surveys in the United States and the Netherlands«, *Women and Health, 17* (1991): S. 91–124; L. M. Verbrugge, »The Twain Meet: Empirical Explanations of Sex Differences in Health and Mortality«, *Journal of Health and Social Behavior, 30* (1989), S. 282–304.
89. Vgl. auch: P. Lichtenstein, M. Gatz und S. Berg, »A Twin Study of Mortality after Spousal Bereavement«, *Psychological Medicine, 28* (1998), S. 635–43.
90. Diese Ergebnisse wurden zuerst publiziert in: K. T. Taga, H. S. Friedman und L. R. Martin, »Early Personality Traits as Predictors of Mortality Risk following Conjugal Bereavement«, *Journal of Personality, 77* (2009), S. 669–90.

Kapitel 14
91. Näheres zu unserer Studie in: G. H. Elder et al., »The Life-Long Mortality Risks of World War II Experiences«, *Research on Aging, 31* (2009), S. 391–412.
92. Vgl. hierzu: H. S. Friedman und S. Booth-Kewley, »The ›Disease-Prone Personality‹: A Meta-Analytic View of the Construct«, *American Psychologist, 42* (1987), S. 539–55.
93. Die diesbezügliche Studie in: L. F. Berkman et al., »The Enhancing Recovery in Coronary Heart Disease Patients (ENRICHD) Study: The Effects of Treating Depression and Low Social Support on Clinical Events after Myocardial Infarction«, *Journal of the American Medical Association, 289* (2003), S. 3106–16.
94. Mehr hierzu in: L. R. Martin et al., »An Archival Prospective Study of Mental Health and Longevity«, *Health Psychology, 14* (1995), S. 381–87.
95. Mehr hierzu in: A. Caspi et al., »Influences of Life Stress on Depression:

Moderation by a Polymorphism in the 5-HTT Gene«, *Science, 301*, Nr. 5631 (2003), S. 386–89.

96. Vgl. auch: K. A. Lee et al., »A 50-Year Prospective Study of the Psychological Sequelae of World War II Combat«, *American Journal of Psychiatry, 152* (1995), S. 516–22.

97. Zur Studie von Vietnam-Veteranen siehe: A. C. Phillips et al., »Generalized Anxiety Disorder, Major Depressive Disorder, and Their Comorbidity as Predictors of All-Cause and Cardiovascular Mortality: The Vietnam Experience Study«, *Psychosomatic Medicine, 71* (2009), S. 395–403.

98. Mehr dazu in: J. Pizarro, R. C. Silver und J. Prause, »Physical and Mental Health Costs of Traumatic War Experiences among Civil War Veterans«, *Archives of General Psychiatry, 63* (2006), S. 193–200.

99. Zur Verarbeitung des Terroranschlags vom 9. 11. siehe auch: J. A. Updegraff, R. C. Silver und E. A. Holman, »Searching For and Finding Meaning In Collective Trauma: Results from a National Longitudinal Study of the 9/11 Terrorist Attacks«, *Journal of Personality and Social Psychology, 85*, Nr. 3 (2008), S. 709–22.

Kapitel 15

100. Wir haben auch Söhne und Töchter von Menschen getroffen, die sich für Terman-Teilnehmer hielten. Sie waren zwar tatsächlich in einem anderen Kontext von Terman untersucht worden, aber sie hatten nie zu der Gruppe der 1.528 Teilnehmer seiner Langzeitstudie gehört.

101. Das National Institute of Aging hat zahlreiche Forschungsprojekte und deren Publikationen gefördert. Dieses Buch ist aber ein unabhängiger Bericht unserer Forschungsergebnisse. Es stellt nicht die Ansichten des National Institute of Aging oder anderer Regierungsbehörden dar.

Epilog

102. Siehe hierzu: J. P. Shonkoff, W. T. Boyce und B. S. McEwen, »Neuroscience, Molecular Biology, and the Childhood Roots of Health Disparities: Building a New Framework for Health Promotion and Disease Prevention«, *Journal of the American Medical Association, 301* (2009), S. 2252–59.

103. Das Terman-Zitat aus: Terman and Oden, *Genetic Studies of Genius*, Bd. 4, *The Gifted Child Grows Up*, S. 379.

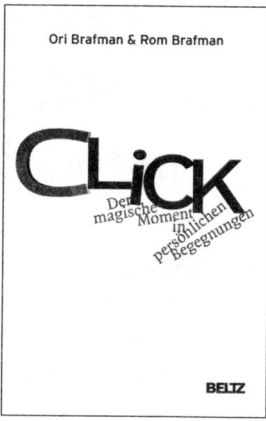
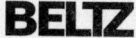

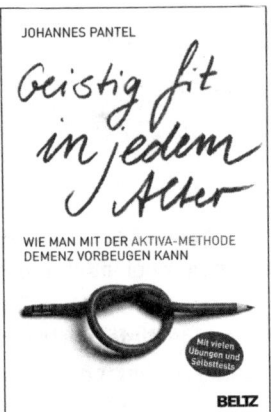
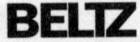

1921   1937   1953